Soziologie und Sozialpolitik

Herausgegeben von Bernhard Badura, Christian von Ferber, Franz-Xaver Kaufmann, Eckart Pankoke, Theo Thiemeyer

Band 1

R. Oldenbourg Verlag München Wien 1981

Selbsthilfe und Selbstorganisation im Gesundheitswesen

Die Bedeutung nicht-professioneller Sozialsysteme für Krankheitsbewältigung, Gesundheitsvorsorge und die Kostenentwicklung im Gesundheitswesen

Herausgegeben von
Bernhard Badura und Christian von Ferber

R. Oldenbourg Verlag München Wien 1981

CIP-Kurztitelaufnahme der Deutschen Bibliothek

Selbsthilfe und Selbstorganisation im Gesundheitswesen : d. Bedeutung nicht-professioneller Sozialsysteme für Krankheitsbewältigung, Gesundheitsvorsorge u.d. Kostenentwicklung im Gesundheitswesen / hrsg. von Bernhard Badura u. Christian von Ferber. – München ; Wien : Oldenbourg, 1981. –
(Soziologie und Sozialpolitik ; Bd. 1)
ISBN 3-486-50641-2

NE: Badura, Bernhard [Hrsg.]; GT

Gesamtherstellung: R. Oldenbourg Graph. Betriebe, Kirchheim

ISBN 3-486-50641-2

Vorwort

Während die sozialpolitische Diskussion sich über Jahrzehnte hinweg auf Organisationsprobleme sozialstaatlicher Einrichtungen sowie auf Fragen der Einkommenspolitik konzentrierte, verstärkt sich neuerdings wieder das Interesse am klassischen Thema der Selbsthilfe und Selbstorganisation. So wertvoll in diesem Zusammenhang auch das Aufarbeiten historischer Parallelen zur Frühzeit der deutschen Arbeiterbewegung und zu den Anfängen der Bismarckschen Sozialpolitik erscheint, so bedeutsam und dringlich stellt sich die Aufgabe der Aufarbeitung aktueller Entwicklungen und der Diskussion neuer analytischer Instrumente zum Verständnis einer zum Teil tiefgreifend gewandelten gesellschaftlichen Situation. Diese zweite eher systematische Aufgabenstellung verbindet die Autoren der in diesem Bande abgedruckten Beiträge. Sie fassen erste Diskussionsergebnisse der innerhalb der Deutschen Gesellschaft für Soziologie neugegründeten Sektion „Soziologie und Sozialpolitik" zusammen, sind zugleich also auch Produkte langjährigen gemeinsamen Forschens über das Verhältnis professioneller und nichtprofessioneller Hilfen unter den Bedingungen des entwickelten Sozialstaates. Entzündet hatte sich diese Diskussion an einem bereits anderweitig veröffentlichten Beitrag über „Volksmedizin und Gesundheitsvorsorge"* von Bernhard Badura und an einer Entgegnung von Christian von Ferber.

Die gemeinsame Diskussion von Ansätzen und Befunden wäre in dieser Kontinuität und Ausführlichkeit nicht möglich gewesen ohne die Unterstützung der Werner Reimers Stiftung, der wir an dieser Stelle im Namen aller Mitglieder der Studiengruppe noch einmal sehr herzlich danken möchten. Die zweite Hälfte der innerhalb unserer Studiengruppe erarbeiteten Beiträge wird demnächst von Franz Xaver Kaufmann herausgegeben und unter dem Titel „Staatliche Sozialpolitik und Familie" als zweiter Band der neuen Reihe „Soziologie und Sozialpolitik" im Oldenbourg Verlag erscheinen.

Bernhard Badura Christian v. Ferber

* in: WSI, 10/1978.

Inhalt

A. Einleitung: Sozialpolitische Perspektiven

B. Krankheitsbewältigung

1. Sozialstationen im Bereich der ambulanten Sozial- und Gesundheitspflege

2. Der gemeindepsychiatrische Dienst im Widerspruch zwischen professionellen und nicht-professionellen Hilfen

Barbara Riedmüller

3. Selbsthilfegruppen vor der Vereinnahmung?

Zur Verflechtung von Selbsthilfezusammenschlüssen mit staatlichen und professionellen Sozialsystemen

Jörn-Uwe Behrendt, Christiane Deneke, Rolf Itzwerth, Alf Trojan

4. Formen sozialer Alltäglichkeit: Selbsthilfe im Gesundheitswesen

Dieter Grunow

5. Sozialpolitik und Selbsthilfe aus traditioneller und aus sozialepidemiologischer Sicht

Bernhard Badura

E. Zur Systematisierung nicht-professioneller Sozialsysteme

Friedhart Hegner

A. Einleitung: Sozialpolitische Perspektiven

Bernhard Badura, Christian von Ferber, Jürgen Krüger, Barbara Riedmüller, Theo Thiemeyer, Alf Trojan

Selbsthilfe und Selbstorganisation im Gesundheitswesen ist der Sache nach nichts Neues. Die Pflege kranker Familienmitglieder, die Selbstbehandlung, die gegenseitige Hilfe unter Freunden und Nachbarn, ja die Gründung von Unterstützungskassen auf genossenschaftlicher Basis gehören zu den traditionellen Erscheinungsformen gesellschaftlicher Bewältigung von Krankheit (*Kohn/White* 1976). Sie den Selbstverständlichkeiten des Alltags zu entreißen, um sie zu einem sozialpolitischen Problem zu machen, bedarf besonderer Anlässe. Wenn der Selbsthilfe und der Selbstorganisation gegenwärtig Sozialpolitiker und Sozialwissenschaftler ihre Aufmerksamkeit zuwenden, dann ist dies nicht allein Ausdruck einer politischen Zeitströmung (*Gross* 1980).

Zwar wird die öffentliche Selbstdarstellung von Selbsthilfe und Selbstorganisation von einer allgemeinen Skepsis mitgetragen, die seit Ende der 60er Jahre der technischen Effizienz der medizinischen und sozialstaatlichen Dienstleistungen mißtraut und die eine Abhängigkeit von Versorgungseinrichtungen nicht länger als Entlastung, sondern eher als Bedrohung empfindet (*Flöhl* 1979). Auch finden allgemeinere politische Zielvorstellungen wie effektivere Machtkontrolle durch Demokratisierung und Verstärkung der Bürgerbeteiligung auf diesem Wege in das Gesundheitswesen Eingang (*Standfest* 1977).

Unabhängig aber von solchen zeitbedingten Veränderungen politischer Wahrnehmungsmuster, durch die die bis dahin als selbstverständlich angesehene Selbstbehandlung und gegenseitige Unterstützung im Krankheitsfall als ein sozialpolitisch bedeutsamer Vorgang gewertet wird, gibt es Wandlungen im Gesundheitswesen selbst, die der Selbsthilfe und Selbstorganisation eine sozialpolitische Perspektive eröffnen. Besondere Beachtung verdienen dabei der Wandel der Bedürfniskonstellationen, an denen sich die medizinischen und sozialen Dienstleistungen orientieren sollen, und die sozialstaatlich geförderte Expansion dieser Dienstleistungen selbst. Letztere spiegelt sich in wachsenden Ausgaben der Sozialhaushalte sowie in der Zunahme und Differenzierung der angebotenen Dienstleistungen.

Der Wandel der Bedürfniskonstellationen – häufig mit der zunehmenden Bedeutung chronisch-degenerativer Krankheiten beschrieben – meint das erwachende Interesse der Bürger an Unterstützung und an eigener Kompetenz im

Vor- und Umfeld akuter Krankheitsepisoden. Erfahrungen während der beiden zurückliegenden Jahrzehnte haben in der Bevölkerung zu zwei offenbar weit verbreiteten Einsichten geführt.

Den Krankheiten, die zum Tode und/oder zu lebensverändernden Behinderungen führen, kann mit größerem Erfolg begegnet werden, wenn sie früh erkannt werden oder wenn sich die Risiken beeinflussen lassen, die den Eintritt solcher Krankheiten begünstigen. Mit dieser Einsicht verbindet sich daher die Erwartung auf Gesundheitsvorsorge, sei es als Krankheitsfrüherkennung, sei es als Gesundheitsberatung, -bildung oder -erziehung, sei es als verstärkter Arbeitsschutz oder Schutz gegen andere umweltbedingte Gesundheitsgefahren.

Zum andern zeichnet sich die Grenze medizinisch-ärztlicher Interventionen bei der Bewältigung eingetretener Krankheiten deutlicher ab als bisher. Mit den Krankheitsfolgen, die den Lebensalltag und die Lebensperspektive der Patienten verändern, finden sich diese in der Regel allein gelassen. Die Erfahrung der Hilfsbedürftigkeit motiviert die Suche nach Fremdhilfe, aber auch nach angemessenen Techniken bei der Bewältigung von Alltagsproblemen des Krankseins, wie sie beispielhaft von Goffman als Stigma-Management vorgestellt werden.

Gesundheitsvorsorge und die Alltagsprobleme, vor die sich chronisch Kranke gestellt sehen, finden in dem Angebot an medizinischen und sozialpolitischen Dienstleistungen keine oder wenigstens keine adäquate Berücksichtigung (*Trojan/Waller* 1980). Ärzte, Krankenhäuser, Sozialleistungsträger tun sich schwer mit der Gesundheitsvorsorge und sind auf die Alltagsprobleme der Patienten nicht eingestellt. Auch stellt sich die Frage, ob hier nicht auch fremde Dienstleistungen an eine in der Sache liegende Grenze stoßen: Stellt ein von Berufs wegen erbrachtes oder – wie wir es mit einem sich einbürgernden Terminus benennen – ein „professionelles“ Angebot an medizinischen und sozialen Dienstleistungen überhaupt einen geeigneten Lösungsweg dar, um Gesundheitsgefahren zu begegnen und Krankheitsfolgen zu verringern? (*Badura/Gross* 1976). Denn Gesundheitsvorsorge läßt sich nur zum geringeren Teil medizinisch begründen – das lehrt der andauernde Streit der Epidemiologen um die sogenannten Risikofaktoren für die Herz-Kreislaufkrankheiten – vor allem läßt sie sich nicht ärztlich verordnen. Ähnlich verhält es sich mit den Alltagsproblemen von Krankheiten und Behinderungen, auch sie liegen in der Regel außerhalb des Ziel- und Handlungsrahmens spezialisierter professioneller Dienstleistungen, zumeist auch außerhalb der Aufwandschwellen, die ökonomisch deren Einsatz rechtfertigen.

Der Wandel der Bedürfniskonstellationen reißt daher eine Lücke, die sich zwischen den Erwartungen der Bürger, ihre Gesundheit zu schützen und ihre Betroffenheit von Krankheit und Behinderung zu verringern, und der Leistungsfähigkeit der professionellen Dienstleistungen auftut. Diese Lücke wird gegenwärtig zum öffentlichen Ärgernis. Denn die Bereitstellung eines vermehrten Angebots an professionellen Dienstleistungen bildet seit jeher den zentralen Bestandteil sozialpolitischer Programme: „Neuordnung sozialer Leistungen“ 1955, „Sozialplan für Deutschland“ 1957, „Sozialenquête“ 1966, „Gesundheitsbericht“ 1971, WSI-Studie zur Gesundheitssicherung 1971, „Sozialberichte“ 1970ff. Die Enttäuschung über die Erfolglosigkeit vielversprechender Programme bereitet den Boden für Alternativen. Sie empfiehlt Selbsthilfe, Selbstorganisation und Bürgerinitiativen als Alternative zur staatlichen Sozialpolitik. Die Selbsthilfebewegung beansprucht ein Tätigkeitsfeld, auf dem die Institutionen der medizinischen Versorgung und die Sozialleistungsträger zu versagen scheinen oder sich nicht engagieren wollen. Selbsthilfe und Bürgerinitiativen erlangen öffentliche Aufmerksamkeit, weil ihr Engagement das sozialstaatliche Ärgernis anprangert, daß trotz wachsender Aufwendungen für medizinische und soziale Dienstleistungen wesentliche Erwartungen der Bürger nicht erfüllt werden. Hierin liegt die politische Chance der Selbsthilfebewegung. Sie wird in dem Maße an Boden gewinnen, wie vor- und paraprofessionelle Hilfen den Bürgern mehr Kompetenz geben, ihre Gesundheit zu erhalten und mit ihren Krankheiten und Behinderungen im Alltag zurecht zu kommen.

Ob und in welchem Umfange Selbsthilfe, Selbstorganisation und Bürgerinitiativen tatsächlich und auf Dauer gesehen neben dem professionellen Sozialleistungssystem ein neues sozialpolitisches Potential entfalten werden, ist derzeit sozialwissenschaftlich und sozialpolitisch eine offene Frage. Welchen Weg die Laienbewegung oder – wie ein neutraler Terminus sie benennt – die „nicht-professionellen Sozialsysteme“ einschlagen werden, wenn das etablierte Versorgungssystem sich den veränderten Bedürfniskonstellationen anzupassen beginnt, ist Gegenstand einer kontroversen Diskussion. Dies umso mehr, als eine eingehende Beschäftigung mit den sehr verschiedenen Formen von Selbsthilfe und Selbstorganisation, die unter der wissenschaftlichen verfremdeten Bezeichnung „nicht-professionelle Sozialsysteme“ hier vorgestellt werden, sehr rasch auf ganz unterschiedliche Deutungsmuster wissenschaftlicher und politischer Art stößt.

Eine Unterscheidung nach den sozialwissenschaftlichen Aspekten, unter denen gegenwärtig Selbsthilfe, Selbstorganisation und Bürgerinitiativen erforscht werden, dient nicht allein der besseren Übersicht, vielmehr kann dadurch der Gefahr begegnet werden, daß die Selbsthilfebewegung einseitig vereinnahmt wird. Denn es besteht ein verständliches Interesse daran, sich den innovativen Charakter des Selbsthilfegedankens zuzueignen, etwa als das geeignete Mittel zur Lösung lange anstehender Probleme: Kostendämpfung durch Laienmobilisierung, oder als Tatsachennachweis für die vermutete Krise der staatlichen Sozialpolitik: Alternative Politik durch Bürgerinitiativen oder als Neuauflage der „kleinen Gruppe“ in Form von Selbsthilfegruppen usf. Unter dieser Interessenlage ist es nicht schwierig, eine Philosophie der Selbsthilfebewegung zu verfassen, in der sie als Versatzstück für vorgefertigte wissenschaftliche Denkmodelle Verwendung findet.

Wer sich vor naheliegenden Kurzschlüssen bewahren und sich ein realistisches Bild von der Tragfähigkeit „nicht-professioneller Sozialsysteme" machen will, wird sich der Zumutung multidisziplinären Denkens unterziehen müssen. Ihm bleibt es nicht erspart, die verschiedenen Zugangsweisen nachzuvollziehen, über die Wissenschaftler ein Bild von der Bedeutung, von den charakteristischen Eigenschaften der Selbsthilfebewegung zu zeichnen versuchen. Im folgenden stellen wir fünf Deutungsmuster vor, die jeweils die Selbsthilfe im Rahmen eines wissenschaftlichen Ansatzes diskutieren, sie systematischen Gesichtspunkten zuordnen.

Sozialpolitische Ortsbestimmung: Selbsthilfe, Selbstorganisation und Bürgerinitiativen entstehen innerhalb eines sozialpolitischen Systems. Sie sind eine Reaktion auf konkrete Erfahrungen mit den Sozialleistungssystemen. Ihre faktische Bedeutung als Reformstrategie läßt sich daher auf dem Hintergrund der Geschichte sozialpolitischer Reformansätze seit Gründung der Bundesrepublik verständlich machen.

Die *Defizitthese* geht von den Mängeln des Gesundheitswesens aus. Sie unterstellt, daß wesentliche Erwartungen der Bürger in die medizinischen und sozialen Dienstleistungen nicht erfüllt werden können, weil deren Organisation einer bedarfsadäquaten Versorgung entgegensteht. In diesem Sinne handelt es sich um strukturelle Mängel, deren Behebung einen neuen Ansatz erfordert. Können nicht-professionelle Sozialsysteme die Defizite der medizinischen Versorgung verringern?

Die *sozialepidemiologische* Begründung führt in doppelter Hinsicht auf die soziologischen Voraussetzungen der Selbsthilfe hin: wenn Selbsthilfe etwas Selbstverständliches ist, die Pflege kranker Familienmitglieder sich in der Regel von selbst versteht, der Schutz gegen Gesundheitsgefahren sich eigentlich im Alltag selbst herstellt, dann werden soziologisch gesehen zwei Fragen von Bedeutung: in welchen Situationen stellen sich diese Selbstverständlichkeiten nicht länger her? Und welche sozialen Bedingungen tragen die Selbsthilfe im problemlosen Vollzug des Alltags? Die Sozialepidemiologie macht deutlich, daß Selbsthilfe nicht voraussetzungslos ist. Kompetenz zur Selbsthilfe ist auch eine Eigenschaft von Personen, zugleich aber eine Qualität von primären Lebensbeziehungen, von „primären Netzwerken", wie sie der Soziologe in einem verfremdenden Ausdruck bezeichnet. Kompetenz zur Selbsthilfe als Qualität primärer Lebensbeziehungen ist in der Gesellschaft nicht gleich oder zufällig verteilt, auch hier gibt es defizitäre primäre Netzwerke!

Selbsthilfe, sofern sie gemessen an dem, was faktisch geschieht, diesen Namen auch verdient, erbringt wirtschaftliche Leistungen, Dienstleistungen, die, würden sie von Berufs wegen erbracht, einen Geldwert hätten. Sie wären wirtschaftliche Güter, die einen Umsatz verursachten bei den Sozialleistungsträgern, bei den dienstleistenden Ärzten, Krankenhäusern usf. Selbsthilfe im Gesundheitswesen bildet daher ein wichtiges Thema der *Gesundheitsökonomie*.

Und schließlich stellt sich die Frage nach dem politischen Selbstverständnis der Selbsthilfebewegung, nach ihrem Geltungsanspruch als Gegenmacht in einem Gesundheitswesen, das unter dem Einfluß mächtiger Interessenverbände steht. Bringt die Selbsthilfebewegung als direkte Aktion, als Bürgerinitiative, neue Formen einer direkten Bürgerbeteiligung ins Spiel? Erzeugt die unmittelbare Motivation, auf der sie beruht, eine *politische Gegenmacht* gegen die Herrschaft der Verbände?

Alle diese Überlegungen sind bei dem gegenwärtigen Forschungsstand vorläufiger Natur. Sie sind auf Bestätigung und Widerlegung hin angelegt. Daher wäre es unvertretbar, ihnen eine „Zusammenfassung" folgen zu lassen, sie in einer interdisziplinären Theorie der nicht-professionellen Sozialsysteme zu versammeln. Wer sich mehr Systematisierung erhofft, der möge das abschließende Kapitel des ganzen Bandes von F. Hegner „Zur Systematisierung nicht-professioneller Sozialsysteme" lesen, das Ansätze zur Typologie der Selbsthilfe vorstellt.

1. Sozialpolitische Ortsbestimmung

Kritik an der staatlichen Sozialpolitik ist so alt wie die staatliche Sozialpolitik. Dabei stehen sich seit Anbeginn zwei Positionen gegenüber: eine, die das staatliche Tätigwerden – grundsätzlich oder in seinem Maß – in Frage stellt und eine andere, die – prinzipiell oder situativ – das quantitative oder qualitative Ungenügen des jeweiligen sozialpolitischen Status quo angreift.

Innerhalb der gegenwärtigen Debatten um den Sozialstaat (nicht nur) in der Bundesrepublik Deutschland gewinnt nun offenbar eine Position zunehmend an Resonanz, die weithin übereinstimmend ihre Kritik gegenüber der sozialstaatlichen Verfassung gerade an deren zentralen Gestaltungsprinzipien festmacht: An ihrem dominant *monetären* Leistungscharakter, an der *juristisch-bürokratischen* Administration sowie an der *professionellen zentralistischen* Bereitstellung der sozialpolitischen Güter. Zugleich werden in der Kritik die Formen staatlicher Sozialpolitik im Umkehrschluß zu Richtungsanzeigern der unterschiedlichen radikal geforderten Neuorientierungen sozialpolitischer Aktion. Die neuen Stichworte lauten nun: Entmonetarisierung der Leistungen, Individualisierung und Entprofessionalisierung, Entstaatlichung oder positiv formuliert: Stärkung der kleinen sozialen Netze in Familie und Nachbarschaft, Reaktivierung der Selbsthilfe (*Pankoke/Nokielski/Beime* 1975, *Badura/Gross* 1976, *Badura/Gross* 1977).

In den folgenden Ausführungen soll versucht werden, zentrale Merkmale der staatlichen Sozialpolitik in der Bundesrepublik Deutschland, wie sie sich nach 1945 herausgebildet haben und wie sie parallel im Wissenschaftssystem reflektiert – bestätigt oder kritisiert – wurden, zu skizzieren. Vor diesem Hintergrund wird es möglich, Prämissen und Konsequenzen der oben erst angedeuteten sozialpolitischen Reorientierungsforderungen im Sinne der Selbsthilfe-Strategie sowohl politisch-historisch wie wissenschaftsgeschichtlich zu verorten.

Die allgemeinste und zugleich wichtigste Grundlage des sozialstaatlichen Gestaltungsanspruchs wie der Gestaltungsverpflichtung der Sozialordnung in der Bundesrepublik ist das Sozialstaatsgebot des Grundgesetzes (Artikel 20 und 28). Wie die entstehungsgeschichtliche Analyse dieser Verfassungsnorm belegt (*Hartwich* 1970), ist die Offenheit des Sozialstaatspostulats, also das weitgehende Fehlen positiver Rechtsnormen zur Ausgestaltung der Sozialordnung, Reflex der innenpolitischen Machtverhältnisse und außenpolitischen Einflußfaktoren im Nachkriegsdeutschland. Die Realisierung, und das heißt immer zugleich: die *Interpretation* des Verfassungsgebots der Sozialstaatlichkeit, ging damit nach der Etablierung der zentralstaatlichen Gewalt in der Bundesrepublik Deutschland auf den einfachen Gesetzgeber über.

Ihre Wahlerfolge erlaubten es den bürgerlich-konservativen Parteien nach 1945 ihre sozialpolitische Programmatik legislativ umzusetzen. Die grundgesetzliche Sozialstaatsforderung wurde in der Folge als „Soziale Marktwirtschaft", als „Sozialer Kapitalismus" (*Hartwich*) realisiert. Inhaltlich aufgefüllt wurde dieses Ordnungsmodell aus heterogenen Denktraditionen und Interessenpositionen, die in der neuen Parteigruppierung CDU/CSU repräsentiert waren (*Narr* 1966). Insbesondere neoliberales Ordnungsdenken und Elemente der christlichen Soziallehre konturierten in der Folge das Leitbild der Sozialpolitik für die CDU/CSU (*Becker* 1965). Konstitutiv, wenn auch in der Realität vielfach durchbrochen, wurden für dieses Leitbild die Organisationsprinzipien der Marktkonformität, der Äquivalenz von ökonomischer Leistung und sozialpolitischem Anspruch und der Subsidiarität. Gerade der aus der katholischen Soziallehre übernommene Subsidiaritätsgedanke, der die jeweils vorrangige Selbsthilfe – bzw. Sorgeverpflichtung der kleineren Sozialverbände vor dem (subsidiären) Eintreten übergeordneter Sicherungssysteme verlangt, war kompatibel mit ökonomisch-liberalem Ordnungsdenken; er ließ sich sowohl theoretisch wie politisch scheinbar problemlos mit diesem verschmelzen. Gleichwohl blieb auch in den innerparteilichen Auseinandersetzungen immer wieder kontrovers, ob eine enge oder weite Interpretation des Subsidiaritätsgedankens als Orientierungsmaßstab für eine realitätsbezogene Sozialpolitik unter spätkapitalistischen Existenzbedingungen angemessen war (*Nell-Breuning* 1957).

Die sozialpolitische Gesetzgebung, die sich im Prinzip an diesem Ordnungsmodell orientiert, bestätigte und verstärkte in der Folge das überkommene Sicherungssystem mit seiner Trägervielfalt wie auch die organisatorische Trennung von Versicherungssystemen, Versorgungseinrichtungen und Fürsorgeinstitutionen (Sozialhilfe).

Dabei zeigte sich die *ökonomische Fixierung* der staatlichen Sozialpolitik, das Postulat der Marktkonformität also, in doppelter Weise: In der geforderten

Nachrangigkeit gegenüber ökonomischen Systemerfordernissen und in der Integration sozialpolitischer Bedürfnisse, Ansprüche und Anreize in fiskalischen Verrechnungseinheiten, in Geld. Der homo oeconomicus wurde zum Leitbild der sozialpolitischen Praxis – *und* der diese Praxis rechtfertigend begleitenden sozialpolitischen Theorie. So formulierte Liefmann-Keil 1961, das erste Jahrzehnt der bundesdeutschen Sozialpolitik gleichzeitig resümierend wie bestätigend: „Die Sozialpolitik ist eine Politik der Einkommensverteilung geworden, ungeachtet mancher Ansätze und Bestrebungen, aus ihr eine Gesellschaftspolitik zu machen." Und: „Mit der These, die Sozialpolitik sei Politik der Einkommensverteilung, sei zugleich eine Betrachtungsweise und zwar die ökonomische ausgewählt." (*Liefmann-Keil* 1961, 1/2). Und auch noch im Jahr 1971 postulierten Külp und Schreiber entsprechend, daß die Behandlung sozialpolitischer Gegenstände im „besonderen Maße wirtschaftswissenschaftliche Kenntnisse" voraussetze (*Külp/Schreiber* 1971, 13).

Zu den wichtigen und frühen Versuchen, „gesellschaftspolitische" Dimensionen der Sozialstaatsentwicklung in der Bundesrepublik auszuloten und damit zugleich den begrenzten ökonomischen Thematisierungshorizont zu durchbrechen, gehören die Arbeiten Achingers. Sie treffen den hier interessierenden Zusammenhang darüber hinaus auch in spezifischer Weise. In seiner programmatischen wie bilanzierenden Schrift „Sozialpolitik als Gesellschaftspolitik" (*Achinger* 1958) thematisiert Achinger manifeste wie latente Folgen des entfalteten Systems sozialer Sicherung. Die „Institute" (*Achinger*), die bürokratisch-professionellen Verwaltungseinheiten des Sozialstaats, erhielten darin einen prominenten Rang. Sie sind die „Apparaturen des Vollzugs sozialer Geld- und Sachleistungen . . ., die Dauer besitzen, von eigenem Geist erfüllt sind und ihrerseits nach kurzer Zeit beginnen, die soziale Intention der Gesamtheit zu beeinflussen, zu deklarieren und zu steuern" (*Achinger* 1958, S. 102).

Achinger hatte damit sehr früh Stichworte formuliert, die in der einleitend angesprochenen jüngsten Sozialpolitik-Kritik im Horizont der Selbsthilfestrategie zentral sind: Die (weitgehende) Ablösung des „privaten, ehrenamtlichen Stils" in der sozialen Arbeit zugunsten der „Berufsarbeit" (Professionalisierung) und die faktische Umformung – im Sinne einer Generalisierung sozialer Tatbestände –, die die „Verrechtlichung aller sozialen Bezüge" bewirkt habe. Zwar sieht Achinger zum einen, daß dieser Verrechtlichung des sozialpolitischen Geschehens die „Sicherheit und Gleichmäßigkeit des Ablaufs" parallel geht. Die sozialen Kosten des juristisch-bürokratischen Rationalisierungsprozesses sind jedoch möglicherweise gravierend: Denn nun definiert die „Aktenlage" den sozialen Notstand, sie grenzt ein und schließt aus. Das Recht „vereinfacht und simplifiziert . . ., es opfert die größtmögliche Annäherung an die tatsächliche Situation, um Durchschnittsergebnisse sicher zu haben" (*Achinger* 1958, alle Zitate S. 105).

Achingers kritische Vorbehalte gelten auch für die 1966 erschienene Sozialenquête als einen in der bundesdeutschen Sozialpolitikdiskussion besonders prominent gewordenen Beitrag zur wissenschaftlichen (Sozial-) Politikberatung (*Krüger* 1975, S. 126ff.). Die wissenschaftlichen Autoren der Sozialenquête, zu denen kein Sozialwissenschaftler im engeren Sinne gehörte, bestätigten in ihrer ebenfalls ökonomisch-juristischen Orientierung das im Nachkriegsdeutschland entwickelte Sozialmodell explizit. Dies geschah angesichts breiter sozialwissenschaftlicher Kenntnisdefizite, wie auch einer der Mitautoren der Enquête später bekannte, als er feststellte, daß „einmal eine Sozialenquête ganz anderer Art anzufertigen d. h., einmal die Frage nach den sozialen Tatsachen aufzuwerfen" sei (*Achinger* 1967, S. 137). Von den Regierungsparteien konnte und wurde die Sozialenquête jedoch als *Bestätigung* ihrer sozialpolitischen Orientierungen nachdrücklich in Anspruch genommen. Auch in diesem Sinne hat also die akademische Sozialpolitik – und die Sozialenquête-Kommission war für sie repräsentativ – den in *sozialwissenschaftlicher* Hinsicht prekären Status quo der sozialpolitischen Debatte in der Bundesrepublik Deutschland verfestigt (*Krüger* 1975, S. 131 ff.).

Einen wichtigen Beitrag zu der von Achinger geforderten sozialwissenschaftlichen Analyse der etablierten sozialpolitischen Praxis bildet die Untersuchung Kaufmanns „Sicherheit als soziologisches und sozialpolitisches Problem" (*Kaufmann* 1970). Damit wurde erstmals theoretisch wie empirisch zum sozialwissenschaftlichen Thema gemacht, was die offizielle Sozialpolitik als von ihr realisiertes bzw. zu realisierendes Ziel bis dahin nur unproblematisiert unterstellte, nämlich „soziale Sicherheit" bei den Adressaten sozialpolitischer Aktion zu erzeugen.

Die Resultate der Kaufmannschen Arbeit veranlaßten 1970, also nach der Etablierung der sozial-liberalen Koalition in Bonn, das Bundesministerium für Arbeit und Sozialordnung, einen Forschungsauftrag „Zum Verhältnis zwischen Sozialversicherungsträgern und Versicherten" (*Kaufmann/Hegner/Hoffmann/Krüger* 1971) zu vergeben. In dieser, als theoretische Problemexplikation verfaßten Studie über die Beziehungen zwischen organisierten Sozialsystemen und ihren nicht organisierten Publika wurden die Umrisse eines späteren, sehr ausdifferenzierten empirischen Forschungsschwerpunkts „Verwaltung und Publikum" an der Universität Bielefeld (*Grunow* 1978, *Hegner* 1978, *Grunow/Hegner/Kaufmann* 1978) skizziert.

Selbst zu diesem Zeitpunkt, zum Beginn der 70er Jahre war die sozialwissenschaftliche Bearbeitung sozialpolitischer Themen jedoch immer noch die Ausnahme (zur Ursachendiskussion: *Krüger* 1979), weiterhin dominierten Ökonomie und Jurisprudenz das sozialpolitische Terrain. Allerdings zeichnete sich allmählich der Beginn der (Wieder-)Entdeckung der Sozialpolitik durch die zeitgenössische Sozialwissenschaft ab, wobei allerdings, zunächst jedenfalls, diese Entdeckung nicht einem originären Interesse an der Sozialpolitik entsprang. Das Interesse an ihr war abgeleitet aus zwei allgemeinen sozialwissenschaftlichen

Forschungsbereichen: aus der staatstheoretischen Debatte einerseits und der Soziale-Indikatoren-Forschung andererseits. Die staatstheoretische Diskussion versuchte in der Sozialpolitik deren makrosoziologischen Voraussetzungen, die Grenzen und die Reichweite staatlicher (Reform-)Politik im Spätkapitalismus, Systemstabilität, Systemintegration und Sozialintegration zu formulieren (u.a. *Müller/Neusüß* 1970, *Habermas* 1973, *Narr/Offe* 1975, *Murswieck* 1976, *Lenhardt/Offe* 1977).

Die Wiederentdeckung des sozialpolitischen Gegenstandes im Rahmen der Soziale-Indikatoren-Forschung fand über den Import dieser Forschungsrichtung aus den USA statt (*Zapf* 1972, *Zapf* 1973). Dort war bereits in den 60er Jahren das verbreitete sozialwissenschaftliche Informationsdefizit staatlicher Politik in einem Ausmaß zum Thema und Arbeitsfeld reformierter Sozialwissenschaftler geworden, daß der Begriff Soziale-Indikatoren-*Bewegung* legitim erschien. Es gehört zu den offenkundigen Merkmalen auch gegenwärtiger Soziologieentwicklung in der Bundesrepublik, daß über die USA die professionsinterne Legitimität und Attraktivität von Arbeitsgegenständen gefördert wird. Denn wie oben angedeutet, waren frühere autonome Versuche in der Bundesrepublik, die Sozialwissenschaften für die jetzt von der Indikatorenforschung aufgenommene Arbeit zu gewinnen, weithin erfolglos geblieben. Inzwischen ist die soziale Indikatorenforschung in der Bundesrepublik zu einem etablierten Arbeitsschwerpunkt auch im Horizont der Sozialpolitik entwickelt worden. Sie verfolgt das Ziel, im Sinne einer Reformstrategie die institutionelle Sozialpolitik informierter zu organisieren. Die Breite – und zugleich die Heterogenität – der jüngeren sozialwissenschaftlichen Aufnahme des sozialpolitischen Gegenstandes dokumentierte der 18. Deutsche Soziologentag 1976 eindrücklich (*v. Ferber/Kaufmann* 1977): die Intensität des neuen sozialwissenschaftlichen Interesses an dem alten Gegenstand führte 1977/1978 zur Gründung einer Sektion Sozialpolitik in der Deutschen Gesellschaft für Soziologie.

In dieser Phase, während der sich das sozialwissenschaftliche Interesse an der Sozialpolitik verstärkt, entsteht eine neue Position, die nicht nur die staatliche Sozialpolitik besser machen will, sondern eine Alternative zur staatlichen Sozialpolitik eröffnet. Im Unterschied zu zeitlich parallelen theoretischen Richtungen, die sich als Soziologie *der* Sozialpolitik (Staatstheorie) oder als Soziologie *in der* Sozialpolitik (Indikatorenforschung) kennzeichnen lassen, verbindet sich diese Position mit einer Strategie praktischer Sozialpolitik, mit der Selbsthilfe. Damit kritisiert oder zumindest relativiert sie zugleich die Positionen, die die ökonomisch juristische Begrenztheit der überkommenen Sozialpolitik durch eine angemessene sozialwissenschaftliche Informationsbasis auflösen wollten und wollen. Denn die Diskussionsrichtung im Horizont der Selbsthilfe-Strategie will nicht die überkommene staatlich-institutionelle Sozialpolitik besser, das meint im Sinne der Indikatorenforschung: sozialwissenschaftlich informierter, organisieren. Für sie bildet es auch kein zentrales Anliegen, wie für das staatstheoretische Interesse an der Sozialpolitik, die (system-spezifischen) Voraussetzung, Grenzen und Folgen staatlicher Politik auszuloten. Die Selbsthilfe-Strategie ist radikaler: Führte, wie hier in einem knappen Bogen angedeutet, seit Achingers Publikation „Sozialpolitik als Gesellschaftspolitik" (*Achinger* 1958) die sozialwissenschaftlich ausgerichtete Kritik am ökonomisch-juristischen Reduktionismus des institutionell verfaßten Sozialstaats zu der Forderung *in und mit* den sozialpolitischen Institutionen eine höhere sozialpolitische Rationalität zu realisieren, so setzt die Selbsthilfe-Strategie am Gegenpol an: Entstaatlichung, Stärkung der informellen kleinen sozialen Netze, kurz: Reaktivierung von Selbsthilfe-Potentialen lautet nun das Programm. Diese Konzeption geht, wie ersichtlich, an die Wurzel des etablierten Sozialstaats in zweifacher Weise. Zum einen behauptet die Selbsthilfe-Strategie, daß prinzipielle (nicht nur ökonomische) Leistungsschranken des überkommenen Sozialstaats erreicht seien. Und zum zweiten ist für sie die These zentral, daß die hoch-professionalisierte sozialpolitische Praxis, zumindest teilweise, erst die sozialpolitischen Bedürfnisse schaffe, auf die sie dann – und naturgemäß immer nur in den limitierten Grenzen ihrer eigenen Entwicklungslogik – bürokratisch-institutionell reagiere und mit dieser „entmündigenden Expertenherrschaft" (*Illich* 1979) zugleich die Basis für die Selbstperpetuierung des deformierenden Sozialstaats schaffe, in dem sie (noch bestehende oder aktivierbare) Selbsthilfe-Potentiale entmutige und zerstöre.

Das Thema der Leistungsdefizite überkommener Sozialpolitik ist, wie auch in diesem kursorischen Überblick sichtbar wurde, nicht neu. Neu ist, daß nun auch von Sozialwissenschaftlern, gerade nach ihrer Entdeckung des sozialpolitischen Gegenstandes, mit der Selbsthilfestrategie ein Programm favorisiert wird, das nicht mehr die Frage nach den Modifikationsnotwendigkeiten und Änderungsmöglichkeiten der *bestehenden* Systeme sozialer Sicherung stellt, sondern das darauf zielt, soziale Sicherung *ohne* oder bei doch geringer Dominanz staatlich-institutioneller Hilfe zu organisieren. Dabei ist unübersehbar, daß ein solches Programm zunächst mehr (Forschungs-)Fragen aufwirft, als es Antworten hinsichtlich der – bisher nur unterstellten – höheren Leistungsfähigkeit der ‚kleinen sozialen Netze' als zu (re)aktivierendes Strukturelement sozialer Hilfe bereithält.

So wird theoretisch und empirisch informiert bisher kaum erörtert (vgl. dazu jetzt: *Hegner* 1979), ob die (schon bei Achinger genannten) positiven Wirkungen einer institutionalisierten Sozialpolitik, ihre juristisch-bürokratische Verläßlichkeit, ihre Berechenbarkeit, ihre potentielle Informationsstärke wie auch die in ihren routinisierten Verwaltungsabläufen liegende Entlastungsfunktion für die Betroffenen ebenfalls durch Selbsthilfestrategien herstellbar sind.

Tatsächlich repräsentieren denn auch die gegenwärtig besonders resonanzstarken (vgl. beispielhaft *Strasser* 1979; *Dahrendorf* 1980), wissenschaftlich wie politisch heterogenen Stimmen zugunsten der Laisierungsstrategie *nur ein* Argumentationsspektrum innerhalb der sozialpolitisch interessierten Sozialwissenschaften. Andere Ansätze zielen dahin ein Programm ‚*bürgernaher Sozialpolitik*‘ (*Kaufmann* 1977, *Kaufmann* 1979) zu konzeptualisieren. Es soll die Leistungsschwächen institutionalisierter und zentralisierter Sozialpolitik sowohl bei der Identifizierung von sozialpolitischen Bedürfnissen wie bei der Vermittlung sozialpolitischer Güter und Dienste eliminieren oder doch reduzieren, ohne das (zumindest potentielle) Leistungsvermögen organisierter Systeme sozialer Sicherung aufzugeben.

Daß die in Deutschland traditionsreiche Institution der sozialen *Selbstverwaltung* in den Sozialversicherungsträgern (zur Geschichte: *Tennstedt* 1975) ein bisher unausgeschöpftes Potential für die *Formulierung und Durchsetzung* einer (stärker) an den Interessen der sozialpolitischen Klientel orientierten Sozialpolitik berge, wird von anderen Sozialwissenschaftlern hervorgehoben (*Krüger* 1971, *v. Ferber* 1975, *Standfest* 1977, *Wirtschafts- und Sozialwissenschaftliches Institut des DGB* 1977). So sieht von Ferber in einer *reformierten* sozialen Selbstverwaltung ein Organisationsprinzip, das erfolgversprechender, effektiver und verläßlicher als ein generalisiertes Laisierungskonzept Gefahren einer hochentwickelten und zentralisierten Sozialleistungsbürokratie zu reduzieren vermag, zugleich aber die Leistungsfähigkeit und Gegenmachtposition eines organisierten Systems sozialer Sicherung erhält: „Die Selbstverwaltung ist geeignet, durch Partizipation die Legitimationslücke zu schließen, die notwendigerweise mit einem zunehmenden staatlich-bürokratischen Einfluß entsteht; (sie ist geeignet), eine gleichberechtigte Inanspruchnahme herzustellen, indem sie die Interessen benachteiligter Gruppen wahrt (und sie ist in der Lage), eine Bedürfnisorientierung der sozialstaatlichen Leistungssysteme gegen die Eigeninteressen der Experto- und Technokratie durchzusetzen, indem sie Bedürfnisse der Leistungsempfänger feststellt und vermittelt“ (*v. Ferber* 1975; S. 101).

Alle diese Überlegungen, gleich ob sie darauf abzielen, die bestehenden Organisationsformen effektiver, bürgernäher oder bedürfnisorientierter einzurichten oder ob sie die Bürger, die „Laien“ selbst mobilisieren, ihnen mehr Kompetenzen geben, sie zur Selbsthilfe ermutigen wollen, müssen sich vor der Wirklichkeit bewähren. Es stellt sich daher die Frage nach den tatsächlichen Mängeln des derzeitigen Versorgungssystems: Welche Mängel gehen aus der ungeeigneten, den Versorgungsproblemen gegenüber unangemessenen Organisation des Gesundheitswesens bzw. der staatlichen Sozialpolitik hervor? Hier sind vor allem zwei immer wieder auch in der internationalen Literatur genannte Mängel zu nennen.

- die Vernachlässigung wichtiger Krankheitsgruppen
- die Vernachlässigung relevanter Versorgungsprinzipien.

Zur Behebung dieser Mängel – so lautet die These – sind nicht-professionelle Sozialsysteme eher imstande als das Dienstleistungsangebot der staatlichen Sozialpolitik.

2. Nicht-professionelle Sozialsysteme als Antwort auf Defizite der professionellen Gesundheitssicherung

Einen der wichtigsten Ansätze, das Entstehen bzw. das Aktivwerden nicht-professioneller Sozialsysteme zu erklären, stellt die Defizit-These dar. Nach dieser These werden nicht-professionelle Sozialsysteme immer dann aktiv, wenn die staatliche Sozialpolitik bzw. das professionelle Versorgungssystem Lücken und Mängel aufweist. Ganz zweifellos zeigt die wissenschaftliche und sozialpolitische Diskussion der letzten 10–15 Jahre, daß Versorgungsmängel und -lücken tatsächlich bestehen und daß sie auch zunehmend ins Bewußtsein der Öffentlichkeit gelangt sind.

Die Gründe für diese Entwicklung sind nicht – wie es manchmal scheinen könnte – einfach in Finanzierungsproblemen der Gesundheitssicherung zu suchen. Die tiefere Ursache liegt vielmehr in der *Verschiebung des Krankheitsspektrums von akuten zu chronischen Erkrankungen* einerseits und andererseits in dem *Verharren der professionellen Helfer in einem antiquierten Selbstverständnis als naturwissenschaftlich-technisch orientierte Heiler von Akutkrankheiten* (vgl. zusammenfassend *Trojan/Waller* 1980).

Aus dieser These läßt sich zweierlei ableiten: erstens, daß die Mängel und Lücken des professionellen Systems bei bestimmten Patientengruppen von chronisch Kranken besonders deutlich zu Tage treten werden und, zweitens, daß sich eine relative Vernachlässigung derjenigen Versorgungsprinzipien nachweisen lassen wird, die der Medizin *mehr* als naturwissenschaftlich-technisch-kurative Fähigkeiten abverlangen.

Im folgenden sollen zentrale Defizite der professionellen Gesundheitssicherung anhand dieser beiden Punkte – Vernachlässigung wichtiger Krankheitsgruppen und bestimmter Versorgkngsprinzipien – exemplarisch aufgezeigt werden.

Anschließend wird die Frage gestellt, in wieweit nicht-professionelle Sozialsysteme bestehende Lücken füllen und Mängel kompensieren können.

2.1. Vernachlässigung wichtiger Krankheitsgruppen

Der Begriff *„chronisch Kranke und Behinderte“* hat sich in letzter Zeit als eine Art Sammelbezeichnung eingebürgert, wenn diejenigen angesprochen werden sollen, die im bestehenden professionellen Versorgungssystem zu kurz kommen. Es läßt sich zwar feststellen, daß die Aufmerksamkeit für die Probleme bestimmter – volkswirtschaftlich besonders bedeutsamer – Gruppen von chronisch Kranken gewachsen ist (z. B. Herzinfarkt-, Krebs-, Rheumapatienten), insgesamt gesehen haben aber auch diese Patienten unter den bestehenden strukturellen Mängeln zu leiden. Als allgemeine Probleme hervorzuheben sind besonders: die fehlende regionale Planung des Gesundheitswesens und die damit eng verknüpfte mangelnde Integration kurativer und rehabilitativer Dienste; die scharfe Trennung zwischen den drei Bereichen öffentliche, ambulante und stationäre Versorgung; der mangelnde Informationsfluß zwischen ambulanten und stationären Einrichtungen; das Fehlen organisatorischer Verbindungen und persönlicher Kontakte zwischen medizinischen und sozialen Institutionen sowie häufige Zuständigkeitsprobleme und langwierige Gutachtenprozeduren der Sozialleistungsträger. Diese Probleme wirken sich besonders nachteilig aus für die etwa 25 bis 50% chronisch Kranker unter den stationären Patienten (vgl. z.B. *Koch/Jochheim* 1974; *Schubert/Füsgen* 1976).

Ein besonders hoher Anteil chronisch Kranker findet sich unter den *Alterspatienten*. Die oft unentwirrbare Verflechtung von medizinischen, psychischen und sozialen Problemen in dieser Gruppe ist allgemein bekannt. In einer Studie des WSI (1976) über die Lebenslage älterer Menschen in der BRD wird diese Aussage mit umfangreichem empirischen Material untermauert. Dabei sind die verwitweten älteren Haufrauen häufig diejenigen, deren materielle Lage und von Isolation gekennzeichnete psychische Situation uns besonders betroffen machen. – Ein Bericht aus dem BMJFG (Informationen Nr. 39 vom 29.9.1977) macht keinen Hehl aus der desolaten Situation hinsichtlich der Pflege alterskranker Menschen: Hohe Kosten in der stationären Pflege und in Altersheimen; die Mehrzahl pflegebedürftiger alter Menschen benötigt Sozialhilfe zusätzlich zu ihren Rentenzahlungen; trotz bekannter Defizite an ambulanten Pflegediensten weiterer Rückgang dieser Einrichtungen; mangelnde Qualität von Altenpflegeheimen; fehlende Möglichkeiten rehabilitativer Reaktivierung und daraus resultierende Fehlbelegung von Krankenhausbetten mit Pflegebedürftigen.

Als exemplarisch für alle diejenigen, die häufig ihr Leben den Errungenschaften der naturwissenschaftlich-technischen Medizin zu verdanken haben, dann aber mit den psychosozialen Folgen großer Operationen bzw. bleibender Behinderungen allein gelassen werden, sollen hier nur die *Krebspatienten* erwähnt werden. Eine Brustamputation, ein künstlicher Darmausgang, die Entfernung des Kehlkopfs, all dies schafft eine Vielzahl von Alltagsproblemen, die der Nichtbetroffene nicht nachfühlen und der Betroffene nicht allein bewältigen kann. Professionelle Helfer für diese Probleme stehen in aller Regel nicht zur Verfügung (z.B. Psychologen) oder in viel zu geringer Zahl (z.B. Sozialarbeiter im Krankenhaus und in der Nachsorge). Das medizinische Personal hat fast ausnahmslos verständliche, aber trotzdem beklagenswerte Ängste, über diese Probleme zu kommunizieren; der allgemeine Zeitmangel im Krankenhaus dient oft als plausible Entschuldigung, sich auf die rein medizinische Problematik zu beschränken (und dafür, daß der Patient vielfach gar nicht erst über die wahre Diagnose aufgeklärt wird).

Die desolate Situation *psychiatrischer Patienten* und ihre systematische Benachteiligung hat die Psychiatrie-Enquête (1975) in eindrucksvoller Weise belegt. Etwa 60% der fast 100000 Plätze in psychiatrischen Fachkrankenhäusern sind mit Langzeitpatienten (chronisch Kranken, seelisch und geistig Behinderten) belegt. Ihre Lebensumstände werden in der Enquête als „elend" und „menschenunwürdig" gekennzeichnet.

Eine sich kontinuierlich zuspitzende Problematik, die auch von den Medien stark beachtet wird, zeigt sich bei den *Alkohol- und Drogenabhängigen*. Quantität und Qualität der Versorgungsangebote stehen in einem krassen Mißverhältnis zum tatsächlichen Bedarf.

In engem Zusammenhang zu den psychiatrischen Patienten ist das *Klientel der ambulanten primärmedizinischen Versorgung* zu sehen. Eine neuere Untersuchung zeigt, daß bei ca. $^1/_3$ der Patienten psychiatrische Diagnosen von Allgemeinärzten gestellt werden. Bei den allgemein hohen Raten von 30–60% psychosozialen und funktionellen Beschwerden (vgl. als Übersicht z.B. *Speidel* 1972) und der andererseits nur wenige Minuten dauernden Sprechstundenzeit, die für den einzelnen Patienten zur Verfügung steht (z.B. *Ahrens* 1976), können nur sehr wenige „Fälle" eine Hilfe bei ihren persönlichen und sozialen Problemen erhalten (vgl. a. *Saekel* 1978).

2.2. Vernachlässigung relevanter Versorgungsprinzipien

Die Defizite der momentanen Versorgung lassen sich auch aufzeigen, indem man die Vernachlässigung einiger besonders wichtiger Grundprinzipien der Gesundheitssicherung nachweist. Ursache dieses Problems ist die Dominanz des naturwissenschaftlichen Krankheitskonzepts mit seiner *Überbetonung der kurativen Medizin*, seiner tendenziellen *Blindheit gegenüber psychosozialen Entstehungs- und Verlaufsfaktoren, seiner Konzentration auf Krankheit statt Krank-Sein*. Der Patient gerät immer nur als Objekt oder als Träger eines Symptoms, als der „Infarkt" usw., in ein hochroutinisiertes Dienstleistungssystem; seine Wünsche, Ängste, seine Vorstellungen über Gesundheit/Krankheit, seine Lebensumstände finden in diesem System keine Beachtung.

Die einseitig naturwissenschaftlich-technische Ausrichtung der Medizin hat insgesamt zu einer *Vernachlässigung des Präventionsprinzips* geführt; so entfielen 1972 nur 6,7% aller Gesundheitsleistungen im Sozialbudget der BRD auf Prävention, meist Früherkennung (*BMJFG*, 1977), 1980 nur 5,8% (*Sozialbericht* 1980, S.85). Programme zur Gesundheitserziehung haben die instrumentelle Haltung der Medizin, in der menschliches Fehlverhalten lediglich als ein Störfaktor betrachtet wird, bislang kaum überwinden können.

Unzulänglich ist besonders die Verhütung von Krankheiten am Arbeitsplatz, wo präventive Maßnahmen auf Grund von Kosten-Nutzen-Erwägungen nur sehr eingeschränkt angewendet werden. In den Statistiken der Rentenversicherung zeigen sich besonders deutlich die Gesundheitsgefährdungen des Arbeitslebens bzw. des Arbeiterlebens: 1972 erfolgten noch 50–60% aller Rentenzugänge in der Altersgruppe von 60–64 Jahren wegen Berufs- und Erwerbsunfähigkeit (*Kulpe* 1977). *Ricke, Karmaus* und *Höh* (1977) weisen nach, daß das Schicksal der Frühinvalidität die Gruppe der Arbeiter nicht nur häufiger als Angestellte, sondern auch früher trifft und von weiteren Grobindikatoren der sozialen Lage, wie Einkommen und Wohngebiet abhängig ist.

Ursache der Frühinvalidität sind am häufigsten chronische Krankheiten. Für chronische Krankheiten lassen sich allgemein fast ausnahmslos soziale Faktoren als die wesentlichsten Entstehungsbedingungen ausmachen. Die Hauptgruppen solcher sozialen Faktoren sind: Umweltschäden (wie z.B. Luftverschmutzung), physikalisch-chemische Arbeitsplatzeinflüsse, psychosozialer Streß (durch einseitige An- und Überforderungen) und – meist als Folge des eben genannten Faktors – schädliche Konsumgewohnheiten (wie z.B. Rauchen, Fehlernährung, Medikamenten- und Alkoholkonsum). Die Vernachlässigung der Prävention im Arbeits- und Lebensbereich führt zu einem vom professionellen System nicht zu bewältigenden Anstieg chronischer Krankheiten.

Die Vernachlässigung der psychosozialen Dimension zeigt sich auch in der starken *Kritik am Kommunikationsmangel in der medizinischen Versorgung und an der Asymmetrie der Arzt-Patient-Beziehung*. Die Kritik an der Macht des medizinischen Experten stellt einen zentralen Punkt in der Diskussion um Mängel der bestehenden Gesundheitsversorgung dar.

Siegrist (1978) hat dies durch Untersuchung von Visitengesprächen im Krankenhaus nachgewiesen. *Engelhardt/Wirth* und *Kindermann* (1973) haben entsprechende Ergebnisse in einer anderen Arbeit über 120 Patienten aus der stationären Versorgung berichtet; ihre Arbeit trägt den Untertitel „Zur Ergänzungsbedürftigkeit naturwissenschaftlich-technischer Medizin". *Dubach/-Rechenberg* (1977) befragten 96 ambulante Patienten: Nur 76 konnten die Diagnose des Arztes richtig wiedergeben; die Hälfte der Patienten fand die Erklärung des Arztes nicht verständlich (häufigster Grund: zuviele lateinische Fremdwörter). Eine Reihe von Arbeiten (zit. nach *Breitkopf u.a.* 1980, S.54/55) belegt, wie wichtig die Berücksichtigung der psychosozialen Dimension gerade bei chronisch Kranken ist:

Nach der Studie von *Majou* (1976) bei Infarktpatienten und der Studie von *Magarey/Todd/Blizard* (1977) bei brustamputierten Patientinnen konnte festgestellt werden, daß die Patientenzufriedenheit und das Ausmaß der Compliance dann weitaus größer waren, wenn der jeweilige Arzt über den körperlichen Genesungsprozeß hinaus Interesse am psychischen Bewältigungsprozeß des Patienten zeigte.

In einer anderen Untersuchung wurde bei Multiple-Sklerose-Patienten und deren Familien über 2 Jahre hindurch zusätzlich zur medizinischen auch eine psychosoziale Betreuung durchgeführt. Das genaue Wissen um die Krankheit wirkte sich in vieler Hinsicht positiv aus: die Krankheit wurde berechenbarer, und die Zukunft konnte besser geplant werden.

Durch das Verständnis, das man ihnen entgegenbrachte, akzeptierten der Patient und seine Familie eher die Folgen und Auswirkungen der Krankheit auf das tägliche Leben. Die Bereitschaft, nicht nur die Therapievorschläge zu befolgen, sondern auch Eigeninitiativen zur Krankheitsbewältigung zu entwickeln, nahm erheblich zu (*Power/Sax* 1978).

Möglicherweise lassen sich viele der angesprochenen Defizite auf einen weiteren Mangel zurückführen: das völlige *Fehlen irgendwelcher Partizipationsmöglichkeiten für Patienten*. Während in den USA zahlreiche Gesetze für die Gesundheitsplanung die Mitwirkung und teilweise eine echte Mitbestimmung der „Konsumenten" gesundheitlicher Dienstleistungen vorsehen, ist dies in der Bundesrepublik allein den vielfältigen „Experten" vorbehalten. Auch für die englischen „Gemeindegesundheitsräte" (community health councils) gibt es in der BRD nicht einmal andeutungsweise irgendwelche Parallelen (vgl. *Trojan* 1980).

Die fehlenden Partizipationsmöglichkeiten sind durch die organisatorische Struktur des Gesundheitswesens bedingt. Es gibt keine regionale Gliederung und daher auch *kaum Ansätze für eine gemeindenahe Versorgung*. Das Konzept der gemeindebezogenen Gesundheitssicherung ist in vielen Ländern zumindest für den psychiatrischen Bereich schon weitgehend Praxis geworden; auch in der BRD wird es in der Enquête als Leitgedanke für die psychiatrische Versorgung gefordert. In welchem Maße dieses Prinzip generell für den gesamten Bereich der Gesundheitssicherung – also auch organischer Erkrankungen – nötig ist, wird in einem Grundsatzpapier der WHO deutlich, das auf die Weltkonferenz über „primary health care" 1978 in Alma Ata zurückgeht (vgl. *Kaprio* 1980). Gemeindenahe Gesundheitssicherung bedeutet vor allem: Prävention im Arbeits- und Lebensbereich des Patienten, Kenntnis und Verständnis seiner psychosozialen Situation als Voraussetzung umfassender Behandlungs- und Rehabilitationsbemühungen sowie die Aktivierung der Patienten bzw. Bürger zur Wahrnehmung und Vertretung ihrer gesundheitlichen Interessen.

2.3. Ausgleich der Defizite durch nicht-professionelle Sozialsysteme?

Für viele der vernachlässigten Krankengruppen bzw. Versorgungsprinzipien liegt es nahe, daß nicht-professionelle Sozialsysteme eine Antwort auf ungedeckte Bedürfnisse und Bedarf darstellen könnten.

Bei der Bewältigung von Krankheiten, insbesondere chronischen Behinderungen, haben *primäre Sozialsysteme wie Familie, Bekannte und Nachbarschaft* in der Vergangenheit immer eine große Rolle gespielt. Daß es Ansätze gibt, dieses Potential an Hilfe wieder stärker anzuerkennen und systematischer zu nutzen, wird in allen Beiträgen des Kapitels B in diesem Band deutlich.

Die meisten der heutigen *Selbsthilfezusammenschlüsse* stellen relativ neue soziale Gebilde dar. Bei ihnen drängt sich am unmittelbarsten der Gedanke auf, daß sie als Reaktion auf Mängel des Versorgungssystems entstanden sind: Die ersten dieser Zusammenschlüsse sind von Personen gebildet worden, die man als am stärksten vernachlässigt ansehen kann: von den Behinderten und chronisch Kranken, den Alkohol- und Drogenabhängigen, den psychiatrischen Patienten und denjenigen, die an Lebensproblemen psychischer und sozialer Art leiden. Auch die quantitative Verteilung der Selbsthilfegruppen in Hamburg bestätigt, daß vor allem in *den* Bereichen viele Zusammenschlüsse entstanden sind, wo die Hilflosigkeit der professionellen Helfer gegenüber den psychosozialen Komponenten der Krankheit am krassesten ist (*Behrendt u.a.* 1980, S. 19ff.).

Auch die übrigen vom professionellen System vernachlässigten Prinzipien finden sich in Selbsthilfegruppen als Leitgedanken wieder: Die Prävention psychischer und psychosomatischer Störungen spielt eine wesentliche Rolle in denjenigen Gruppen, die sich zur Bewältigung von Lebensproblemen (wie z. B. Einsamkeit, Paarproblemen, mangelnder Selbstsicherheit etc.) zusammenfinden. In diesen Gruppen stehen Gespräche über emotionale und soziale Probleme im Vordergrund; das Prinzip gegenseitiger Hilfe verhindert eine Asymmetrie der Kommunikation wie sie in der Arzt-Patient-Beziehung vorherrschend ist.

Auch Mitwirkung bei der Verbesserung der Gesundheitsversorgung wird auf dem Wege der Selbsthilfe in Gruppen erreicht. Beispiele sind etwa das Aktionskomitee „Kind im Krankenhaus“, Patientenschutzverbände, die selbstorganisierten Beschwerdestellen für psychiatrische Patienten (z.B. „Sozialistische Selbsthilfe Köln“) oder die Frauengruppen zur Abschaffung des § 218. Letztere können als eine Art Schrittmacher, nicht nur für andere Frauengruppen mit Selbsthilfecharakter gelten, sondern für die Selbsthilfebewegung ganz allgemein. Auch bezüglich der Frauen stimmt die „Defizit-These“, daß die benachteiligsten Gruppen die meisten und vielfältigsten Selbsthilfegruppen hervorgebracht haben.

Die neuentfachte Diskussion um die Gestaltung der Selbstverwaltung der Sozialleistungsträger betont ebenfalls die Notwendigkeit, den Laien, den Bürger für seine gesundheitlichen Belange zu aktivieren. Der Vorschlag regionaler Arbeitsgemeinschaften, in denen die Sozialversicherten mit Stimmenmehrheit vertreten sind, würde einer institutionalisierten „Konsumenten“-Mitbestimmung auf Gemeindeebene gleichkommen (vgl. *WSI* Studie Nr. 35 1977).

Die Dezentralisierung bzw. Gemeindeorientierung der professionellen Versorgung als Voraussetzung für die Aktivierung und „Anbindung“ nicht-professioneller Sozialsysteme wird in den ersten Beiträgen des Kapitels B deutlich; sowohl die Sozialstationen als auch die gemeindepsychiatrischen Dienste sind auf geographisch und sozial definierte Einzugsbereiche ihrer Klientel bezogen. Eine kleinere regionale Einheit läßt sich eher demokratisch verwalten, womit Mängel der Planung des Gesundheitswesens zu beseitigen wären, die sich in ungleicher Verteilung von Gesundheitsdiensten und mangelnder Kontinuität der Versorgungseinrichtungen niederschlagen. (Vgl. *Riedmüller* 1978. Zum Charakter der Selbsthilfegruppen als lokale Bewegungen vgl. *Trojan/Behrendt* 1980).

Neben dem individuell-präventiven Charakter, den viele Selbsthilfegruppen haben, muß jedoch auch die große Bedeutung der nichtprofessionellen Sozialsysteme für die auf Umweltveränderung gerichtete Vorsorge im Arbeits- und Lebensbereich gesehen werden. Aus den Forschungsberichten über *Initiativ- und Protestgruppen*, die sich vor allem für präventive Aufgaben im Bereich Umwelt/Ökologie gebildet haben, wird deutlich, daß die Mehrzahl der Gruppen aus einem erfahrbaren Mangel oder einer sie betreffenden Problemlage entstanden sind (*Hegner* 1980).

Die Beiträge des Kapitels C dieses Bandes behandeln Ansätze der betrieblichen Vorsorge; dabei kommt es oft wesentlich darauf an, ein funktionierendes Aktionsnetz zwischen Professionellen (Werksarzt), nichtmedizinischen Berufen und den betroffenen Arbeitern zu knüpfen. Die große Bedeutung des *nicht-professionellen Sozialsystems „homogene Arbeitergruppe“* für die Aufdeckung und Bekämpfung arbeitsbedingter Gesundheitsgefährdungen wird am direktesten in dem italienischen Konzept der „Arbeitermedizin“ hervorgehoben (*Wintersberger* 1980).

Kein Zweifel (und auch kein Wunder!), daß viele nicht-professionelle Sozialsysteme gerade dort entstehen und wachsen, wo marktwirtschaftliche und sozialstaatliche Versorgung entscheidende Lücken oder Mängel aufweisen! Ebenso wenig Zweifel können daran bestehen, daß viele systemkritische Experten und *professionelle Helfer*, die die bestehenden Lücken und Mängel bewußt wahrnehmen, nicht-professionelle Sozialsysteme und Selbsthilfe als lückenfüllende und mängelbehebende Alternative ansehen. (Teilweise auch, weil der gravierende Mangel professioneller Systeme, teuer zu sein, den nicht-professionellen fehlt; vgl. dazu ausführlich das Kapitel D). Vor allem von der professionellen psychosozialen Versorgung ist Laien- und Selbsthilfe als *die* Antwort auf ein krankmachendes Institutionssystem der Psychiatrie verstanden worden (z.B. *Dörner* 1979, *Kickbusch* 1980, *Möller* 1978).

Ob sich allerdings auch die *Akteure nicht-professioneller Sozialsysteme* primär als auf Versorgungsmängel Reagierende sehen, ist in weiten Bereichen eine noch offene Frage. In einer Untersuchung von 47 Kontaktpersonen sehr heterogener Selbsthilfegruppen wurden 2 Motive am häufigsten (je 9 mal) für den Eintritt in die Gruppe genannt: „Mängel im Versorgungssystem“ und „Schwierigkeit *alleine* fertig zu werden“ (*Behrendt u.a.* 1980). Letzteres läßt sich als Ausdruck des Gefühls verstehen, von den Professionellen bzw. von staatlicher Sozialpolitik im Stich gelassen zu werden. Es ließe sich daraus aber auch die These ableiten, daß ein relativ diffuser Wunsch nach Aufhebung von Isolation, eine Sehnsucht nach

„Gemeinschaft" zur Bildung neuer nicht-professioneller Sozialsysteme führen kann (wobei ein Versorgungsdefizit zwar den Anlaß, nicht jedoch den tieferen Grund darstellt). Auch in diesem Fall paßt die „Defizit-These"; die Defizite sind dann jedoch nicht mehr nur im System gesundheitlicher Sicherung, sondern in Defiziten der gesamtgesellschaftlichen Entwicklung zu suchen!

Folgen wir dieser Vermutung, so brauchen wir nicht der Gefahr zu erliegen, uns in globalen sozial- oder kulturkritischen Gedankengängen zu verlieren. Eine relativ junge wissenschaftliche Forschungsrichtung: die soziale Epidemiologie weist auf konkrete im primären Lebensbereich anzutreffende Bedingungen hin. Sie tragen dazu bei, Krankheiten oder Behinderungen in ihren Folgen zu verschärfen oder vergleichsweise besser mit ihnen fertig zu werden. Die Handlungskompetenz des Einzelnen, sich vor vermeidbaren Krankheiten zu schützen, mit den Folgen eingetretener Krankheit besser fertig zu werden, wird – so scheint es aufgrund sozialepidemiologischer Forschungsergebnisse – durch die Unterstützung aus dem primären Lebensbereich beeinflußt: social support. Social support ist eine ganz entscheidende Hilfe zur Selbsthilfe. Und umgekehrt: Defizite in der Krankheitsbewältigung beruhen häufig auf fehlendem social support. Daher ergibt sich eine enge Beziehung zwischen Selbsthilfe und den Unterstützungen aus dem primären Lebensbereich, auf deren Bedeutung die Sozialepidemiologie hinweist.

3. Zur sozialepidemiologischen Ortsbestimmung: Selbsthilfe als Ressource

Ein in den 70er Jahren wieder erstarktes Interesse an sozialen und psychischen Ursachen von Krankheit und Gesundheit hat vor allem in den angelsächsischen Ländern zur Entwicklung neuer Konzepte und Fragestellungen geführt, die auch über die Grenzen der traditionellen Epidemiologie und Medizinsoziologie hinaus Beachtung verdienen. Zum einen zeichnet sich eine gewisse Konvergenz im Ansatz und in den Ergebnissen von Forschern recht unterschiedlicher wissenschaftlicher Herkunft und Zielsetzung ab; des weiteren verspricht die wissenschaftliche Entwicklung auf diesem Gebiet eine verstärkte Beachtung und Anwendung sozialwissenschaftlicher, insbesondere soziologischer Fragestellungen, Ansätze und Methoden; schließlich läßt das bereits bisher Geleistete erhebliche gesundheitspolitische Implikationen erkennen.

So theoretisch fruchtbar und praktisch ertragreich das im folgenden vorgestellte Konzept sozialer Hilfe- und Schutzfaktoren (social support) auch sein mag – insbesondere wenn es in die Streßforschung integriert und mit dem Netzwerk- und Bewältigungskonzept (coping) verknüpft wird – so wichtig ist es zugleich, zum gegenwärtigen Zeitpunkt vor zu großen Hoffnungen und weitgespannten Erwartungen zu warnen: Die empirisch orientierte Forschung auf diesem Gebiet ist kaum älter als ein Jahrzehnt, unser theoretisches und faktisches Wissen entsprechend lückenhaft und entwicklungsbedürftig; berührt werden zudem eine Reihe höchst komplexer Probleme und Fragestellungen, mit denen sich die moderne Soziologie seit ihren Anfängen am Ende des 19. Jahrhunderts beschäftigt.

Konzentrierte sich die Analyse sozialer Krankheitsfaktoren beispielsweise im Rahmen der Live-Event-Forschung zunächst auf das Streß-Konzept und den Zusammenhang von Stressoren und Krankheitsentstehung, so zeichnet sich gegenwärtig eine gewisse Verlagerung des Forschungsinteresses auf Strukturen und Mechanismen ab, denen man eine protektive Bedeutung zuspricht, die, anders formuliert, zur sozialen Immunisierung gegenüber Krankheitsrisiken in der physischen, mikrobiologischen und sozialen Umwelt beitragen. Wichtige Anstöße für diesen Perspektivenwandel stammen insbesondere aus zwei Quellen: aus der Gruppe um den mittlerweile verstorbenen Epidemiologen John Cassel und aus dem Bereich der Gemeindepsychiatrie. Darüber hinaus wurden einzelne Beiträge aus dem Bereich der Arbeitsmedizin, der Kleingruppenforschung und der Netzwerkanalyse zur Entwicklung des Streß-Support-Paradigmas von Bedeutung. Wüßten wir mehr über psychische und soziale Schutzfaktoren und ihre Bedingungen, so die gesundheitspolitische Hoffnung, könnte auch dort sozialpolitisch wirksam interveniert und gehandelt werden, wo Krankheitsursachen unbekannt oder wo sie unbeeinflußbar sind.

Cassel kritisiert an der traditionellen, auf den Arbeiten von Cannon, Selye und Wolff fußenden Streßforschung vor allem ihre, die Komplexität der tatsächlichen Zusammenhänge allzusehr vereinfachenden theoretischen Annahmen. Ebensowenig wie der bloße Kontakt mit mikrobiologischen Erregern zu Infektion und Krankheitsausbruch führen muß, hat die bloße Wirkung eines Stressors, z. B. von chronischer Arbeitsüberlastung, von Migration oder sozialer Mobilität, direkt pathogene Folgen. Ausgangspunkt für seine eigene Reformulierung des Streßkonzepts und dessen Erweiterung zum Streß-Support-Paradigma sind gesundheitstheoretische Überlegungen von Dubos und – wie er selbst sagt „paradoxerweise" (*Cassel* 1974a, S. 404) – Ergebnisse experimenteller Tierforschung. Mit Dubos ist Cassel der Auffassung, daß weniger die Identifizierung eines spezifischen (sei es sozialen oder mikrobiologischen) Krankheitserregers im Zentrum der Gesundheitsforschung stehen sollte, sondern vielmehr die Identifizierung von Bedingungen, die die psychische oder somatische Verletzbarkeit für jede Art pathogener Umwelteinflüsse erhöhen. Und er vertritt die These, daß die „Anwesenheit von Mitgliedern der gleichen Spezies" (1974, S. 404) zu den wichtigsten protektiven Lebensbedingungen in der Tier- und Menschenwelt gehören. Als Beleg dafür zitiert er zahlreiche Studien, in denen nachgewiesen werden konnte, daß Veränderungen in der Gruppenmitgliedschaft und in der Qualität der Gruppenbeziehungen bei Tieren zu Orientierungsverlust und – wenn dieser Zustand anhält – zu Veränderungen im neurohormonellen Regelsystem und zur Erhöhung der Anfälligkeit für somatische Erkrankungen führen. Orientierungsverlust, bedingt durch eine andauernde Unfähigkeit, die Reaktionen anderer Mitglieder der gleichen Gattung auf bislang in ihren Folgen absehbare Verhaltensmuster zu antizipieren und auf bislang gewohnte bzw. genetisch programmierte Weise zu interpretieren, hat – nach Cassel – auch im menschlichen Organismus ähnliche Konsequenzen: Er bedingt chronische Veränderungen im autonomen Nervensystem und im Hormonhaushalt und verringert in der Folge Widerstandskräfte gegenüber bislang abgewehrten Krankheitsrisiken.

Nicht bei allen Mitgliedern einer Population – so seine zweite grundlegende Annahme – hat ein solcher Orientierungsverlust die gleichen Folgen. Cassel nennt zwei „protektive Faktoren" (1974a, S.407), die, wie er glaubt, unabhängig voneinander, die Folgen eines ausbleibenden, unklaren oder unverständlichen „feedback" zu mildern oder gänzlich zu verhindern vermögen. Der eine Schutzfaktor liegt in der Position, die der einzelne oder eine Gruppe innerhalb der Hierarchie einer Lebensgemeinschaft innehat: Bei den einflußreicheren Tieren sind die physiologisch nachweisbaren Folgen am geringsten, bei den weniger einflußreichen am stärksten. Der zweite Schutzfaktor liegt in der Qualität des (biologischen, psychischen oder sozialen) Immunsystems. Cassels besonderes Interesse gilt dabei dem sozialen Immunsystem und hier wiederum speziell einer Variablen, die er „Art und Stärke der Gruppenunterstützungen" (nature and strength of group supports) (1974, S.407) nennt. An anderer Stelle ist die Rede von „Variationen in den Gruppenbeziehungen" (ebenda), die – und darauf kommt es Cassel besonders an – keine spezifisch ätiologische Bedeutung haben, denen aber gleichwohl, nämlich als die Krankheitsanfälligkeit beeinflussende Bedingungen, eine mitentscheidende Rolle für Krankheitsentstehung und Krankheitsverlauf zufällt. Für dieses Konzept einer „allgemeinen Anfälligkeit" (generalized susceptibility) (1974a, S.408) spricht seiner Meinung nach beispielsweise der Umstand, daß in den USA die Regionen mit dem höchsten Anteil an Herzinfarktmortalität zugleich diejenigen sind, in denen die Gesamtmortalität in allen wichtigen Krankheitsgruppen am höchsten liegt.

Aus dem Gesagten ergeben sich für Cassel wichtige Konsequenzen für den Gegenstand der Epidemiologie und für die Zielsetzung und Organisation eines erst noch zu schaffenden präventiven Gesundheitsdienstes. Gegenstand der Epidemiologie sollte nicht mehr nur die Identifikation sozialer oder mikrobiologischer „Erreger", sondern auch – vielleicht sogar in erster Linie – die Identifikation jener Population sein, die wegen ihrer geschwächten sozialen oder psychischen Immunität in einem besonderen Krankheitsrisiko steht. Als zweites sollte dann der Frage nach den Ursachen geschwächter sozialer und psychischer Immunität bzw. nach den Ursachen überhöhter Anfälligkeit für psychische und somatische Erkrankungen nachgegangen werden. Wäre eine derartige Wissensgrundlage erst einmal geschaffen, könnte – so Cassel – ein präventiver Gesundheitsdienst ins Leben gerufen werden, der sich konzentriert auf die Diagnose von Risikogruppen bzw. Risikofamilien und auf Maßnahmen zur Stärkung sozialer Beziehungen und zur Intensivierung gegenseitiger Hilfe (1974b, S. 547).

Die eben dargestellten Gedanken lassen sich wie folgt zusammenfassen:

1. Die Theorie der Gesundheitserhaltung und Krankheitsentstehung Cassels enthält zwei zentrale, voneinander unabhängig wirksame Kausalitäten: soziale Stressoren und/oder mikrobiologische Erreger einerseits, soziale Schutz- bzw. Unterstützungsfaktoren andererseits.
2. Als belastende Lebenssituation (stressful-live-situation) bezeichnet er eine Situation, in der ein sozialer Akteur keine angemessenen Informationen darüber erhält, ob seine Handlungen zu von ihm antizipierten Konsequenzen führen.
3. Als soziale Schutzfaktoren (supports) bezeichnet er das Vorhandensein sozialer Beziehungen und die Qualität dieser Beziehungen, insbesondere innerhalb einer Primärgruppe.
4. Diese Schutzfaktoren werden nur – und das ist ein wichtiger Zusatz aus dem Jahre 1974 – im Falle einer belastenden Lebenssituation wirksam, lassen sich also nur bei gegebenen Stressoren empirisch identifizieren (1974b, S. 545).

Bereits aus dem bisher Gesagten sollte deutlich geworden sein, daß in Cassels Support-Konzept eine Reihe traditioneller Themen und Annahmen der modernen Soziologie angesprochen werden, derer sich Cassel selbst möglicherweise nicht oder nicht ausreichend bewußt war. Um nur die vermutlich wichtigsten zu nennen: der schon im vergangenen Jahrhundert von Durkheim untersuchte Zusammenhang zwischen sozialer Integration und psychischer Erkrankung, das für die Analyse sozialer Kausalität wichtige Thomas-Theorem und schließlich die Einsicht in die Bedeutung (primärer) sozialer Beziehungen und Interaktionen für die Entwicklung und Veränderung von Kognition, Motivation und Verhalten. Cassels bleibendes Verdienst ist es, eine vermutlich tragfähige und auch wissenschaftlich ertragreiche Brücke zwischen Epidemiologie und Soziologie geschlagen zu haben.

Bereits kurze Zeit nach Cassels Veröffentlichung griff Sidney Cobb dessen Überlegungen auf und versuchte sie zu präzisieren und weiterzuentwickeln. Cobb definiert Social Support als „Informationen, die dem einzelnen zu verstehen geben, daß er umsorgt, geliebt und geachtet wird und daß er Teil eines sozialen Netzwerkes gegenseitiger Hilfe und Verpflichtungen ist“ (*Cobb* 1976, S. 300). Er unterscheidet drei Arten sozialer Hilfe und Unterstützung: emotionale Unterstützung, soziale Unterstützung und eine dritte Kategorie, die er „Netzwerkunterstützung“ nennt, d. h. interpersonelle Prozesse der Sinngebung und der materiellen oder technischen Hilfe (1976, S. 301). Umfang und Qualität der sozialen Beziehungen innerhalb der Familie, am Arbeitsplatz, in der Gemeinde, aber auch zu den Anbietern medizinischer und sozialer Dienste bilden das soziale Netzwerk des einzelnen. Es mildert die Auswirkungen weitreichender Veränderungen im persönlichen Leben und hilft bei der Überwindung unerwarteter Krisen. Daß interpersonelle Hilfe und Unterstützung für das Leben der Menschen in der Gesellschaft wichtig sind – schreibt Cobb –, ist keinesfalls neu; neu sei vielmehr die wachsende Anzahl „gut gesicherter empirischer Belege, daß angemessene soziale Unterstützung Menschen in einer Krise vor einer Vielzahl pathologischer Zustände zu bewahren vermag" (1976, S. 310).

Ausgangspunkt für die Überlegungen des Epidemiologen Cassel waren Ergebnisse experimenteller Tierstudien. Seinem Verständnis von Support liegen eher Strukturbedingungen wie soziale Isolation, soziale Marginalität und – dementsprechend – Vorhandensein und Qualität sozialer Beziehungen zugrunde. Letztlich ist es also eher der Grad der sozialen Integration, der die Wirksamkeit protektiver Faktoren bestimmt. Die von ihm (und Cobb) als direkter Beleg der Support-These zitierten empirischen Studien bedienen sich allesamt quantitativer Umfragedaten. Demgegenüber ist der Zugang des Gemeindepsychiaters Gerald Caplan und seiner Richtung eher qualitativ, fallorientiert und bezieht neben Formen informeller auch solche formalisierter Hilfen durch Professionelle oder durch komplexe Organisationen in die Analyse ein. Auch sozialplanerische Probleme und Implikationen finden eine ausführlichere Beachtung. Caplans Verständnis von Support kommt der eigentlichen Bedeutung des Wortes näher, da er von konkreten, in alltäglichen Interaktionen realisierten (oder vorenthaltenen) Formen des Helfens und von dem Grad der dabei erreichten Befriedigung emotionaler und sozialer Bedürfnisse ausgeht (*Caplan* 1974; 1976).

Caplan unterscheidet drei elementare Hilfeformen: Hilfe wichtiger Bezugspersonen (significant others) bei der Mobilisierung psychologischer Ressourcen und der Bewältigung emotionaler Belastungen; Unterstützung bei der Erledigung von Aufgaben; Bereitstellung von Geld, Hilfsmitteln, Fähigkeiten und kognitiven Orientierungen. Nicht die epidemiologische Erforschung dieser Supports, sondern ihre Mobilisierung und Planung innerhalb und außerhalb formaler Organisationen oder in einer ganzen Region bilden sein Hauptinteresse. Support findet, nach Caplan, innerhalb von „Systemen" statt. Unter System versteht er ein entweder andauerndes oder nur in kritischen Situationen wirksames Muster sozialer Bindungen (ties). Er unterscheidet erstens „spontane" oder „natürliche" Supportsysteme wie Familie, Freunde, Nachbarschaft, Bekanntschaften, zweitens „organisierte Hilfe", z.B. durch Selbsthilfegruppen oder Laienhilfsorganisationen, drittens „religiöse Sekten oder Kirchengemeinschaften" sowie viertens Formen professionalisierter Hilfe durch Ärzte, Pflegepersonal oder Sozialarbeiter. Charakteristisch für diesen Ansatz ist der Verzicht auf eine Analyse der Ursachen für einen (Mehr-)Bedarf an sozialer Hilfe und Unterstützung. Und genau hier wird deutlich, welche theoretische und praktische Bedeutung in einer Verbindung epidemiologischer und sozialplanerischer Ansätze, Fragestellungen und Methoden liegen könnte, wie sie von den Vertretern des Streß-Support-Paradigmas angestrebt wird. Die moderne Epidemiologie kann hier ihr diagnostisches Instrumentarium einbringen, das – am Streß-Support-Paradigma orientiert – zu Ergebnissen führen sollte, die durch (hierzulande zumeist noch zu schaffende) Einrichtungen einer Gemeindemedizin Eingang in die sozialpolitische Praxis finden würden.

Wenn soziale Hilfe und Unterstützung eine nachweisbar wichtige Rolle bei der Entstehung, Vermeidung und Bewältigung von Krankheit spielen; wenn nichtvorhandener oder unzureichender Support einen wichtigen Risikofaktor für zahlreiche somatische und psychische Krankheiten bildet, dann benötigen wir sehr viel mehr Wissen (a) über die gesundheitsrelevanten Aktivitäten der von Caplan erwähnten Systeme, (b) über ihre jeweiligen Stärken und Schwächen, (c) über den Stand ihrer gegenwärtigen Verflechtungen und Beziehungen untereinander, (d) über die Möglichkeiten und Grenzen ihrer wechselseitigen Substitution und schließlich (e) über Möglichkeiten ihrer angemessenen (effektiveren und effizienteren) Verknüpfung und Arbeitsteilung. Zwar dürfen wir mit gutem Grund vermuten, daß emotionale Unterstützung auch unter den Bedingungen einer postindustriellen Dienstleistungsgesellschaft immer noch am besten innerhalb der von Caplan sogenannten spontanen oder natürlichen Systeme geleistet werden kann; und wir dürfen weiter annehmen, daß Maßnahmen zur Umverteilung von Einkommen, wie etwa die finanzielle Altersversorgung schwerlich anders als durch verrechtlichte, bürokratisierte und zentralisierte Träger durchführbar sind; des weiteren dürfen wir annehmen, daß die Hilfe zur Wiederbelebung und Wiederherstellung eines Unfallopfers Sache der Unfallchirurgie und der Intensivmedizin sein und bleiben sollte. Aber über eine bedürfnisgerechte Auswahl und Verteilung der meisten anderen Aktivitäten, über eine bessere Verknüpfung z.B. professioneller und natürlicher Hilfesysteme bei der Versorgung chronisch Kranker oder über die Möglichkeiten zur Herstellung enger sozialer Beziehungen, wissen wir wenig Unkontroverses oder noch gar nichts. Einzelne Familien bzw. Familiengruppen können, ebenso wie einzelne Krankenhäuser, einzelne Sozialämter oder Selbsthilfegruppen, nicht nur im Ausmaß variieren, indem sie tatsächlich effektive Gesundheitsleistungen erbringen, sondern sie können ihrerseits, und das ist gleichfalls bisher noch zu wenig berücksichtigt worden, auch Krankheiten (mit-)verursachen oder verschärfen. An den Caplan'schen Überlegungen weiter zu bemängeln wäre seine nahezu völlige Vernachlässigung der Arbeitswelt. Arbeit dient ja nicht nur der Herstellung von Gütern oder Dienstleistungen oder dem Gelderwerb. Die Art der Erwerbstätigkeit sowie die Qualität der formellen und informellen Arbeitsbeziehungen sind für den Grad der Belastungen, denen der einzelne ausgesetzt ist, aber auch – und dies darf dabei keinesfalls übersehen werden – für den Grad der von ihm genossenen sozialen Immunität von vermutlich ganz entscheidender Bedeutung.

Selbst der gegenwärtige begrenzte Forschungsstand einer sozialepidemiologischen Begründung der Selbsthilfe liefert wichtige Argumente. Die Sozialepidemiologie hebt heraus, daß Selbsthilfe auf fördernden, aber auch auf verhindernden Bedingungen im primären Lebensbereich der Betroffenen beruht. Sie ist keine rein individuelle Leistung, sondern sie entsteht offenbar als eine in der sozialen Interaktion vermittelte Fähigkeit.

Der Vorzug eines expliziten methodischen Zugangs, wie ihn die Sozialepidemiologie für das Verständnis der Selbsthilfe eröffnet, hat jedoch zugleich den Nachteil, daß weitere Aspekte ausgeblendet bleiben. Sie werden in die Klammer gesetzt. Zu den auf diese Weise eingeklammerten Aspekten gehören der gesundheitsökonomische und der des sozialen Konflikts.

Selbsthilfe und Selbstorganisation betreffen auch die Verteilung und Inanspruchnahme ökonomischer Ressourcen. Sie organisieren Dienstleistungen außerhalb, aber durchaus in Konkurrenz zu einem erwerbswirtschaftlichen Dienstleistungsangebot.

Das erwerbswirtschaftliche Angebot sozialer Dienstleistungen organisiert sich nur zum Teil über den Markt, in seinem Kern bildet es den Ausdruck sozialstaatlicher Organisation. Soziale Dienstleistungen verfügen über staatliche Organisationsmittel, sei es, daß sie durch Zwangsbeiträge finanziert, sei es, daß sie als Körperschaften des öffentlichen Rechts zur Selbstdarstellung des Sozialstaates werden. Insoweit als die Selbsthilfebewegung das in eigener Regie wahrnimmt oder es für sich beansprucht, was soziale Institutionenen verwalten, pocht sie an die sozialpolitische Ordnung, droht sie in einen Konflikt mit bestehenden Ansprüchen auf die Ausübung gesellschaftlicher Macht zu geraten.

Beiden Gesichtspunkten, der Verteilung und Inanspruchnahme ökonomischer Ressourcen und dem des Konflikts mit gesellschaftlich etablierten Mächten wenden wir uns im folgenden zu.

4. Verteilung und Inanspruchnahme ökonomischer Ressourcen: Genossenschaftliche Grundlagen der Selbsthilfe

Zum Zwecke der ökonomischen Analyse der Selbsthilfegruppen kann mit Nutzen auf die ältere deutschsprachige Literatur zur *Selbsthilfe* und im Zusammenhang damit auf die *ältere genossenschaftswissenschaftliche Literatur* zurückgegriffen werden (*Weisser* 1956, *Steinmetz* 1931). Selbsthilfegruppen sind aus ökonomischer Sicht Genossenschaften oder – bei Spontangründungen und wenig institutionalisierten Gebilden – genossenschaftsartige Zusammenschlüsse zur Versorgung mit knappen Gütern einschließlich Diensten, die der Markt oder Staat nicht, nicht mit den gewollten qualitativen Eigenschaften oder (aus der Perspektive der Selbstversorger) zu teuer anbieten. Die in der älteren Literatur allgemein vorherrschende, für die heutigen „Genossenschaften“ nicht mehr allgemein akzeptierte Auffassung, daß es sich bei Genossenschaften um *Zusammenschlüsse sozial Schwacher* oder (durch das Wirtschaftssystem) ökonomisch Gefährdeter handelt (*Engelhardt 1980, Weuster* 1980, *Brentano* 1980), erweist sich für die Probleme der hier gemeinten Selbsthilfegruppen als besonders fruchtbar. Entscheidend ist die *bedarfswirtschaftliche Orientierung* des wirtschaftlichen Handelns in diesen Gebilden: Es geht um die optimale Deckung des Bedarfs, nicht um die Gewinnerzielung. Auch die für die Entwicklungsphase (Frühphase) genossenschaftlicher Zusammenschlüsse charakteristische *ehrenamtliche (unentgeltliche) Tätigkeit* (d.h. das unentgeltliche Einbringen von Arbeitsleistung) prägt die modernen Selbsthilfegruppen. Ob sich der Versuch einiger Richtungen der neueren Genossenschaftswissenschaft, zur erschöpfenden Erklärung der Beziehungen zwischen Genossenschaft als Institution, Genossenschaftsmanagement und Genossenschaftsmitgliedern das individualistische Nutzenmaximierungstheorem der neoklassischen ökonomischen Theorie zu bemühen, für die Selbsthilfeforschung als ergiebig erweist, müßte geklärt werden (*Boettcher* 1974, *Eschenburg* 1971). Sicherlich vermögen die zumal im Anschluß an die Olsonsche Kollektivgüterlehre entwickelten genossenschafts-wissenschaftlichen Theoreme auf den ersten Blick überaus plausible Erklärungsversuche zu bieten. Und auch die Reduktion der Motive des Managementshandelns auf Einkommens-, Macht- und Prestigemotive (wobei die formale Verknüpfung mit den Mitgliederinteressen nur über das Interesse an Wiederwahl bzw. Vertragsverlängerung erfolgt) sollte nicht voreilig als irrelevant abgelehnt werden. Indes dürften die Vorbehalte aus soziologischer Sicht, aus deren Perspektive derartige Ansätze als ökonomistisch verkürzte Gruppen-Theorien erscheinen, schwer zu überwinden sein (*Engelhardt* 1977, *Engelhardt* 1978).

Ein von der neueren unternehmensmorphologisch orientierten Forschung auf dem Gebiete des Genossenschaftswesens eingehend behandeltes Problem hat für die Theorie und vor allem für die politische Praxis auf dem Gebiete der Selbsthilfe zentrale Bedeutung: das Problem der Anpassung der Ziele und der Verhaltensweisen von sozialen Gebilden (u.a. Betrieben) der gegenseitigen genossenschaftlichen Selbsthilfe an die privatwirtschaftlich-erwerbswirtschaftliche Umgebung (*Thiemeyer* 1975, *Schwarz* 1979). Derartige Anpassungsprozesse sind vor allem insofern interessant, als solche Gebilde der solidarischen Selbsthilfe wenn nicht als Alternative, so doch als innovatorisches Ferment im Rahmen dieser privatwirtschaftlich-erwerbswirtschaftlichen Ordnung verstanden werden. Die Literatur spricht hier von „*Konvergenz*" mit der vorherrschenden betrieblichen Organisationsform der Güterversorgung (im gegebenen Fall: Konvergenz mit dem privatwirtschaftlich-erwerbswirtschaftlichen Betriebstyp) oder auch von „*Entartung*" oder von „*Transformation*". Das für den Sozialwissenschaftler und den Politiker interessante Problem liegt darin, ob es sich bei diesen Transformations- oder Konvergenzprozessen um soziale Gesetzlichkeiten handelt, um „Anpassungszwänge" und ob sie als Systemzwänge unausweichlich sind oder ob man ihnen institutionell oder pädagogisch und durch Information begegnen kann. Diese Frage interessiert vor allem dann, wenn man in der genossenschaftlichen gegenseitigen Selbsthilfe eine gesellschaftspolitisch wünschenswerte Form der Organisation der Güterversorgung (neben anderen) erkennen zu können glaubt. Auch hier läßt sich für moderne Formen der Selbsthilfe eine gesicherte Erkenntnis der Genossenschaftswissenschaft übertragen: Weder gesellschaftspolitischer Reformeifer noch gesellschaftsästhetische Begeisterung vermögen Gebilde der gegenseitigen Selbsthilfe am Leben zu erhalten, wenn sie nicht langfristig durch produktionstechnische und verteilungspolitische Vorteile die Beteiligten überzeugen.

Konvergenz-Phänomene sind vor allem beim *Übergang von der ehrenamtlichen zur hauptamtlichen Geschäftsführung*, also gerade dann feststellbar, wenn die ursprüngliche Genossenschaft „Erfolg" in dem Sinne hat, daß die Inanspruchnahme seitens der Mitglieder oder die Zahl der Mitglieder wächst. Damit ergibt sich die Frage, ob der Prozeß der Professionalisierung (der eben oft eine Konsequenz des „Erfolges" ist) die Konvergenz fördert, ob und inwieweit die *Kooperation von Laien und Professionalisierten* institutionell oder pädagogisch zu sichern ist. Die neuere genossenschaftswissenschaftliche Diskussion rückt vor allem auch ein mögliches Problem ins Bewußtsein, das sich in der Frühphase von Selbsthilfeeinrichtungen nicht zu stellen scheint:

Das mögliche Spannungsverhältnis zwischen genossenschaftlicher Willensbildung und Existenz- und Selbstbehauptungsfähigkeit in der jeweiligen Produktionsordnung, hier der kapitalistischen Wirtschaft. Das Problem hat sich in einigen neueren Beiträgen der Genossenschaftswissenschaft zu der (bedrückenden) Alternative verdichtet: *„Demokratie oder Effizienz"* (*Eschenburg* 1972).

Selbsthilfe im modernen Sinne muß nicht nur gegenüber der Erwerbswirtschaft abgegrenzt werden, sondern eventuell mehr noch, gegenüber der staatlichen Produktion von Gütern und Dienstleistungen, gegenüber der *Hoheitsverwaltung*. Die Abgrenzungsprobleme sind völlig andere als gegenüber der Privatwirtschaft. Auch hinsichtlich dieser Diskussion zur Abgrenzung gegenüber dem Staat (Staatshilfe oder nicht) kann sich die genossenschaftswissenschaftliche Literatur auf eine breite, respektable Tradition stützen. Dabei ging es zwar in der Entstehungsphase des neuzeitlichen Genossenschaftswesens in der Mitte des 19. Jh. vorwiegend um das Verhältnis der Produktiv-Genossenschaften und der gewerblichen Genossenschaften zum Staat, während in dem hier erörterten Zusammenhang nur die Haushaltsgenossenschaften als „Selbsthilfebetriebe" i.S. der gemeinsamen Selbstversorgung (mit Konsumgütern und Wohnungen) interessieren. Aber gerade auch dieses *Verhältnis Haushaltsgenossenschaft/Staat* ist – zumal weltweit – bis in die Gegenwart Gegenstand wirtschaftstheoretischer, gesellschaftstheoretischer und wirtschaftspolitischer Diskussionen gewesen, an denen auch die gegenwärtige „Selbsthilfe"-Diskussion nicht vorübergehen sollte:

Wie bei der genossenschaftlichen gegenseitigen Selbsthilfe wird man beim öffentlichen Güterangebot die bedarfswirtschaftliche Orientierung zumindest als gewolltes Ziel unterstellen können. Der Unterschied liegt einerseits in dem gefürchteten und auch im demokratischen Staat wahrscheinlich nur begrenzt vermeidbaren *Paternalismus des staatlichen Güterangebots* und andererseits in dem (was hier in keiner Weise abwertend gemeint ist) *kameralistischen Vollzugsstil* der öffentlichen Verwaltung.

Die Gefahr der Entartung, hier im Sinne der „Bürokratisierung" ergibt sich auch hier wieder aus dem „Erfolg": In vielen Fällen arbeiten Selbsthilfegebilde (Gruppen oder Institutionen) infolge des persönlichen Engagements und infolge Problemnähe der Informationsmöglichkeiten und Entscheidungen und infolge größerer Anpassungsfähigkeit an den Einzelfall bei der Erfüllung öffentlicher Aufgaben effizienter als staatliches Verwaltungshandeln.

Damit bietet sich die Chance, aber auch die Verlockung der *Förderung über öffentliche Haushalte*. Wer subventioniert, interveniert: Aber selbst wenn die Intervention zurückhaltend erfolgt, so könnte die haushaltswirtschaftlich und -rechtlich unentbehrliche Kontrolle der ordnungsgemäßen Verwendung fiskalischer Ausgaben zur Anpassung an den (viele Formen der Selbsthilfe zersetzenden) Vollzugsstil der öffentlichen Verwaltung führen: Ebenfalls ein Konvergenz- (wenn man will „Entartungs-")Problem, das sich aus der Art der Finanzierung ergibt.

Überhaupt bedarf die *Finanzwirtschaft* aller Selbsthilfegebilde der Durchleuchtung. Die im Prinzip nicht unberechtigte und für manche Untersuchungsziele nicht unzweckmäßige Bestimmung der Selbsthilfe als eines nicht-preisorientierten, an nicht-monetären Größen orientierten Handelns könnte darüber hinwegtäuschen, daß die entscheidenden Grenzen von „Selbsthilfe" als Produktionssystem außer im unentgeltlichen („ehrenamtlichen") Einbringen von Arbeit in den finanziellen Restriktionen liegen: Die Finanzierung kann „Selbsthilfe" scheitern oder (je nach Finanzierungsträger und Finanzierungstechnik) degenerieren („entarten") lassen.

Damit ist nochmals der weiter oben berührte Zusammenhang mit der öffentlichen Finanzwirtschaft angesprochen (*Thiemeyer* 1975). „Selbsthilfe" kann die öffentliche Hand von Aufgaben „entlasten". Es handelt sich in breitem Umfang um Güter und Dienste, die – würden sie nicht von nicht-staatlichen (i. S. Adolph Wagners also: „freigemeinnützigen") Gruppen und Institutionen zur Verfügung gestellt – die staatliche Verwaltung bereitstellen müßte. Vor allem einige dominierende finanzwirtschaftliche Lehrmeinungen sehen in der Selbsthilfe eine *Möglichkeit der „Entlastung" des öffentlichen Haushalts* oder die Chance der Dämpfung der Ausgabenentwicklung bei den Parafisci. Tatsächlich kann es sich bei der Aufgabenverlagerung durch Förderung der Selbsthilfe um Verwandlung öffentlicher Ausgaben in privatwirtschaftliche Kosten handeln: Die Vorgänge sind unter verteilungspolitischem Aspekt kritisch zu prüfen.

Die neuere Literatur über neue Formen der Selbsthilfe und Selbststeuerung stellt darüber hinaus vor allem auf die Versorgung mit Gütern ab, die weder Verwaltungshandeln und noch weniger Marktversorgung bereitzustellen vermögen. Insofern handelt es sich *nicht um bloße „Aufgabenverlagerung“*, sondern um die zusätzliche Deckung neuen bzw. durch die traditionellen Versorgungssysteme nicht gedeckten Bedarfs. Aber mit der Entscheidung für die „Selbsthilfe“ (die individuelle, die familiale oder die solidarische Gruppenselbsthilfe) ist – entgegen weit verbreiteter wissenschaftlicher Meinung und politischer Praxis – keine Entscheidung über die *Lastenverteilung* und (als Teilaspekt) die finanzielle Lastenverteilung gefällt. Die Frage, ob und inwieweit bestimmte Formen und Bereiche der „Selbsthilfe“ in einen engeren und weiteren Solidarausgleich einbezogen werden können oder sollen, bleibt offen. Kurz: Hinweise auf die betriebswirtschaftlichen, volkswirtschaftlichen und gesellschaftspolitischen Vorzüge verschiedener Formen der „Selbsthilfe“ dürfen nicht als ideologischer Rechtfertigungsversuch von Privatisierungsforderungen (u. a. Privatisierung von Sozialleistungen) mißverstanden werden.

5. Selbsthilfe und Selbsthilfeorganisation als Gegenmacht

Selbsthilfe und Selbsthilfeorganisation im Gesundheitswesen erhebt den Anspruch, neben und im ausdrücklichen Kontrast zu den Ärzten und Medizinalfachberufen Leistungen zu erbringen, die der Krankheitsverhütung und -behandlung dienen. Sie ist ein neues Konzept der Gesundheitshilfe und versteht sich oft als eine Alternative zur professionellen Versorgung. Daher liegt es nahe, die gesellschaftliche Position der Selbsthilfe und -organisation zunächst in Beziehung auf die berufliche und erwerbswirtschaftliche Organisation medizinischer Dienstleistungen zu bestimmen. Diese ist soziologisch durch die Merkmale: Professionalisierung, Finanzierung durch Zwangsbeiträge und Mediatisierung durch Interessenverbände charakterisiert.

Professionalisierung

Medizinische Dienstleistungen werden von Professionen/Fachberufen erbracht. Die erwerbswirtschaftliche Grundlage ist durch die berufliche Verwertung einer spezifischen Fachausbildung bestimmt. Die Berufsausübung ist geschützt, dieser Schutz kann sich auf die Berufsbezeichnung beschränken (z. B. Masseur), aber auch die Berufstätigkeit selbst gegen erwerbswirtschaftliche Konkurrenz abschirmen (Arztberuf).

Da sich mit medizinischen Dienstleistungen in weitem Umfange öffentliche

Interessen verbinden – angefangen bei Schutzimpfungen und Begutachtungen bis hin zu staatlichen Verbürgungen einer leistungsfähigen stationären und ambulanten Versorgung (Krankenhausgesetze, Sicherstellungsauftrag) – nehmen die Ärzte und Medizinalfachberufe öffentliche Aufgaben wahr. Ungeachtet ihrer arbeitsrechtlichen Stellung (selbständig, angestellt, beamtet) werden sie im öffentlichen Interesse tätig, für das letztlich der politische Verband, der Staat, die Verantwortung trägt.

In Bezug auf das Organisationsmerkmal der Profession bzw. des Fachberufs werden die in der Selbsthilfe und -organisation Tätigen wie folgt charakterisiert:
- als Nicht-Profession, als Laien,
- als nicht erwerbswirtschaftlich, sondern als bedarfswirtschaftlich orientiert,
- als von den Professionen Abhängige, als Klienten,
- als Nicht-im-öffentlichen-Interesse-Tätige, als Normadressaten oder Normunterworfene.

Finanzierung durch Zwangsbeiträge

Medizinische Dienstleistungen werden durch Zwangsbeiträge (Sozialabgaben, Steuern) finanziert. Das Inkasso, die Verwaltung und Verwendung der Finanzmittel erfolgt durch den Staatsapparat. Das gilt auch für die als Parafisci aus der staatlichen Organisation ausgegliederten Sozialversicherungsträger sowie für die Kassenärztlichen Vereinigungen. Sie sind Körperschaften des öffentlichen Rechts. Dies hat Konsequenzen für die Verwendung der Mittel sowie für die Begründung der Mitgliedschaft.

Die Verwendung der Mittel beruht auf gesetzlichen Ermächtigungen und unterliegt der Rechtsaufsicht.

Die Mitgliedschaft wird als Zwangsmitgliedschaft durch Gesetz begründet. Die finanzwirtschaftliche Organisation der medizinischen Dienstleistungen ist also durch die Merkmale: Bürokratische Organisation, Gesetzesvollzug und Zwangsmitgliedschaft gekennzeichnet.

In Bezug auf diese Organisationsmerkmale beruht die Selbsthilfe und Selbsthilfeorganisation
- auf Eigenleistungen, die allerdings durch Spenden und Subventionen ergänzt werden können,
- auf Regeln, die unter Gruppenmitgliedern gelten oder in Vereinssatzungen niedergelegt sind. Allerdings besteht bei öffentlichen Subventionen ein Zwang, die Vereinssatzungen gesetzlichen Standards anzupassen,
- auf der Organisation in Gruppen oder Vereinen. Bei letzteren kann die Geschäftsführung in bürokratische Organisationsformen übergehen,
- auf freiwilliger Mitgliedschaft. Allerdings kann es auch hier einen in der Sache liegenden Zwang geben (um z. B. auch in den Genuß öffentlicher Subventionen zu kommen).

Mediatisierung durch Interessenverbände

Die Organisation der medizinischen Dienstleistungen ist durch Interessenverbände mediatisert. Dies scheint auf den ersten Blick für die Berufsverbände der Anbieter medizinischer Dienstleistungen selbstverständlich zu sein, sind doch Professionen für die Durchsetzung ihrer Arbeitsmarktinteressen auf die Organisation in Berufsverbänden verwiesen. Auch könnte man erwarten, daß sich die Nachfrager nach medizinischen Dienstleistungen in Konsumentenverbänden zusammenschließen. Die Organisation der medizinischen Dienstleistungen im Deutschen Reich und in der Bundesrepublik hat jedoch dem Einfluß der Verbände darüberhinausgehende und spezifische Mitwirkungschancen eingeräumt. (*Sozialenquète* 1966, *Tennstedt* 1977).

Soweit die Finanzierung durch die Sozialversicherung erfolgt, unterliegt die Verwaltung einer paritätischen, durch Gewerkschaften und Arbeitgeberverbände ausgeübten Selbstverwaltung. Die Verteilung der Finanzmittel für die ambulante Versorgung unterliegt dem maßgeblichen Einfluß der Kassenärztlichen Vereinigungen – die, historisch gesehen, aus dem Interessenverband der Kassenärzte hervorgegangen sind und in die öffentlich-rechtliche Organisation integriert wurden.

An der Organisation der Krankenhausversorgung nehmen neben den ärztlichen Berufsverbänden die Gewerkschaft ÖTV, die Interessenverbände der staatlichen Religionsgesellschaften (Caritas und Diakonisches Werk), die Interessenverbände der Krankenhausträger (Deutsche Krankenhausgesellschaft) und die Kommunen als Vertreter der örtlichen Belange teil.

Für die sozialmedizinischen Dienstleistungen der Sozialstationen und Gesundheitszentren hat sich – wenn wir von der Psychiatrie in diesem Zusammenhang absehen – bisher keine vergleichbare Verbandsstruktur herausgebildet.

Zusammenfassend können wir feststellen, daß eine äußerst differenzierte Verbandsorganisation der Finanzträger und Anbieter medizinischer Dienstleistungen einer undifferenzierten, in sich gebrochenen und konflikthaltigen Interessenvertretung der Empfänger medizinischer Dienstleistungen gegenübersteht. Die Gewerkschaften, die die Versicherteninteressen in der Sozialversicherung vertreten, teilen dieses Mandat mit den Arbeitgeberverbänden und üben es im Konflikt mit den Anbieterinteressen der ÖTV aus. An der durch die Sozialwahlen sich herleitenden Legitimierung der „Versichertenbank" in der paritätischen Selbstverwaltung sind nur die Mitglieder der Sozialversicherung, nicht jedoch ihre mitversicherten Angehörigen beteiligt.

Die sozialstaatliche Organisation medizinischer Dienstleistungen privilegiert Anbieterinteressen sowie die Interessen der Beitragszahler. Die Interessen der Empfänger medizinischer Dienstleistungen finden nur partielle und mehrfach gebrochene Einflußchancen vor, denn sie stoßen auf die Grenzen der Mitgliedschaft, der Parität mit heterogenen Interessen (Arbeitgeber) und des Konflikts mit Anbieterinteressen (ÖTV).

Wir können es auch anders formulieren: Beziehungen, die innerhalb der Organisation der medizinischen Dienstleistungen und in Bezug auf die partizipatorischen Belange der Leistungsempfänger bestehen, sind infolge der historischen Entwicklung des Sozialstaates im Deutschen Reich und in der Bundesrepublik durch Interessenverbände mediatisiert (*Tennstedt* 1977, *Bogs* 1977). Im Verhältnis zur Mediatisierung partizipatorischer Belange läßt sich die Selbstorganisation charakterisieren als

- nicht legitimiert, an der Gesetzesvorbereitung mitzuwirken (Anhörungsrecht der Verbände),
- nicht berechtigt, auf die Verwaltung der medizinischen Dienstleistungen Einfluß zu nehmen,
- nicht berechtigt, medizinische Dienstleistungen in Konkurrenz zur medizinischen Versorgung der Bevölkerung zu organisieren oder anzubieten, wohl aber Lücken und Defizite auszufüllen,
- als private Vereinigung, die nicht Träger von Sozialleistungen sein kann.

Gegenmacht oder Integration?

Die genannten drei Merkmale, die die berufliche und erwerbswirtschaftliche Organisation medizinischer Dienstleistungen bestimmen,

- Professionalisierung,
- Finanzierung durch Zwangsbeiträge,
- Mediatisierung durch Interessenverbände,

verweisen in mehrfacher Beziehung auf die Ausübung gesellschaftlicher Macht. Diese bildet einen bevorzugten Gegenstand der Medizinkritik.

Anstoß erregt die gesellschaftliche Macht, die die Ärzte über die Gesellschaft ausüben (Medikalisierung, *Illich* 1975), mit der sie elementare Bedürfnisse der Bürger unter ihre Gewalt bringen (Enteignung der Gesundheit, *Illich* 1977), durch die sie Herrschaftspositionen einnehmen (Dominanz der Experten, *Freidson* 1975, *Stone* 1976).

Aber auch die gesellschaftliche Macht, die über die Ärzte ausgeübt wird infolge der Durchsetzung gewerkschaftlicher Interessen in der sozialstaatlich geförderten Expansion der medizinischen Dienstleistungen, stößt auf vehemente Kritik (*Baier* 1978). Sind mit der gesellschaftlichen Macht der Ärzte sowie mit ihrer Übermachtung durch den Gewerkschaftseinfluß im Sozialstaat offenbar neuralgische Punkte berührt, die sich für eine publikumswirksame Darstellung eignen, so erregen zwei weitere Aspekte gesellschaftlicher Macht im Gesundheitswesen eher esoterisches Interesse. Die gesellschaftliche Macht, die die sozialpolitischen Institutionen über die Definition der Bedürfnisse ausüben, indem sie individuelle Bedürfnisse in sozialpolitischen Bedarf verwandeln, bedeutet für die Sozialpolitiker eine echte Grenze für die Wirksamkeit staatlicher Sozialleistungen (*Kaufmann* 1970). Und die gesellschaftliche Macht, durch die der Gesetzgeber und die Ministerialbürokratie den partizipatorischen Handlungsspielraum der sozialen Selbstverwaltung begrenzen, bildet ein ständiges Ärgernis in den Augen der Selbstverwaltung (*Standfest* 1977).

Schon diese Übersicht macht deutlich, daß soziale Macht und das Bestreiten der Legitimität dieser Macht deutlich auseinanderfallen. Während die Macht der Ärzte und weniger schon der Einfluß der Gewerkschaften im Gesundheitswesen eine breite Kritik in der Öffentlichkeit provozieren, bleibt die Kritik an der Macht sozialpolitischer Institutionen, bedürfnisrelevante Entscheidungen zu treffen und damit Bedarfsnormen zu oktroyieren, auf die sozialpolitische Fachöffentlichkeit beschränkt. Gleiches gilt für die Machtpositionen, durch die der Gesetzgeber und die Ministerialbürokratie die Partizipation durch die soziale Selbstverwaltung in die Randständigkeit abdrängen.

Die Bewegung der Selbsthilfe und Selbsthilfeorganisation scheint bisher diesem Gefälle zu folgen. Sofern sie aus dem vorpolitischen Raum privater oder genossenschaftlicher Vereinigungen heraustritt und ein gesundheitspolitisches Selbstbewußtsein entwickelt, zielt die Stoßrichtung auf eine Durchbrechung oder wenigstens doch auf eine Verringerung der Abhängigkeit von den Ärzten. Es soll die fehlende eigene Kompetenz in der Bewältigung existenzieller oder „hautnaher“ Probleme (wieder-)hergestellt werden. Hinzu tritt ein zunehmender Vertrauensverlust in die Uneigennützigkeit und Sachgerechtigkeit professioneller Hilfe. Beides rechnet zu den sozialen Standards, die die Professionen von den übrigen Erwerbsberufen unterscheiden (*Parsons* 1958). Im Gegenzuge dazu wird von ärztlicher Seite der Versuch unternommen, die Patienten gegen die Restriktionen der kassenärztlichen Tätigkeit durch kostendämpfende Maßnahmen der Sozialbürokratie zu mobilisieren.

Weder die gesundheitspolitischen Aktivitäten der Selbsthilfebewegung noch den Ärzteprotest gegen das Kostendämpfungsgesetz können wir derzeit als Gegenmachtbildung ansprechen. Die Machtzentren im Gesundheitswesen werden offensichtlich nur peripher berührt. Auch auf die Zukunft gesehen, dürfte die Entwicklung der Selbsthilfebewegung weniger in eine Alternative zu den bestehenden Institutionen einmünden als in eine Integration durch die auf Partizipation hin angelegte Organisation des Gesundheitswesens.

Die Interessenverbände und die soziale Selbstverwaltung halten nicht nur die Organisationsmacht in ihren Händen – soweit sie nicht vom Gesetzgeber und von der Ministerialbürokratie ausgeübt wird – sondern sind aus der Tradition der Sozialversicherung heraus auf die Vergesellschaftung sozialstaatlicher Einrichtungen hin angelegt. Die Gesetzlichen Krankenkassen traten nach 1883 an die Stelle der vordem bestehenden freien Hilfskassen der Arbeiter, also einer Form der Selbstorganisation im Gesundheitswesen. Die soziale Selbstverwaltung wurde zu einem Betätigungsfeld der gewerkschaftlich organisierten Arbeiterbewegung. Solange die Sicherung des Einkommens im Krankheitsfall zu den dominierenden Aufgaben der gesetzlichen Krankenversicherung zählte, bildete die Krankenkassenpolitik einen Bestandteil gewerkschaftlicher Tarifpolitik. Unter einer veränderten Aufgabenstellung der Krankenversicherung – arbeitsrechtliche Lösung der Lohnfortzahlung und Übernahme der Betriebskosten der stationären Versorgung („kostendeckende Pflegesätze") – wird eine Reorganisation der sozialen Selbstverwaltung nötig und durchsetzbar (*v. Ferber* 1977, *Tennstedt* 1977, *Standfest* 1977). Die soziale Krankenversicherung ist in den 70er Jahren – weithin unbemerkt von einer breiteren Öffentlichkeit – zu einer umfassenden Institution der Gesundheitssicherung ausgebaut worden und hat ihre einkommenssichernde Funktion weitgehend an die Tarifparteien abgetreten. Die soziale Selbstverwaltung der Krankenversicherung ist damit im Prinzip zum Gegenstand partizipatorischer Einflußnahme all der Gruppen geworden, um deren Gesundheitssicherung es geht und das sind nicht zuletzt die *nicht* im Arbeitsprozeß stehenden Gruppen. Daß diese partizipatorische Lücke derzeit praktisch kaum ausgefüllt wird, bedeutet keinen Einwand gegen eine Integration der Selbsthilfe und Selbstorganisation. In diesem Zusammenhang ist es aufschlußreich, daß der stärkste Widerstand gegen eine solche Entwicklung derzeit von den Bundesländern ausgeht, die eine Einflußnahme der Krankenkassen auf die Steuerung des Krankenhauswesens zu verhindern suchen. Der Verantwortung für die Finanzierung des Gesundheitswesens durch die Krankenkassen entspricht daher derzeit nicht der Rahmen ihrer politischen Verantwortung und damit der partizipatorischen Mitwirkung.

Literaturverzeichnis

Achinger, H.: Sozialpolitik als Gesellschaftspolitik. Hamburg 1958.

Achinger, H.: Soziologie und Sozialreform. In: Soziologie und moderne Gesellschaft. Verhandlungen des 14. Deutschen Soziologentages. Stuttgart 1959.

Achinger, H.: Grundprobleme der sozialen Sicherheit unter besonderer Berücksichtigung der Sozialenquête. In: Leistungsbereitschaft, soziale Sicherheit, politische Verantwortung. Veröffentlichung der Walter-Raymond-Stiftung, Bd. 8, Köln/Opladen 1967, S. 90ff.

Ahrens, S.: Erste Ergebnisse einer Untersuchung über die Arzt-Patient-Interaktion in der Allgemeinpraxis. In: Der praktische Arzt, S. 403–410 u. 703–709, 1976.

Badura, B./Gross, P.: Sozialpolitische Perspektiven. München 1976.

Badura, B./Gross, P.: Sozialpolitik und soziale Dienste. Entwurf einer Theorie personenbezogener Dienstleistungen. In: v. Ferber, Chr./Kaufmann, F. 1977, S. 361ff.

Baier, H.: Medizin im Sozialstaat. Stuttgart 1978.

Becker, H.P.: Die soziale Frage im Neoliberalismus. Heidelberg/Löwen 1965.

Behrendt, J.U. u.a.: Gesundheitsselbsthilfegruppen: Entstehung, Entwicklung, Arbeitsweise, Effektivität. (Anhang = Zwischenbericht) Hamburg, Juni 1980.

Boettcher, E.: Kooperation und Demokratie in der Wirtschaft. Tübingen 1974.

Bogs, H.: Strukturprobleme der Selbstverwaltung einer modernen Sozialversicherung. In: Bogs H. u.a.: Soziale Selbstverwaltung. Bd. 1. Bonn 1977, S. 6–99.

Breitkopf, H. u.a.: Selbsthilfepotential in der Gesundheitsversorgung der BRD. (Zwischenbericht), Bielefeld, Juni 1980.

v. Brentano, D.: Grundsätzliche Aspekte der Entstehung von Genossenschaften. Schriften zum Genossenschaftswesen und zur öffentl. Wirtschaft. Berlin 1980, bes. S. 101ff.
Caplan, G.: Support Systems. In: Caplan, G.: Support Systems and Community Mental Health. New York 1974.
Cassel, J. C.: Psychiatric Epidemiology. In: Caplan, G. (Hrsg.): American Handbook of Psychatry. New York 1974a.
Cassel, J.-C.: Psychosocial Processes and „Stress" Theoretical Formulation. In: Int. J. Healt Servis Vol. 4 (3), 1974b.
Cobb, S.: Social Support as a Moderator of Life Stress. In: Psychos. Med. Vol 38 (5), 1976.
Dahrendorf, R.: Ein Klassenkampf ohne Klassen? In: Die Zeit, Nr. 38 (1980) S. 9.
Daten des Gesundheitswesens, hrg. vom Bundesminister f. Jugend, Familie u. Gesundheit, Bonn, Bad-Godesberg 1977.
Dörner, K. u.a.: Gemeindepsychiatrie. Stuttgart 1979.
Dubach, U. C./Rechenberg, K. N.: Krankheitsverständnis und Patienten-Arzt-Beziehung in der Ambulanz. In: Dtsch. med. Wschr. 1 + 2 (1977), S. 1239–1244.
Engelhardt, K./Wirth, A./Kindermann, L.: Kranke im Krankenhaus. Stuttgart 1973.
Engelhardt, W. W.: Zur Frage der Betrachtungsweisen und eines geeigneten Bezugsrahmens der Genossenschaftsforschung. In: Zeitschrift für das gesamte Genossenschaftswesen, Bd. 27 (1977), S. 337–352.
Engelhardt, W. W.: Entscheidungslogische und empirisch-theoretische Kooperationsanalyse. In: WiSt (1978), S. 104–110, Hier: S. 108f.
Engelhardt, W. W.: Art. Genossenschaft II (Geschichte). In: Handwörterbuch, Bd. 3, Abschn. 3a, Stuttgart/Tübingen/Göttingen (im Erscheinen).
Eschenbkrg, R.: Ökonomische Theorie der genossenschaftlichen Zusammenarbeit. Tübingen 1971.
Eschenburg, R.: Genossenschaft und Demokratie. In: Zeitschrift für das gesamte Genossenschaftswesen, Bd. 22 (1972), S. 132–158.
v. Ferber, Chr.: Selbstverwaltung und Soziale Sicherung. In: Gewerkschaftliche Monatshefte 3/1975.
v. Ferber, Chr.: Soziale Selbstverwaltung – Fiktion oder Chance? In: H. Bogs u.a. Soziale Selbstverwaltung. Bd. 1, Bonn 1977, S. 98–199.
v. Ferber, Chr./Kaufmann, F. X. (Hrg.): Soziologie und Sozialpolitik, Sonderheft 19/1977 der Kölner Zeitschrift für Soziologie und Sozialpsychologie, Opladen 1977.
Flöhl, R. (Hrg.): Maßlose Medizin. Antworten auf Ivan Illich. Heidelberg 1979.
Freidson, E.: Dominanz der Experten. München/Berlin/Wien 1975.
Gesundheitsbericht, hrg. vom Bundesminister für Jugend, Familie u. Gesundheit. Stuttgart 1971.
Groß, P.: Reißt das soziale Netz? Wachstumsgrenzen der Sozialpolitik und mögliche Alternativen. In: Brun, R./Amery C. u.a.: Wachstum kostet immer mehr. Frankfurt 1980, S. 55–82.
Grunow, D.: Alltagskontakte mit der Verwaltung, Frankfurt/M./New York 1978.
Grunow, D./Hegner, F./Kaufmann, F. X.: Steuerzahler und Finanzamt. Frankfurt/New York 1978.
Habermas, J.: Legitimationsprobleme im Spätkapitalismus. Frankfurt/M. 1973.
Hartwich, H.-H.: Sozialstaatspostulat und gesellschaftlicher status quo. Köln/Opladen 1970.
Hegner, F.: Bürgernähe, Sozialbürgerrolle und soziale Aktion. Bielefeld 1979.
Hegner, F.: Historisch-gesellschaftliche Entstehungsbedingungen und politisch soziale Funktionen von Bürgerinitiativen. In: Rammstedt, O. (Red.): Bürgerinitiativen in der Gesellschaft. Villingen 1980.

Hegner, F.: Das bürokratische Dilemma. Frankfurt/M./New York 1978.
Illich, I.: Medical Nemesis. The expropriation of health. London 1975.
Illich, I.: Die Nemesis der Medizin. Von den Grenzen des Gesundheitswesens. Reinbek 1977.
Illich, I.: Entmündigung durch Experten. Reinbek 1979.
Kaprio, L.A.: Primäre Gesundheitsversorgung in Europa WHO, EURO Berichte und Studien Nr. 14, Kopenhagen 1980.
Kaufmann, F.-X.: Sicherheit als soziologisches und sozialpolitisches Problem. Stuttgart 1970.
Kaufmann, F.-X./Hegner, F./Hoffman, L./Krüger, J.: Zum Verhältnis von Sozialversicherungsträgern und Versicherten. Bielefeld (Ms.) 1971.
Kaufmann, F.-X (Hrg.): Bürgernahe Gestaltung der sozialen Umwelt. Meisenheim am Glan 1977.
Kaufmann, F.-X.: Bürgernahe Sozialpolitik. Frankfurt/M. 1979.
Keupp, H./Zaumseil, M. (Hrg.): Die gesellschaftliche Organisierung psychischen Leidens – Zum Arbeitsfeld klinischer Psychologen. Frankfurt/M. 1978.
Kickbusch, I.: Selbsthilfe im Gesundheitswesen: Autonomie oder Partizipation? In: Nelles, W./Oppermann, R. (Hrg.): Partizipation und Politik. Göttingen 1980.
Koch, B.M./Jochheim, K.A.: Zum Problem des Ausbaus von Rehabilitationseinrichtungen in gegliederten Systemen der gesundheitlichen und sozialen Sicherung. In: Rehabilitation 13 (194), S. 1–8.
Kohn, R./Kerr, L. White: Health Care. An international study. London 1976.
Krüger, J.: Demokratisierungspostulat, Mißtrauenssyndrom und Selbstverwaltung. In: Kaufmann, F.-X. u.a. 1971.
Krüger, J.: Wissenschaftliche Beratung und sozialpolitische Praxis. Stuttgart 1975.
Krüger, J.: Anmerkungen zur sozialwissenschaftlichen Wiederentdeckung der Sozialpolitik. In: Archiv für Wissenschaft und Praxis der sozialen Arbeit 4/1979, S. 241 ff.
Külp, B./Schreiber, W.: Soziale Sicherheit. Köln/Berlin 1971.
Kulpe, W.: Zur Berentung wegen Berufs- oder Erwerbsunfähigkeit. In: Fortschritte der Medizin 95 (1977), S. 113–114 u. 172.
Lenhardt, G./Offe, C.: Staatstheorie und Sozialpolitik. In: v. Ferber, Chr./Kaufmann, F.-X. 1977, S. 98ff.
Liefmann-Keil, E.: Ökonomische Theorie der Sozialpolitik. Berlin/Göttingen/Heidelberg 1961.
Magarey, C.J./Todd, P.B./Blizard, P.J.: Psychosozial factors influencing delay and breast self examination in women with symptoms of breast cancer. In: Soc. Sci. & Med., 11.Jg. (1977), S. 229–232.
Majou, R.: Attitude advice after myocardial infarction. In: Brit. Med. J. 15.Jg. (1978) S. 1577–1579.
Moeller, M.R.: Selbsthilfegruppen. Reinbek 1978.
Müller, W./Neusüß: Die Sozialstaatsillusion und der Widerspruch von Lohnarbeit und Kapital, Sozialistische Politik 2, 1970, S. 4ff.
Murswieck, A. (Hrg.): Staatliche Politik im Sozialsektor. München 1976.
Narr, W.-D.: CDU-SPD, Programm und Praxis seit 1945. Stuttgart/Köln/Berlin/Mainz 1966.
Narr, W.-D./Offe, C. (Hrg.): Wohlfahrtsstaat und Massenloyalität. Köln 1975.
v. Nell-Breuning, O.: Solidarität und Subsidiarität im Raume von Sozialpolitik und Sozialreform. In: Boettcher, E. (Hrg.): Sozialpolitik und Sozialreform. Tübingen 1957, S. 213ff.
Neuordnung der sozialen Leistungen (Rothenfelser Denkschrift). (Hans Achinger u.a.), Köln 1955.

Pankoke, E./Nokielski, H./Beime, Th.: Neue Formen gesellschaftlicher Selbststeuerung. Göttingen 1975.

Parsons, T.: The professions and the social structure. In: Parsons, T.: Essays in sociological theory. Rev. Ed. Glancol Ill. 1958, S. 34–49.

Power, P. W./Sax, D. S.: The communication of information to the neurological patient: some implications for family coping, In: J. Chron. Dis., 31. Jg. (1978) S. 57–65.

Psychiatrie Enquête: Bericht über die Lage der Psychiatrie in der Bundesrepublik Deutschland – zur Psychiatrischen und psychotherapeutisch/psychosomatischen Versorgung der Bevölkerung. Bundestagsdrucksachen 7/4200 u. 4201, Bonn 1975.

Ricke, J./Karmaus, W./Höh, R.: Frühinvalidität – Arbeitsschicksal? In: Jahrbuch für Kritische Medizin, Bd. 2 Argument Berlin 1977, S. 148–161.

Riedmüller, B.: Psychosoziale Versorgung und System sozialer Sicherheit. In: Keupp/Zaumseil 1978.

Saekel, R.: Gesellschaftliches Defizit: Ambulante soziale Dienste. In: WSI-Mitteilungen 1978, S. 288–297.

Schwarz, P.: Morphologie von Kooperationen und Verbänden, Tübingen 1979, S. 175 ff.

Schubert, R./Füsgen, I.: Chronisch kranke alte Menschen im Krankenhaus. In: Fortschritte der Medizin 94 (1976), S. 1651–1657.

Siegrist, J.: Arbeit und Interaktion im Krankenhaus. Stuttgart 1978.

Sozialberichte, hrg. vom Bundesminister für Arbeit und Sozialordnung, 1970–1973, 1976.

Sozialbericht 1980: Bilanz der Gesellschafts- und Sozialpolitik in der 8. Legislaturperiode von 1976–1980.

Sozialenquête. Soziale Sicherung in der Bundesrepublik Deutschland. Bericht der Sozialenquête-Kommission. Stuttgart/Berlin/Köln/Mainz 1966.

Sozialplan für Deutschland, hrg. von Auerbach, W. u. a. Hannover 1957.

Speidel, H.: Der Problempatient. In: Pinding, M. (Hrg.): Krankenpflege in unserer Gesellschaft. Stuttgart 1972.

Standfest, E.: Soziale Selbstverwaltung – Zum Problem der Partizipation in der Sozialpolitik. In: v. Ferber, Chr. Kaufmann, F.-X. 1977, S. 424 ff.

Standfest, E. u. a.: Sozialpolitik und Selbstverwaltung. Zur Demokratisierung des Sozialstaates. WSI-Studie Nr. 35, Köln 1977.

Steinmetz, S. R.: Art. Selbsthilfe. In: Handwörterbuch der Soziologie. Stuttgart 1931, S. 518–522.

Stone, D. A.: Controlling the medical Profession: Doctors and patients in West Germany. Ph. D. thesis Duke University, Durham North Carolina 1976.

Strasser, J.: Grenzen des Sozialstaats. Frankfurt/Main 1979.

Tennstedt, F.: Sozialgeschichte der Sozialversicherung. In: M. Blohmkc u. a. Handbuch der Sozialmedizin. Bd. III Stuttgart (Enke) 1975. S. 385–492.

Tennstedt, F.: Geschichte der Selbstverwaltung in der Krankenversicherung. Soziale Selbstverwaltung Bd. 2, Bonn 1977.

Thiemeyer, Th.: Soziale „Selbstverwaltung“ unter ökonomischem Aspekt. In: Zeitschrift für Sozialreform, 21. Jg. (1975), S. 539–559.

Thiemeyer, Th.: Wirtschaftslehre öffentlicher Betriebe. Reinbek 1975, S. 221 ff.

Trojan, A.: Demokratisierung des Gesundheitswesens durch Mitwirkung Betroffener. Zu institutionalisierten und selbstorganisierten Formen der Interessenvertretung von Patienten. Forum für Medizin und Gesundheitspolitik Nr. 14 (1980), S. 14–33.

Trojan, A./Behrendt, J.: Lokale Bewegungen: Modelle gemeinbezogener Gesundheitsselbsthilfe in der BRD. In: Österreichische Zeitschrift für Politikwissenschaft 9 (1980), S. 93–109.

Trojan, A./Waller, H. (Hrg): Gemeindebezogene Gesundheitssicherung. München 1980.

Weisser, G.: Art. Selbsthilfeunternehmen. In: Handwörterbuch der Sozialwissenschaften, Bd. 9, Stuttgart/Tübingen/Göttingen 1956, S. 217–219.

Weisser, G.: Genossenschaften. Hannover 1968.

Weuster, A.: Theorie der Konsumgenossenschaftsentwicklung. Schriften zum Genossenschaftswesen und zur öffentlichen Wirtschaft. Berlin 1980.

Wintersberger, H.: Gesundheitsschutz im Produktionsbereich – Arbeitsmedizin als Selbsthilfe. In: Kickbusch, I./Trojan, A. (Hrg.): Gemeinsam sind wir stark – Selbsthilfegruppen in der Gesundheitssicherung. Frankfurt/M. 1981.

WSI (Wirtschafts- und Sozialwissenschaftliches Institut des DGB) (Hrg.): Die Gesundheitssicherung in der Bundesrepublik Deutschland. Analyse und Vorschläge zur Reform. (Erwin Jahn u.a.), WSI-Studie Nr. 20 Köln 1971.

WSI (Wirtschafts- u. Sozialwissenschaftliches Institut des DGB) (Hrg.): Die Lebenslage älterer Menschen in der BRD. WSI-Studie Nr. 31, Köln 1977. 2. Aufl. 1976.

WSI (Wirtschafts- u. Sozialwissenschaftliches Institut des DGB) (Hrg.): Sozialpolitik und Selbstverwaltung. Zur Demokratisierung des Sozialstaates. WSI-Studie Nr. 35, Köln 1977.

Zapf, W.: Zur Messung der Lebensqualität. In: Zeitschrift für Soziologie 1 (1972), S. 353 ff.

Zapf, W.: Soziale Indikatoren. In: Soziologie, Sprache, Bezug zur Praxis, Verhältnis zu anderen Wissenschaften. FS für R. König. Hrg. von Albrecht, G. u.a. Opladen 1973.

Zintl-Wiegand, A./Cooper, B.: Psychiatrische Erkrankungen in der Allgemeinpraxis: eine Untersuchung in Mannheim. In: Nervenarzt 50 (1979), S. 352–359.

B. Krankheitsbewältigung

1. Sozialstationen im Bereich der ambulanten Sozial- und Gesundheitspflege

Dieter Grunow, Friedhart Hegner

1.1. Vorbemerkung

Seit mehr als 10 Jahren wird in der Bundesrepublik Deutschland über „Sozialstationen"-Konzepte diskutiert; in den letzten Jahren ist die Zahl der neu eingerichteten Sozialstationen sprunghaft angestiegen. Dabei ist der ursprüngliche Anlaß der diesbezüglichen Planungen, die durch Personalschwund akuten Versorgungsdefizite im Bereich der ambulanten pflegerischen Dienste (vor allem für alte und kranke Menschen), immer stärker durch *allgemeine* sozial- und gesundheitspolitische Probleme überlagert worden. Es geht vor allem um die Frage, ob durch die ambulanten Pflegedienste der Bettenbedarf (und damit die Kosten) für stationäre Versorgungseinrichtungen (Krankenhäuser und Altenpflegeheime) verringert werden kann. Bei den diesbezüglichen Kalkülen wird meist die Kompliziertheit eines solchen Substitutionsprozesses unterschätzt. Die konkurrierenden oder komplementären Dienstleistungen können in stationärer oder ambulanter Form privat, privatwirtschaftlich, freigemeinnützig erbracht sowie durch staatliche Finanzierung und/oder durch staatliche Einrichtungen bereitgestellt werden. Es ist also keinesfalls damit getan, mehr Krankenschwestern oder Altenpfleger in der ambulanten Pflege einzusetzen. Meist ist eine individuelle Gestaltung des vielfältigen Unterstützungssystems – unter Beteiligung von Verwandten, Bekannten, freiwilligen Helfern, paraprofessionellem und professionellem Personal – notwendig.

Dementsprechend eng oder breit kann auch das Leistungsangebot von Sozialstationen konzipiert sein, was vielfach zur „Begriffsverwirrung" bei der Neuorganisation sozial- und gesundheitspflegerischer Dienste beigetragen hat. So werden mit dem Begriff „Sozialstationen" sehr unterschiedliche Dinge bezeichnet: manchmal ist damit nur eine gemeinsame Telefonnummer verschiedener örtlicher Krankenpflegedienste gemeint, manchmal ein soziales Beratungszentrum mit ambulanter und (kurzfristig) auch stationärer Krankenpflege. Um bei den folgenden Ausführungen von einer einheitlichen Vorstellung auszugehen, können wir Sozialstationen als Einrichtungen (e. V., Trägerverbund u. ä.) verstehen, die Krankenschwestern, Kranken- und Altenpfleger sowie Hauspflegekräfte usw. beschäftigen, um kranke und alte Menschen *zu Hause* (ambulant) zu pflegen und mit den Notwendigkeiten des Alltags zu versorgen; dazu gehören: Spritzen geben, Verbinden, Waschen und sonstige Körperpflege sowie Einkäufe, Versorgung des Haushalts, Essen kochen u. a. m.

Im Rahmen eines empirischen Forschungsprojektes über die Gründung von Sozialstationen (*Grunow/Hegner/Lempert* 1979, *Dahme* u. a. 1980) wurden zentrale Probleme der Bereitstellung von Pflegediensten untersucht. Im folgenden werden einige dieser Befunde dargestellt und diskutiert:

- die Formen der Hilfebedürftigkeit und die Art der angebotenen Hilfen;
- die wichtigsten bisherigen Anbieter pflegerischer Dienste;
- die Entwicklung des Verhältnisses von Bedarf und Angebot an ambulanten Pflegediensten;
- die Zielsetzungen der Neuorganisation (in Form von Sozialstationen);
- die Probleme bei der Verknüpfung von professionellen und nicht-professionellen Hilfen im Interesse der Betroffenen.

1.2. Entstehungsbedingungen staatlich geförderter Einrichtungen für professionelle ambulante Pflegedienste

1.2.1. Formen der Hilfebedürftigkeit und Art der Hilfen

In der Diskussion über ambulante Sozial- und Gesundheitsdienste wird ein breites Spektrum von Maßnahmen, Einrichtungen und Leistungen angesprochen; es reicht von der Pflege Bettlägeriger über die Beratung in sozialen Angelegenheiten bis hin zu psycho-sozialen Therapieangeboten (*Lueth* 1976b, *Saekel* 1978, *Grunow/Hegner/Lempert* 1979). Im folgenden konzentrieren wir uns auf sozial- und gesundheitspflegerische Dienste, die sich vor allem an Kranke und ältere Menschen richten und auf folgende Mangel- oder Bedarfssituationen dieser Bevölkerungsgruppen bezogen sind:

- *Krankheit:* Das Spektrum reicht hier von einer schweren Erkältungskrankheit oder von einem Beinbruch, die zur vorübergehenden Bettlägerigkeit führen, über eine längerfristige Beeinträchtigung der Bewegungsfähigkeit infolge einer vorangehenden Operation bis hin zu einer dauerhaften Schwächung der körperlichen oder geistig-seelischen Kräfte in Zusammenhang mit einer chronisch-unheilbaren Krankheit. Wenn die Betroffenen deshalb die alltäglichen Verrichtungen nicht mehr selbständig durchführen können, wird Hilfe benötigt. Dabei kann sich der Hilfebedarf entweder auf die Unterstützung bei der Haushaltsführung (z. B. Wohnungsreinigung, Einkäufe, Kochen) beschränken, oder er kann nahezu das gesamte Spektrum der alltäglichen Lebensführung und zusätzlich eine Reihe von spezifisch krankenpflegerischen Maßnahmen umfassen (z. B. Körperpflege, Umbetten, Verrichtung der Notdurft, Verbandswechsel).

– *Behinderung:* Ähnlich wie bei einer chronischen Krankheit bringt es eine körperliche oder geistig-seelische Behinderung mit sich, daß der Betroffene dauerhaft in seiner Bewegungsfähigkeit und in der Fähigkeit zur alltäglichen Selbstversorgung beeinträchtigt sein kann. Kennzeichnend für den Hilfebedarf im Falle einer Behinderung ist, daß er sich – zumindest solange keine Verschlechterung eintritt – voraussehbar und dauerhaft auf einen bestimmten Typus von Aktivitäten konzentriert (z. B. Anziehen, Einkaufen; Wohnungsreinigung).

– *Altersschwäche:* Hier handelt es sich um die Begleit- oder Folgeerscheinungen der im fortgeschrittenen Lebensalter nachlassenden motorischen, sensorischen oder geistig-seelischen Belastbarkeit und Leistungsfähigkeit. Soweit derartige Abbauprozesse und Beeinträchtigungen dazu führen, daß alltägliche Verrichtungen, die für die Erhaltung des Lebens, die Führung eines Haushalts und ein Mindestmaß an Wohlbefinden notwendig sind, nicht mehr aus eigener Kraft wahrgenommen werden können, entsteht ein Bedarf an fremder Hilfe.

– *Indispositionen:* Hierzu gehören jene Beeinträchtigungen der Bewegungs- oder Leistungsfähigkeit, die zwar unter medizinischem Blickwinkel als Krankheit anzusehen sind, die jedoch infolge ‚normaler' Lebenssituationen auftreten. Dies gilt beispielsweise mit Bezug auf Bettlägerigkeit oder Leistungseinschränkungen im Verlaufe einer Schwangerschaft, im Zusammenhang mit einer Geburt und ihren Folgen oder als Begleiterscheinung beim Eintreten der Menopause.

Für die genannten Mangel- oder Bedarfssituationen gilt, daß hier nicht nur medizinische und paramedizinische Hilfen benötigt werden, sondern auch Dienste und Leistungen, die auf die Begleiterscheinungen oder Folgen eines Mangels an körperlicher, geistiger oder seelischer Gesundheit gerichtet sind. Während Maßnahmen und Hilfen, die *direkt* auf die Erhaltung oder Widerherstellung der Gesundheit abzielen, primär von Ärzten in Krankenhäusern, Sanatorien, Ambulatorien oder Praxen erbracht werden, liegt es im Zuständigkeitsbereich des (Pflege-)Personals ambulanter Sozial- und Gesundheitsdienste, die *Begleiterscheinungen und Folgen* fehlender Gesundheit sowohl für den Betroffenen selbst als auch für seine soziale Umgebung zu mildern oder zu beseitigen. Dabei lassen sich fünf Aufgabenschwerpunkte sozial- und gesundheitspflegerischer Dienste unterscheiden (vgl. *Nomenklatur* 1979, *Dahme* u. a. 1980):

– *Haus- und Familienpflege:* Sie umfaßt sämtliche Tätigkeiten, die ‚normalerweise' von einer Hausfrau wahrgenommen werden, und reicht von der Zubereitung der Mahlzeiten über die Reinigung der Wohnung und die Erledigung von Besorgungen bis hin zur Betreuung der Kinder. Im Falle der *Dorfhilfe* wird die hauswirtschaftliche Betreuung durch eine Reihe von Aufgaben ergänzt, die sich aus den Besonderheiten eines landwirtschaftlichen Betriebes ergeben können

(z. B. Versorgung des Viehs). Der Aufgabentyp setzt i. d. R. einen *täglich mehrstündigen Einsatz* des Hauspflegepersonals über einen längeren Zeitraum (bis zu 6 Monaten) voraus.

– *Technisch-mobile Hilfsdienste:* Um die Erledigung der häuslichen Verrichtungen und der individuellen Beteiligung am gesellschaftlichen Leben zu erleichtern, können eine Reihe von technisch-mobilen Hilfsdiensten angeboten bzw. genutzt werden: beispielsweise fahrbarer Mittagstisch (Essen auf Rädern), Transport-, Bibliotheks- und Besuchsdienste, Wäscherei- und Handwerksdienste.

– *Kranken- und Altenpflege:* Kennzeichnendes Merkmal kranken- und altenpflegerischer Dienste ist, daß sie ‚an der Person' des Hilfebedürftigen erbracht werden (z. B. Umbetten eines Schwerkranken), während haus- und familienpflegerische Dienste ‚für die Person', aber nicht unbedingt an ihr geleistet werden (z. B. Bettenmachen). Musterbeispiel für Pflegemaßnahmen ‚an der Person' ist die sog. *Grundpflege*, also das Betten und Lagern, die Hilfen bei der Körperpflege und im hygienischen Bereich, das Messen der Körpertemperatur und die Durchführung von Tag- oder Nachtwachen.

– *Para-medizinische Pflegedienste* im Rahmen der Kranken- und Altenpflege: Dieser Bereich von Diensten ‚an der Person' umfaßt ausschließlich medizinische Hilfeleistungen, die von speziell ausgebildeten Krankenpflegepersonen vorgenommen werden (Krankenpfleger, Krankenschwestern, Krankenpflegehelfer(-innen), Kinderkrankenschwestern). Zu dieser sog. *Behandlungspflege* zählen Injektionen, Verbandwechsel, Katheterisierung, Einläufe, Spülungen, Einreibungen, Anlegen von Streck- und Stützverbänden, Decubitus-Vorsorge und Verabreichung von Medikamenten im Rahmen ärztlich vorgegebener Dosierungsspielräume. Im Gegensatz zur Haus- und Familienpflege handelt es sich hierbei um abgrenzbare Einzeldienste, die jeweils nur eine kurze Anwesenheit des Personals beim Klienten/Patienten erforderlich machen (bei der Beobachtung von 185 Hausbesuchen haben wir eine durchschnittliche Anwesenheit der Schwester für 20 Minuten festgestellt).

– *Beratungs- und Vermittlungsdienste:* Tätigkeiten der Haus- und Familienpflege sowie der Kranken- und Altenpflege weisen allesamt eine starke ‚handwerkliche' Komponente auf. Damit sollen die *direkten* Begleiterscheinungen und Folgen einer Erkrankung, Behinderung oder Altersschwäche gelindert oder beseitigt werden. Von diesen primär ‚handwerklichen' Dienstleistungen lassen sich jene Dienste und Leistungen unterscheiden, deren Ziel die Veränderung von Informationsbeständen, von psychischen Dispositionen und von sozialen Rollenverpflichtungen des Hilfebedürftigen ist. Hierzu gehört in erster Linie die Beratung. Hinweise auf Leistungsansprüche im Rahmen der Sozialgesetzgebung erfüllen diese Funktion ebenso wie Hinweise auf spezielle Dienste und wie die Weitervermittlung des Hilfebedürftigen an andere Einrichtungen. Zu den *sozialen Diensten* zählen aber auch Betreuungsaktivitäten im Rahmen der offenen Altenarbeit, wo neben der Beratung in sozialen Angelegenheiten vor allem die Unterstützung bei der Aktivierung und Reaktivierung von Kenntnissen, Fähigkeiten und Fertigkeiten eine große Rolle spielt. Schließlich können Krankheit, Behinderung oder Altersschwäche auch die Inanspruchnahme spezieller Beratungsdienste (z.B. Familien- oder Sexualberatung), psycho- und sozio-therapeutischer Hilfeangebote sowie seelsorgerischer Betreuung erforderlich machen bzw. nahelegen.

Wenn im folgenden die Frage untersucht wird, ob und auf welche Weise sich professionelle und nicht-professionelle Hilfen im Bereich der ambulanten Sozial- und Gesundheitspflege verknüpfen lassen, so konzentrieren wir uns auf die haus- und krankenpflegerischen Leistungen und Dienste sowie auf unmittelbar damit zusammenhängende Beratungstätigkeiten (z. B. bzgl. gesetzlicher Leistungsansprüche), weil der weit überwiegende Teil der in der Bundesrepublik etablierten Sozialstationen sich auf diese Dienste beschränkt (*Grunow/Hegner/Lempert* 1979, Teil III, *Dahme* u. a. 1980).

1.2.2. Die bisher dominierenden Anbieter von ambulanten sozial- und gesundheitspflegerischen Diensten

Bis zur Mitte der sechziger Jahre unseres Jahrhunderts werden zwar bestimmte pflegerische Dienstleistungen im Rahmen der staatlichen Sozialgesetzgebung finanziell unterstützt („Hauspflege" gem. RVO § 185; „Hilfe zur Pflege" und „Hilfe zur Weiterführung des Haushalts" gem. BSHG §§ 68ff.), auf die soziale Organisation der Erbringung dieser Dienstleistungen nehmen jedoch weder staatliche Stellen noch die Sozialversicherungsträger direkten Einfluß (vergl. *Deutscher Caritas-Verband* 1972, 1974, *EKD/Rat der evangelischen Kirche Deutschland* 1973). Bis zu diesem Zeitpunkt wird der Bedarf an sozial- und gesundheitspflegerischen Diensten vor allem im Rahmen folgender „naturwüchsig" entstandener Institutionen und Organisationen, die teils nicht-professionelle und teils professionelle Sozialsysteme sind, gedeckt:

a) Durch soziale Gruppierungen (tendenziell einfach organisierte Sozialsysteme), in denen ein breites Spektrum von Bedürfnissen befriedigt und von Diensten erbracht wird. Die Betreuung von Kranken, Alten oder Behinderten bildet hier nur eine von vielen Aufgaben und ist nur einer von vielen Aspekten der Befriedigung körperlicher, geistiger und seelischer Bedürfnisse. Die Verpflichtung zum Helfen wird durch gesellschaftliche Normen getragen, ist also institutionalisiert (*Luhmann* 1973). Hier sind vor allem folgende Sozialsysteme zu nennen:

– *Familie und Verwandtschaft:* Die in diesem Rahmen erbrachten gesundheits- und sozialpflegerischen Dienste beziehen sich sowohl auf Personen mit leichten oder vorübergehenden Formen der Erkrankung, der Behinderung, der Altersschwäche oder der Indisponiertheit als auch auf Personen mit chronischer

Krankheit, schweren Formen der Behinderung und Beeinträchtigungen infolge von Altersschwäche.

– *Nachbarschaft:* Die Erbringung gesundheits- und sozialpflegerischer Dienste im Rahmen der Nachbarschaftshilfe gehört zu den charakteristischen Merkmalen bäuerlich-ländlicher Lebensformen und sozialer Systeme, deren Angehörige nur einen geringen Grad regionaler Mobilität aufweisen (vergl. *Mitterauer* 1979, S. 123ff.). Ähnlich wie bei der Hilfe im Rahmen von Familie und Verwandtschaft so beruht auch die Hilfeleistung gegenüber dem „Wohnnachbarn‘ auf gesellschaftlichen Normen und Wertvorstellungen sowie auf dem Prinzip der Reziprozität, also der wechselseitigen Unterstützung bei der Bedürfnisbefriedigung.

– *Kirchengemeinde:* Eine besondere Form der räumlich-sozial verankerten Erbringung pflegerischer Dienstleistungen liegt dort vor, wo die aktiven Anhänger einer Religionsgemeinschaft sich für die Belange hilfebedürftiger Einwohner des Gebietes der Kirchengemeinde engagieren. Als Fundament der Hilfeleistung wirkt hier – neben räumlich-sozialen Bindungen i. S. der Nachbarschaftshilfe – das religiöse Gebot des ‚Dienstes am Nächsten‘ (*Hepp* 1971, *Lehmann* 1972).

Im Rahmen der zuvor genannten sozialen Gruppierungen (Sozialsysteme) werden die Hilfe- und Betreuungsaktivitäten in der Regel von *Laien* erbracht, also von Personen, die keine besondere Ausbildung für die Wahrnehmung sozial- und gesundheitspflegerischer Dienste absolviert haben. Die Erbringung der pflegerischen Dienstleistungen erfolgt *unentgeltlich* (ehrenamtlich), und sie ist nicht an spezifische Berufsrollen gebunden.

b) Von diesen Gruppierungen sind solche *sozialen Organisationen* zu unterscheiden, in denen sich Laien zu einem *zweckgerichteten* Verein zur Versorgung Pflegebedürftiger zusammenschließen. Im 19. Jahrhundert sind solche Vereine meistens in mehr oder weniger enger Verbindung mit kirchlichen und freien Trägern der Wohlfahrtspflege sowie mit Arbeiterassoziationen gegründet oder unterhalten worden (vergl. *Scherpner* 1962, *Labisch* 1976, 1979, *Tennstedt* o. J.):

– *Hauspflegevereine:* Ziel des Zusammenschlusses ist es hier, für jene Fälle vorzusorgen, in denen die Aufgaben der Haushaltsführung (Haushaltswirtschaft) wegen Krankheit, Behinderung oder Altersschwäche nur noch unvollständig oder gar nicht mehr wahrgenommen werden können. Die Mitglieder des Vereins zahlen regelmäßig Beiträge, durch die ein mehr oder weniger großer Stab an Haushaltshilfen oder Hauswirtschafterinnen finanziert und auf Abruf bereitgehalten wird. Daneben können sich einzelne Mitglieder bereithalten, um unentgeltlich oder gegen eine geringe Aufwandsentschädigung hilfebedürftigen anderen Mitgliedern zur Seite zu stehen.

– *Krankenpflegevereine:* Das Organisationsprinzip dieser sozialen Organisationen entspricht im wesentlichen dem der Hauspflegevereine; allerdings werden hier ausschließlich oder vorrangig Pflegeleistungen für Kranke, Behinderte oder Altersschwache erbracht. Die Beiträge der Vereinsgenossen werden deshalb vorrangig dafür benutzt, ausgebildete Pflegekräfte (z. B. Krankenschwestern, Krankenpfleger) zu finanzieren.

Diese genossenschaftlichen Formen gegenseitiger Hilfe beruhen auf räumlich-sozialen Bindungen – knüpfen also an das Prinzip der Nachbarschaftshilfe an – und tragen dem Umstand Rechnung, daß die Erbringung von Pflegeleistungen nicht mehr ausschließlich durch Reziprozität bei der Hilfegewährung und durch laienhaftes Engagement gesichert werden kann.

c) Neben diesen laizistischen Assoziationen werden im 19. Jahrhundert *die Kirchen und religiösen Orden*, die sich bis dahin auf Krankenpflege im Bereich der Spitäler konzentriert haben (*Jetter* 1973, 1977), in der ambulanten Sozial- und Gesundheitspflege aktiv:

– *Pflegegenossenschaften:* Von seiten der katholischen und evangelischen Kirche werden ‚Ordenshäuser' oder ‚Mutterhäuser' für Nonnen und Diakonissen gegründet, die sich den Aufgaben der Kranken-, Behinderten- und Altenpflege außerhalb von Hospitälern und Heimen widmen. In diesen Ordens- oder Mutterhäusern bleiben die ‚Schwestern' oder ‚Brüder' dem Gebot des Zölibats sowie einem primär religiös fundierten Gebot des ‚Dienstes am Nächsten' verpflichtet; zusätzlich erhalten sie eine im Verlauf der Jahrzehnte breiter und systematischer angelegte Ausbildung in der Krankenpflege.

– *Gemeindepflegestationen:* In dem Maße, wie die Ordensangehörigen ihre sozial- und krankenpflegerischen Aufgaben nicht mehr ausschließlich im Rahmen von Hospitälern oder Heimen wahrnehmen, stellt sich die Frage nach ihrer organisatorischen Anbindung. Bis in die zwanziger Jahre unseres Jahrhunderts hinein wird diese Frage in der Regel dadurch gelöst, *daß die ambulant tätige Ordensschwester oder Diakonisse (oder mehrere von ihnen) einer bestimmten Kirchengemeinde zugeordnet wird.* Von ihrer Ausbildung her soll sie sich eigentlich auf Aufgaben der ‚Pflege an der Person' (also der Körperpflege und der Maßnahmen zur Wiederherstellung oder Erhaltung der Gesundheit) konzentrieren. Von ihrem religiös fundierten – breiten – Auftrag der ‚Hilfe am Nächsten' kümmert sie sich jedoch auch um Fragen der Haushaltsführung, soweit dem kranken oder alten Menschen hierfür keine andere Hilfe zur Verfügung steht. Daneben bringt es die *konfessionell-kirchliche Bindung* mit sich, daß sie sowohl *seelsorgerische Aufgaben* (z. B. Beten, Singen, Trostspenden) als auch *kirchengemeindliche Aufgaben* (z. B. Verteilen des Kirchenblattes) übernimmt.

– In dem Maße, wie die Betreuung Pflegebedürftiger im Rahmen von Familie, Nachbarschaft und Kirchengemeinde nicht mehr ausreichend gewährleistet werden kann, treten die freigemeinnützigen *Wohlfahrtsverbände* ergänzend und unterstützend hinzu. Dies geschieht teils durch Bereitstellung finanzieller Mittel für die Gemeindekrankenpflege und teils durch Einrichtung von Gemeindepflegestationen in der Trägerschaft von Wohlfahrtsverbänden. Dabei behalten –

zumindest im Deutschen Reich und in der Bundesrepublik – die konfessionell orientierten Wohlfahrtsverbände (Caritas, Diakonisches Werk) sowohl hinsichtlich ihrer personellen Stärke als auch ihrer finanziellen Ausstattung ein deutliches Übergewicht. Nur in wenigen Regionen gewinnen die Arbeiterwohlfahrt (AW), das Deutsche Rote Kreuz (DRK) oder der Deutsche Paritätische Wohlfahrtsverband (DPWV) ein ähnlich großes Gewicht wie die beiden konfessionell gebundenen Verbände (vergl. *Bauer* 1978). Haus- und Krankenpflegevereine sowie kirchliche Gemeindepflegestationen und Einrichtungen der Wohlfahrtsverbände werden seit den zwanziger Jahren unseres Jahrhunderts zunehmend durch finanzielle Zuwendungen des Staates – vor allem der Kommunen – unterstützt, wobei das mit öffentlichen Mitteln finanzierte Pflegepersonal – wie bisher – organisatorisch bei den Kirchengemeinden und Einrichtungen der Wohlfahrtspflege verbleibt.

d) Schließlich werden Aufgaben der Pflege Kranker, Altersschwacher und Behinderter auch von solchen Berufsgruppen und Organisationen wahrgenommen, die sich auf die *professionelle Erbringung personenbezogener (besonders medizinischer) Dienstleistungen* konzentriert haben:

– *Niedergelassene Ärzte:* Vor allem die Allgemeinmediziner (‚praktische Ärzte', ‚Hausarzt') übernehmen einen Teil des Betreuungsaufwandes für kranke, altersschwache und behinderte Menschen. Dabei hat sich eine Schwerpunktverlagerung ärztlicher Aktivitäten der Art ergeben, daß angesichts der großen Zahl zu betreuender Patienten die Hausbesuche und dabei insbesondere Routineaktivitäten wie das Auswechseln von Verbänden, die Überwachung der Medikamenteneinnahme oder die laufende Beobachtung von Dauerkranken zunehmend als Belastung empfunden werden. Hier ist der niedergelassene Arzt entweder auf die Unterstützung durch eine ‚ambulante' Krankenschwester angewiesen, oder er muß den Patienten in eine stationäre Einrichtung einweisen (*Lueth* 1974, 1976a, 1976b, *NAV/Verband der niedergelassenen Ärzte Deutschlands* 1974, 1975, 1976, *Schlauss* 1976).

– *Stationäre Einrichtungen:* In dem Maße, wie sowohl Familie, Nachbarschaft und Kirchengemeinde als auch niedergelassene Ärzte den Pflegebedarf altersschwacher, behinderter oder kranker Menschen nicht mehr ausreichend abdekken können, werden stationäre Einrichtungen (insb. Krankenhäuser und Altenpflegeheime) von Patienten belegt, *die eigentlich auch ambulant betreut werden könnten*, also z. B. einen Teil der alltäglichen Verrichtungen zur Lebensfristung in ihrer häuslichen Umgebung selbst wahrnehmen könnten, wenn ihnen der andere Teil durch Haushaltshilfen oder Pflegepersonal abgenommen würde (vgl. *Bergener* u. a. 1974, *Schulte/Wissing* 1974).

Der skizzenhafte Überblick über Institutionen und Organisationen, die sozial- und gesundheitspflegerische Aufgaben wahrnehmen, läßt erkennen, daß hier seit jeher laienhafte und professionelle, ehrenamtliche und hauptamtliche (entgeltliche) Formen der Dienstleistungserbringung nebeneinander bestehen. Eine

Neuorganisation des Systems ambulanter Sozial- und Gesundheitsdienste sowie ein verstärktes Engagement des Staates in diesem Bereich wird erst notwendig, als sich in den sechziger Jahren unseres Jahrhunderts ein Auseinanderklaffen von *Angebot und Nachfrage* abzeichnet.

1.2.3. Scherenförmige Entwicklung von Bedarf und Angebot ambulanter Pflegedienste

Als „scherenförmig" läßt sich die Entwicklung von Angebot und Nachfrage der ambulanten Pflegedienste in den letzten 20 Jahren besonders deshalb bezeichnen, weil das Angebot abnimmt, während zugleich die Nachfrage steigt. Beide (sich gegenseitig verstärkenden) Entwicklungstendenzen haben mehrere Ursachen und schließen keineswegs einzelne (wenn auch schwächere) Gegenbewegungen aus. Als Trendaussagen lassen sich dennoch die folgenden Sachverhalte aufführen:

1. *Schrumpfendes Angebot an nicht-professionell (laienhaft, informell, unentgeltlich) erbrachten Diensten:* Es sind vor allem Veränderungen in den Formen sozialen Zusammenlebens, die dazu führen, daß pflegerische Dienste nicht mehr ausreichend im Rahmen der Selbstversorgung – also außerhalb der Marktversorgung und der staatlichen Versorgung – erbracht werden. Zwei gesellschaftliche Entwicklungen sind hier zu berücksichtigen:

a) Im Verlaufe der fortschreitenden Industrialisierung sowie infolge kriegsbedingter Flüchtlingsbewegungen ist eine erhebliche regionale Mobilität sowohl von ländlichen Regionen in die städtischen Ballungszonen als auch zwischen verschiedenen Regionen festzustellen. Die regionale Mobilität führt zur – teilweisen – Auflösung früherer räumlich-sozialer Bindungen und damit auch zur *Schwächung des Prinzips* der *Nachbarschaftshilfe.* – Bei einer Untersuchung von 5000 pflegebedürftigen Sozialhilfeempfängern zeigte sich, daß etwa 8% von Nachbarn dauerhaft betreut werden; ein unbekannter Prozentsatz erhält kurzfristige oder punktuelle Hilfen von Nachbarn (*Häusliche Pflegefälle* 1976).

b) *Veränderungen in den Haushaltsgrößen und in den Formen familiären Zusammenlebens* deuten darauf hin, daß auch hier das Angebot an nicht-professionellen Pflegediensten abnimmt. Zwischen 1950 und 1975 ist der Anteil der Ein-Personen-Haushalte an der Gesamtheit aller privaten Haushalte von rd. 19% auf 28% angestiegen, und der Prozentsatz der Zwei-Personen-Haushalte wuchs von rd. 25% auf 29%; demgegenüber hat der absolute und relative Anteil der Haushalte mit drei und mehr Personen deutlich abgenommen (*Gesellschaftliche Daten* 1977, S. 19). Mit der Verringerung der Zahl im Haushalt zusammenlebender Familienmitglieder stellt sich immer häufiger die Frage, durch wen und auf welche Weise kranke oder altersschwache Angehörige betreut werden können. Verstärkt wird diese Problematik auch durch die Doppelbelastung (Beruf und Haushalt) einer wachsenden Zahl von Frauen. Zwischen 1950 und 1975 ist der Anteil der verheirateten Frauen, die einer Erwerbstätigkeit nachgehen, von rd. 25% auf 39% gestiegen; auch der Anteil der erwerbstätigen Frauen mit einem oder mehreren Kindern hat zugenommen (*Gesellschaftliche Daten* 1977, S. 111, S. 117). Gerade bei solchen Familien, wo Mann und Frau erwerbstätig sind, führen die Krankheit eines Kindes oder Elternteils sowie die Pflegebedürftigkeit eines alten Menschen zu erheblichen Belastungen, die vielfach kaum ohne fremde Hilfe zu bewältigen sind (*Leitner/Pinding* 1978, *Saekel* 1978).

Selbst wenn man in Rechnung stellt, daß auch in der Gegenwart noch ein erhebliches Selbsthilfepotential im Rahmen von Nachbarschaft und Familie vorhanden ist, kann nicht übersehen werden, daß die Fähigkeit und Bereitschaft zur informellen und nicht-professionellen Erbringung pflegerischer Dienstleistungen schrumpft. Ob dies primär an sozialstrukturellen Rahmenbedingungen oder an veränderten psycho-sozialen Dispositionen (z. B. mangelnde Bereitschaft, Unbequemlichkeiten, Unbehagen und Verantwortung zu akzeptieren) liegt, kann an dieser Stelle nicht untersucht werden.

2. Zeitlich parallel zu der Abnahme des Selbsthilfepotentials erfolgen *demographische Veränderungen*, die einen *wachsenden Bedarf* an pflegerischen Dienstleistungen mit sich bringen.

a) Zwischen 1950 und 1974 steigt der Anteil der über 65jährigen Personen an der Gesamtbevölkerung von rd. 9% auf 14% (*Gesellschaftliche Daten* 1977, S. 15). Dabei nimmt insbesondere die Zahl der über 70jährigen Personen – und hier wiederum vor allem die Zahl der verwitweten Frauen – rasch zu. In diesen Altersgruppen ist der Anteil kranker und vor allem chronisch kranker Menschen überdurchschnittlich hoch, wobei die Zahl der bettlägerigen Patienten, die zu Hause gepflegt werden, die Zahl der stationär Betreuten um mehr als das Doppelte übersteigt (*Gesellschaftliche Daten* 1977, S. 33). Eine Erhebung bei knapp 5000 häuslichen Pflegefällen, die Sozialhilfe erhalten, zeigt, daß über die Hälfte der Pflegebedürftigen älter als 65 Jahre sind, wobei geschiedene oder verwitwete ältere Frauen dominieren (*Häusliche Pflegefälle* 1976).

b) Neben den demographisch bedingten Veränderungen zeigt sich insgesamt eine zunehmende Tendenz beim Anteil chronischer Erkrankungen und dauerhafter Behinderungen an der Gesamtzahl der Erkrankten (*Ballerstedt u. a.* 1979, S. 68ff.). Auch die Zahl der Krankenhausaufenthalte pro Einwohner nimmt zu (*Gesellschaftliche Daten* 1977, S. 44).

Alle diese Entwicklungstrends bedeuten ein Anwachsen derjenigen Personengruppen in der Bundesrepublik, die zur alltäglichen Lebensbewältigung spezifischer sozial- und gesundheitspflegerischer Hilfen bedürfen – unabhängig davon, wer sie erbringt.

3. Das soziale Problem einer unzureichenden Bedarfsdeckung im Bereich ambulanter Sozial- und Gesundheitsdienste wird jedoch nicht nur durch Wandlungsprozesse im Verhältnis von steigendem Bedarf bei verringerter primär-so-

zialer Selbsthilfe, sondern auch durch den *Personalschwund bei vielen ‚professionellen Anbietern‘* verschärft:

a) Zwischen 1961 und 1973 ist die Gesamtzahl der Krankenschwestern und -pfleger, die in der Gemeindekrankenpflege tätig sind, in der Bundesrepublik um rd. 28% zurückgegangen (von etwa 12300 auf etwa 8900 Personen); mit Ausnahme von Bremen, Niedersachsen, Nordrhein-Westfalen und Schleswig-Holstein liegt dieser Rückgang in allen Bundesländern sogar höher als 28% (*Wirtschaft und Statistik*, Jg. 1963, Jg. 1974).

b) Nach einer Aufstellung des Caritas-Verbandes ging die Zahl der Gemeindepflege-Stationen zwischen 1957 und 1970 von 4974 Stationen (mit 7961 Schwestern) auf 3776 Stationen (mit 4851 Schwestern) zurück (*ISI* 1975, *Deutscher Caritas-Verband* 1972, 1975).

Die skizzierten Daten und die darin zum Ausdruck kommenden *vielfältigen Ursachen* des Versorgungsmangels zeigen deutlich die scherenförmige Entwicklung: Während gesamtgesellschaftliche Wandlungsprozesse eine Zunahme des Bedarfs an berufsmäßig erbrachter Kranken- und Altenpflege bedingen, nimmt gleichzeitig die Zahl der Pflegekräfte (vor allem Ordensschwestern, Diakonissen) und Einrichtungen (vor allem kirchliche Gemeindepflegestationen) ab, die solche Dienste bis dahin erbracht haben. Ende der 60er Jahre hatten die Defizite in der Versorgung der Bevölkerung mit ambulanten Sozial- und Gesundheitsdiensten ein Ausmaß erreicht, bei dem sich die politisch-administrativ Verantwortlichen von den Kirchen, Wohlfahrtsverbänden und Massenmedien gedrängt fühlten, nach alternativen Organisations- und Finanzierungsformen zu suchen.

Die bis dahin an Wohlfahrtsverbände und Kirchengemeinden gewährten finanziellen Zuschüsse der Kommunen reichen nicht mehr aus, um mit dem gewachsenen Bedarf und dem drastischen Personalschwund bei Pflegekräften fertigzuwerden. In dieser Situation wenden sich die bisherigen Träger der Gemeindekrankenpflege an den Staat – genauer: an die jeweiligen Bundesländer –, um von dort die benötigten finanziellen Mittel zur Verbesserung des Angebots zu erhalten.

1.3. Organisation und Finanzierung professioneller und nicht-professioneller Hilfeangebote in staatlich geförderten Sozialstationen

1.3.1. Sozialpolitische Hintergründe und Interessen bei der Sozialstationenförderung

Die Ausführungen zum Kreis der Pflegebedürftigen (Kranke, Altersschwache, Behinderte) und zu den Formen der Pflege (Haus- und Familienpflege, Kranken- und Altenpflege, flankierende technische und soziale Dienste) sowie die Skizzierung der scherenförmigen Entwicklung von Angebot und Nachfrage

(Bedarf) stecken den Rahmen ab, innerhalb dessen neue Versuche einer Verknüpfung von professionellen und nicht-professionellen Hilfen zu sehen sind. Wenn im folgenden die konkreten Maßnahmen der Neuorganisation und ihre Auswirkungen beschrieben werden, so darf nicht übersehen werden, daß mit der Einschaltung des Staates (der Bundesländer) in den Planungs- und Finanzierungsprozeß Anforderungen und Erwartungen mit dem Konzept „Sozialstation" verknüpft werden, die weit über die ‚schlichte' Beseitigung der oben beschriebenen Versorgungsdefizite hinausgehen. Einige dieser weitreichenden Bezugspunkte der Diskussion seien hier zumindest erwähnt (im Detail *Grunow/Hegner/Lempert* 1979, Teil I):

– Die Verstärkung des staatlichen Engagements im Bereich sozial- und gesundheitspflegerischer Versorgung, die bisher fast ausschließlich durch nichtstaatliche Akteure gesichert wurde, führt rasch zu der Befürchtung, daß sich die gemäß dem Subsidiaritätsprinzip entwickelte Arbeitsteilung zwischen Staat, Verbänden und privaten Initiativen zugunsten des Staates verschiebt.

– Die vom Staat in Aussicht genommene Förderung von Sozialstationen führt insbesondere bei den Verbänden der freien Wohlfahrtspflege zu der Hoffnung, sie könnten durch die fremdfinanzierte Vergrößerung ihres Personalbestandes nicht nur auf örtlicher Ebene ihren Aufgabenbereich (Domäne) erweitern, sondern auch insgesamt den Einfluß des Verbandes (auf Landes- und Bundesebene) verstärken.

– Angesichts der zu erwartenden Vergrößerung der Personalzahlen, insbesondere auch beim hauptamtlichen, professionalisierten Pflegepersonal, wird die Verselbständigung der beteiligten Berufsgruppen (vgl. *Die Innere Mission* 1974, S. 377ff.) verstärkt und damit der Grad der Professionalisierung vergrößert. Zumindest implizit wird so die Tendenz verstärkt, nicht-professionell erbrachte Dienste zu verringern.

– Die Ausweitung von Domänen bei einigen der beteiligten Akteure führt oft zu einer Bedrohung der Domänen anderer: in diesem Fall reagieren insbesondere die Interessenverbände der niedergelassenen Ärzteschaft negativ auf die Pläne zur Neuorganisation; das Pflegepersonal – so ihre Auffassung – dürfe nur auf der Grundlage ärztlicher Diagnosen und Rezepturen tätig werden. Dahinter verbirgt sich die Befürchtung, daß sonst die Arbeit der zukünftigen Sozialstationen weitgehend an den Arztpraxen vorbeigehen wird.

– Auch vom Staat, der den größten Teil der zusätzlich benötigten Mittel aufbringt, wird die Sozialstationenförderung für allgemeine gesundheitspolitische Zielsetzungen und Legitimationserfordernisse „in Anspruch genommen". Besonders aktuell ist in diesem Zusammenhang die Behauptung, durch die Entwicklung von Sozialstationen könne man Krankenhausbetten einsparen und damit die Krankenhauskosten bzw. überhaupt die Kosten im Gesundheitswesen „dämpfen".

– Darüber hinaus wird von einigen Bundesländern und anderen Akteuren (z.B. Hessen; AWO) versucht, im Rahmen dieser Neuorganisation auch den neueren wissenschaftlichen Erkenntnissen der Medizinsoziologie und der Sozialmedizin (vgl. z.B. *Lüth* 1976) dadurch Rechnung zu tragen, daß die praktisch-pflegerischen Dienste durch psycho-soziale Beratungsdienste der Sozialstationen ergänzt werden. Insgesamt verstärken diese Vorhaben – ebenso wie die staatlichen Interessen an Kostendämpfung – den Trend zur *ambulanten* Pflege, u.a. um die bekannten negativen Folgen der Hospitalisierung zu vermeiden.

Diese wenigen Hinweise lassen erkennen, daß die Sozialstationenförderung keinesfalls nur als Reaktion auf die „scherenförmige Entwicklung" betrachtet werden kann, sondern sich in einem komplizierten Kräftefeld zwischen professionellen, verbandlichen und (partei-)politischen Interessen bewegt. Deshalb sind für unsere ‚Leitfrage' nach der Verknüpfung von professionellen und nicht-professionellen Hilfen durch eine detaillierte Analyse der Neuorganisation ambulanter Pflegedienste zusätzliche Hinweise zu gewinnen.

1.3.2. Zielsetzungen der Neuorganisation und Formen ihrer Verwirklichung

Die beschriebenen Versorgungsdefizite und Schwierigkeiten bewirken Ende der 60er Jahre und Anfang der 70er Jahre zunächst lediglich bei den Kirchen und bei den Trägern der freien Wohlfahrtspflege besorgte Bestandsaufnahmen und vorsichtige Ansätze zukunftsgerichteter Planung (vergl. den Überblick bei: *ISI* 1975, *Grunow/Hegner/Lempert* 1979). Die fachlich zuständigen Sozial- und Gesundheitsministerien der Bundesländer sowie der Bundesgesundheitsrat und die Bundesregierung werden erst tätig, als sich deutlich abzeichnet, daß die bisherigen Träger ambulanter Pflegedienste nicht in der Lage sind, aus eigener Kraft mit den Schwierigkeiten fertigzuwerden. In dem Zeitraum zwischen 1970 und 1977 erlassen die zuständigen Fachministerien aller Flächenstaaten des Bundesgebietes ministerielle Förderrichtlinien, um durch eine Neuorganisation sozial- und gesundheitspflegerischer Dienste eine Verbesserung der Versorgung zu bewirken.

Den diesbezüglichen staatlichen Bemühungen liegen *Zieldefinitionen* zugrunde, die unter starker Mitwirkung der kirchlichen und verbandlichen Träger der Wohlfahrtspflege formuliert worden sind (*Grunow/Hegner/Lempert* 1979; *Dahme/Grunow/Hegner* 1980):

– *Offene Hilfen* für alte, kranke und behinderte Menschen sollen den Vorrang gegenüber einer stationären Unterbringung erhalten. Für diese Prioritätensetzung werden zwei Gründe genannt: einerseits der akute Mangel an Krankenhaus- und Altenheimplätzen (Anfang der siebziger Jahre!), der es notwendig mache, die stationäre Unterbringung solange wie möglich hinauszuschieben und die Verweildauer in Krankenhäusern zu verkürzen; andererseits die erkennbaren Wünsche der Betreuten, auch im Falle von Krankheit oder Altersschwäche solange wie möglich in der gewohnten häuslichen Umgebung zu verbleiben.

– Durch ein *flächendeckendes Netz* von Sozialstationen sollen regionale Ungleichgewichte in der Versorgung mit Ärzten und Gemeindepflegestationen beseitigt werden. Dies gilt vor allem mit Bezug auf das Versorgungsgefälle zwischen Stadt und Land sowie zwischen Stadtzentren und Stadtrandgebieten.

– Durch *neue Formen der Arbeits- und Personalorganisation* soll dem starken Rückgang an Gemeindepflegestationen entgegengewirkt werden. Daraus werden zwei Unterziele abgeleitet: einerseits die Notwendigkeit, das Berufsbild der ambulanten Krankenpflegeberufe durch verbesserte Arbeitsbedingungen attraktiver zu machen; andererseits die Notwendigkeit, durch eine bessere Abstimmung zwischen kommunalen, kirchlichen und verbandlichen Trägern ambulanter Pflegedienste sowohl die Einteilung der Versorgungsregionen als auch den Einsatz des Personals effektiver zu gestalten.

– Die *Eigeninitiative der Kirchen und Verbände* bei der Verbesserung des Angebots an Pflegediensten soll ebenso gefördert werden wie die *Selbsthilfe der Betroffenen*. Daraus werden folgende Teilziele abgeleitet: Zum einen soll durch die Bereitstellung staatlicher Fördermittel ein finanzieller Anreiz für Kirchengemeinden, Kommunen und Wohlfahrtsverbände gegeben werden, eigene Mittel für Investitions- und Betriebskosten im Bereich der ambulanten Sozial- und Gesundheitspflege einzusetzen. Zum zweiten sollen die Sozialstationen nicht nur unmittelbare ‚Hilfe an der Person' anbieten, sondern auch pflegerische Kurse und Pflegegeräte für diejenigen bereithalten, die sich in Form der Selbst- und Nachbarschaftshilfe um pflegebedürftige Verwandte oder Nachbarn bemühen wollen. Damit verbunden ist die Aufforderung an die Sozialstationen, ein ‚Netz' ehrenamtlicher und nebenberuflicher Helfer aufzubauen oder wieder zu beleben.

Durch zwei schriftliche Umfragen bei insgesamt 187 Sozialstationen im Frühjahr 1978 (81 Rückantworten) und bei 560 Sozialstationen im Sommer 1979 (150 Rückantworten) sowie durch differenzierte Fallstudien über 11 Sozialstationen in den Bundesländern Baden-Württemberg und Niedersachsen haben wir die Frage untersucht, ob und auf welche Weise die formulierten Ziele tatsächlich verwirklicht bzw. ‚vor Ort' umgesetzt worden sind (*Dahme* u.a. 1980). Die Ergebnisse dieser Untersuchung seien hier stichwortartig zusammengefaßt:

a) Die *Kooperation zwischen den Anbietern* sozial- und gesundheitspflegerischer Dienste verändert sich angesichts der diesbezüglichen Auflagen in den staatlichen Förderrichtlinien nicht nur formal, sondern auch faktisch. Dies gilt nicht so sehr für die Zusammensetzung des Anbieterkreises, wo auch nach Inkrafttreten der Förderprogramme an den meisten Orten *die bisherigen Träger (Anbieter) dominieren*. Es gilt jedoch im Hinblick auf veränderte Formen der Zusammenarbeit zwischen bis dahin vereinzelt auftretenden Anbietern (Trägern). Zum einen drückt sich dies in der Schaffung *gemeinsamer* Anlauf- und

Vermittlungsstellen und in der Bündelung von Diensten (einschließlich der gemeinsamen Anschaffung und Nutzung von Pflegegerät) aus. Zum anderen gilt es auch für die Kooperation zwischen Sozialstationen und anderen privaten, halböffentlichen oder öffentlichen Trägern von Leistungen, Maßnahmen und Einrichtungen des Sozial- und Gesundheitswesens.

b) Veränderungen ergeben sich auch im Bereich der *Aufbringung und Verwaltung von Finanzmitteln*. Durch die staatlichen Förderrichtlinien – und die zeitlich parallel laufenden Ergänzungen der RVO – ist die finanzielle Ausstattung der ambulanten Sozial- und Gesundheitsdienste wesentlich verbessert worden. Neben der Gewährung direkter Landeszuschüsse wirkt es sich positiv aus, daß die kommunalen Gebietskörperschaften (vor allem die Landkreise) der in den Richtlinien ausgesprochenen Aufforderung nachkommen, sich in angemessenem Umfang an den Kosten der Sozialstationen zu beteiligen. Durch die öffentlichkeitswirksame staatliche Unterstützung der ambulanten Sozial- und Gesundheitspflege werden auch die Krankenversicherungsträger veranlaßt, stärker als bis dahin zu den Kosten der Sozialstationen beizutragen. Nichtsdestoweniger schließt die Mehrzahl der Sozialstationen ihren Jahreshaushalt mit einem Defizit ab.

c) Durch die Erfüllung der in den Förderrichtlinien enthaltenen Auflagen ergeben sich auch *Änderungen in der Aufbau- und Ablauforganisation* der Sozialstationen. Alle von uns untersuchten Einrichtungen weisen zentrale Anlauf- und Vermittlungsstellen für die Entgegennahme von Anfragen und für die Einsatzplanung des Personals aus. Allerdings variieren Kompetenzen und Arbeitsorganisation der zentralen Stellen stark. Teils werden die Aufgaben der Geschäftsführung und der Einsatzleitung für das Pflegepersonal *zentral* bei einer Stelle (Person) zusammengefaßt, teils sind sie *dezentral* auf mehrere Stellen oder Personen verteilt (ehrenamtliche oder hauptberufliche Geschäftsführer; Einsatzleiterinnen, die diese Aufgabe neben ihrer Pflegetätigkeit wahrnehmen, und Einsatzleiterinnen, denen fast ausschließlich Leitungs- und Verwaltungsaufgaben obliegen). Wie der Grad der faktischen Zentralisierung so ist auch der Grad der Formalisierung von Arbeitsabläufen eher gering. Dienstanweisungen oder Dienstordnungen liegen zwar bei der Mehrzahl der Sozialstationen vor, jedoch werden die notwendigen Festlegungen hinsichtlich Arbeitseinsatz, Gerätebenutzung sowie Vertretung im Urlaubs- und Krankheitsfalle in der Regel gesprächsweise getroffen; dabei messen sowohl die Einsatzleitungen als auch die Pflegekräfte den regelmäßig stattfindenden Arbeitsbesprechungen große Bedeutung zu. Insgesamt hat durch die Neuorganisation und durch die Neuregelung der Mittelbewirtschaftung der Verwaltungsaufwand zugenommen. In den Stationen, wo die Geschäftsführung oder die Einsatzleitung bei examinierten Krankenschwestern oder sonstigen Pflegepersonen liegt, ist meist eine zusätzliche Verwaltungskraft vorhanden, die alle Aufgaben der Kartei-, Statistik- und Listenführung übernimmt. Trotz einer gewissen Tendenz zur Zentralisierung und Formalisierung haben sich jedoch die alltäglichen *Arbeitsverrichtungen der Pflegekräfte* kaum verändert.

d) Die stärksten Veränderungen sind im Bereich der *Personalstruktur* und der *Personalzusammensetzung* eingetreten. In fast allen Stationen ist nach Inkrafttreten der Förderrichtlinien die Zahl der Pflegekräfte deutlich angestiegen. Gleichzeitig hat der Anteil der Beschäftigten, die eine spezielle Ausbildung absolviert haben (z. B. als Gemeindekrankenschwester, Hauswirtschafterin, Krankenpfleger, Altenpflegerin), stark zugenommen. Diese Verbesserungen in der personellen Ausstattung (Stellenvermehrung, Anhebung des Qualifikationsniveaus) sind auf die mit den staatlichen Förderrichtlinien angestrebten Verbesserungen der Personalstruktur und der Arbeitsbedingungen zurückzuführen. Durch die eingetretene Personalvermehrung ist es bei den meisten Stationen möglich, auf die früher übliche hohe Zahl von Überstunden zu verzichten. Zur Entlastung der examinierten Krankenschwestern und Krankenpfleger von ‚fachfremden' Aufgaben sind in fast allen Stationen Familien- oder Hauspfleger(innen)/Familienpflegehelfer(innen) sowie bei einem Teil der Einrichtungen Altenpfleger(innen)/Altenpflegehelfer(innen) angestellt worden. Insofern ist die von den Landesregierungen angestrebte „Spezialisierung und Differenzierung der einzelnen Arbeitsplätze" eingetreten, was insgesamt die Eigendynamik und die Eigeninteressen der professionellen Gruppen in diesem Bereich erheblich gefördert hat.

e) Im Zusammenhang mit dieser „Spezialisierung und Differenzierung der Arbeitsplätze" hat sich auch das *Leistungsspektrum der Einrichtungen* verändert. Alle Sozialstationen konzentrieren sich auf die Kernangebote, die durch die staatlichen Förderrichtlinien festgelegt sind: Krankenpflege, Haus- und Familienpflege (sowie Dorfhilfe), Altenpflege. Weniger häufig findet man demgegenüber ein Angebot an ‚offener Altenhilfe', das über die auch bei anderen Hilfebedürftigen geleisteten pflegerischen Dienste hinausgeht. Auch der in den Förderrichtlinien empfohlene Ausbau der „Beratung in sozialen Angelegenheiten" und der „Vermittlung an andere soziale Dienste" ist noch nicht überall vollzogen. Zwar wird im Rahmen der Ausbildung der Gemeindekrankenschwestern und der Fortbildung des Pflegepersonals ein zunehmendes Gewicht auf die Schulung der Fähigkeit zur Beratung gelegt, aber nur wenige Sozialstationen setzen hierfür speziell ausgebildetes Personal (z. B. Sozialarbeiter, Sozialpädagogen) ein.

Eine deutliche Ausweitung des Leistungsspektrums läßt sich im Hinblick auf Schulungskurse in Krankenpflege und Hauspflege feststellen. Auf diese Weise sollen die Selbsthilfe sowie die Unterstützung des nur zeitweilig eingesetzten professionellen Personals im Rahmen der Familie sowie die Nachbarschaftshilfe gefördert werden.

Faßt man die Zielsetzungen der Neuorganisation und die Formen ihrer Verwirklichung pointiert zusammen, so ergibt sich: In allen Bundesländern läßt sich ein merklicher Auf- und Ausbau ambulanter Pflegedienste feststellen, wodurch Alternativen zur stationären Versorgung geboten werden. In einigen Bundesländern und Regionen sind die Bemühungen um ein flächendeckendes Netz ambulanter Sozial- und Gesundheitsdienste schon weit fortgeschritten, was durch die Bereitstellung staatlicher Finanzmittel und durch eine effektivere Organisation der bisher vereinzelt angebotenen Dienste erreicht werden konnte. Die neuen Formen der Arbeits- und Personalorganisation haben zu einer stärkeren Koordination und Bündelung von Diensten (durch zentrale Anlauf- und Vermittlungsstellen sowie durch Arbeitsgemeinschaften und eingetragene Vereine von Trägern) geführt, ohne daß dies in der Mehrzahl der Fälle eine starke Zentralisierung und Formalisierung der Dienstleistungserbringung zur Folge gehabt hätte. Zugleich sind durch Stellenvermehrung und Stellenanhebung die Arbeitsbedingungen für das Personal verbessert worden, wodurch sich das Angebot an Pflegekräften in quantitativer und qualitativer Hinsicht erweitert hat. Im Zuge der damit einhergehenden Spezialisierung sind die früher von den Gemeindekrankenschwestern (mehrheitlich Diakonissen, Ordensschwestern) ‚einheitlich' angebotenen Pflegedienste auf eine Mehrzahl von spezialisierten Berufsgruppen verlagert worden (examinierte Krankenschwestern/Krankenpfleger; Krankenpflegehelfer; Haus- und Familienpfleger; Dorfhelfer; Altenpfleger/Altenpflegehelfer). Die Eigeninitiative der kirchlichen und verbandlichen Träger der Wohlfahrtspflege konnte insofern erhalten werden, wie sie – auf der Grundlage staatlicher und kommunaler Zuwendungen – auch in der Gegenwart die Hauptlast der ambulanten pflegerischen Versorgung tragen und dabei auch Eigenmittel (Spenden, Kirchensteuern) einsetzen. Familiale Selbsthilfe und (teils ehrenamtliche, teils nebenberufliche) Nachbarschaftshilfe werden durch Ausbildungskurse und den Verleih von Pflegegeräten gefördert.

Ob und in welchem Umfange es dabei gelingt, laienhafte und unentgeltliche Dienstleistungen wieder zu aktivieren, zu initiieren oder zu organisieren, soll im nächsten Abschnitt untersucht werden.

1.4. Unterstützung und Organisation der familialen Selbsthilfe und der Nachbarschaftshilfe durch Sozialstationen

1.4.1. Bedingungen nicht-professioneller Hilfeleistungen im Pflegebereich

Der Versuch, mit der Neuorganisation ambulanter Sozial- und Gesundheitsdienste familiale Selbsthilfe und sozial-räumliche Nachbarschaftshilfe zu reaktivieren oder zu erhalten, muß angesichts der zuvor festgestellten *Abnahme des Selbsthilfepotentials* und der massiven *Ausweitung der professionellen Berufsgruppen* im Pflegebereich (*durch* die Neuorganisation) als paradox erscheinen.

Gleichwohl nehmen die staatlichen Förderrichtlinien für Sozialstationen und die diesbezüglichen Stellungnahmen kirchlicher und verbandlicher Träger der Wohlfahrtspflege implizit oder explizit darauf Bezug. Beispielhaft sei dies an ministeriellen Verlautbarungen und Richtlinien aus den Bundesländern Baden-Württemberg und Niedersachsen illustriert, wo im Zusammenhang mit den *Zielsetzungen* der Neuorganisation folgendes ausgeführt wird:

„Der Sozialstation soll die Nachbarschaftshilfe ein- oder angegliedert werden. Die Nachbarschaftshilfe soll der Station die notwendige personelle Verstärkung vor allem für die Haus- und Familienpflege bringen. Der Bürger bekommt in der Nachbarschaftshilfe die Möglichkeit, für andere Menschen tätig zu werden.“ (*Griesinger* 1976, S. 145)

Während in dieser Stellungnahme der baden-württembergischen Sozialministerin lediglich der Aspekt der Nachbarschaftshilfe angesprochen wird, findet in den Richtlinien des Landes von 1977 auch die familiale Selbsthilfe Berücksichtigung. Zugleich werden die Maßnahmen umrissen, mit denen derartige Aktivitäten initiiert und unterstützt werden sollen:

„Die Nachbarschaftshilfe soll durch Schulung der ehrenamtlichen und nebenberuflichen Helfer gefördert werden.

Durch ein Angebot von Kursen in häuslicher Krankenpflege soll die Bevölkerung dazu angeregt werden, sich die erforderlichen Kenntnisse zur Selbsthilfe anzueignen. . . .

Ehrenamtliche und nebenberuflich tätige Kräfte sollen insbesondere in der Haus- und Familienpflege sowie in der Altenpflege eingesetzt werden.“ (*Richtlinien BaWü* 1977, Ziff. 2.3 und 6.4).

In den niedersächsischen Empfehlungen von 1976 und in den Richtlinien von 1977 wird sowohl die Initiierung von Selbsthilfe als auch die Förderung von Nachbarschaftshilfe mit ähnlichen Formulierungen postuliert. Dabei werden 3 Formen pflegerischer Tätigkeit, die nicht von hauptberuflich tätigem Personal und nicht notwendigerweise von Vollzeitkräften getragen werden, angesprochen: a) die *Selbsthilfe*, durch die vor allem *Familienangehörige* kranker oder alter Menschen in die Lage versetzt werden sollen, aktiv an der Grundpflege mitzuwirken (hierzu gehören insbesondere Betten und Lagern, Körperpflege, Hilfen im hygienischen Bereich, Körpertemperaturmessen, Tag- und Nachtwachen); b) die *nebenberufliche Pflegetätigkeit*, durch die vor allem Hausfrauen (aber auch Berufstätige) dafür gewonnen werden sollen, sich stundenweise gegen Zahlung eines *Entgeltes* für Aufgaben im Bereich der Haus- und Familienpflege sowie der Altenpflege zur Verfügung zu stellen; c) *ehrenamtliche Mitwirkung* im pflegerischen oder administrativen Bereich von Sozialstationen, wobei hier im Unterschied zu den nebenberuflichen Hilfskräften *kein Entgelt* gezahlt wird.

Faßt man Selbsthilfe durch den Pflegebedürftigen oder seine Angehörigen, Nachbarschaftshilfe bei der Wahrnehmung pflegerischer Aufgaben und ehrenamtliche Mitwirkung bei Verwaltungsaufgaben unter dem Oberbegriff *nicht-professionelle Hilfeleistungen* zusammen, so müssen folgende Dimensionen unterschieden werden, die im Einzelfall in unterschiedlichen Kombinationsformen auftreten können (*Hegner* 1979):

a) Art und Umfang der *Ausbildung* oder *Vorbildung* für die Wahrnehmung der Hilfeaufgaben; hier reicht das Spektrum von dem Staatsexamen der Krankenschwester oder des Krankenpflegers über die nach zweijährigen Lehrgängen staatlich anerkannte Altenpflegerin oder Familienpflegerin bis hin zur häuslichen Pflegehelferin, die zwischen 6 und 32 Doppelstunden in „Gemeindepflegeseminaren" absolviert hat, und zur „freitätigen" oder „ehrenamtlichen" Nachbarschafts- und Familienhilfe, die an einem Kursus in Haus- oder Familienpflege teilgenommen hat (*Innere Mission* 1974, S. 377ff.).

Eine schriftliche Umfrage bei 150 Sozialstationen, die praktisch alle Krankenpflege und Altenpflege anbieten, hat gezeigt, daß in nur 25% der Fälle *ehrenamtliche Mitarbeiter* in der Altenpflege und -betreuung und nur in 17% der Fälle selbständig in der Krankenpflege tätig sind. Nur in 40% aller Sozialstationen gibt es Fachkräfte für den Pflegebereich (insbes. Krankenschwestern, Krankenpfleger) als *teilzeit- und nebenberuflich Beschäftigte*; Altenpfleger oder Altenpflegehelfer sind nur in etwa 10% aller Sozialstationen als teilzeit- und nebenberufliche Kräfte eingesetzt.

Der größte Teil der ehrenamtlichen Mitarbeiter ist in Aufgabenbereichen ohne spezifische Ausbildungserfordernisse tätig: Besuchsdienste, Einkaufsdienste, Wasch- und Putzdienste (vgl. *Dahme* u.a. 1980, Teil 2).

b) Umfang der eingesetzten *Arbeitszeit*; hier reicht das Spektrum von Halbtagskräften mit einer regelmäßigen Beschäftigung (zu bestimmten Tageszeiten oder an bestimmten Wochentagen) bis hin zu Mitarbeitern, die nur stundenweise und nach Bedarf eingesetzt werden.

Bei dem weit überwiegenden Teil der 150 untersuchten Einrichtungen liegt die Zahl der Teilzeitbeschäftigten höher als diejenige der Vollzeitkräfte. 61% der Sozialstationen beschäftigen zwischen 1 und 7 Teilzeitkräften, und 12% sogar 16 und mehr teilzeitbeschäftigte Mitarbeiter.

c) Art der *vertraglichen Bindung* und der *Honorierung*; hier reicht das Spektrum von der Anstellung des Personals im Rahmen tarifvertraglicher Vereinbarungen (meist in Anlehnung an den Bundesangestelltentarif) über Werkverträge mit Festsetzung eines bestimmten Stundenhonorars und Regelung der Haftungsfragen bis hin zu vertraglichen Abmachungen, bei denen kein Honorar vereinbart, jedoch die haftungsrechtlichen Fragen zur Entlastung des Beschäftigten geregelt werden. Es besteht ein enger Zusammenhang zwischen Umfang der eingesetzten Arbeitszeit und Art der vertraglichen Bindungen. Neben den Vollzeitkräften (mit Ausnahme weniger Ordensschwestern und Diakonissen) ist auch ein Großteil der Teilzeitkräfte (vor allem bei Halbtagstätigkeit) arbeits- und tarifvertraglich abgesichert. Bei den nebenberuflich Tätigen (mit einer Arbeitszeit unter 20 Wochenstunden) finden sich sowohl arbeitsvertragliche als auch werkvertragliche Vereinbarungen. Je nach Bedarf eingesetzte nebenberufliche Kräfte (vor allem häusliche Familienpflegehelfer, Nachbarschaftshelfer) erhalten im Rahmen werkvertragsähnlicher Abmachungen in der Regel ein Entgelt (Stundenhonorar), eine Aufwandsentschädigung (z.B. für Fahrtkosten) oder zumindest eine haftungsrechtliche Absicherung. Ein ‚Sonderfall' *ehrenamtlicher Tätigkeit* liegt dann vor, wenn pflegerische Aufgaben in Form der Selbsthilfe oder der Nachbarschaftshilfe *ohne* eine vertragliche Anbindung an die Sozialstation erbracht werden.

Bei einer im Frühjahr 1978 durchgeführten schriftlichen Befragung in 81 Sozialstationen des Bundesgebiets geben 18,5% der Einrichtungen an, daß sie keinerlei ehrenamtliche Helfer beschäftigen. In rd. 14% der Stationen liegt die Zahl der ehrenamtlichen Helfer zwischen 1 und 5, in 10% der Stationen zwischen 6 und 10, in 26% zwischen 11 und 30 und in 7,4% der Einrichtungen sogar über 30 (*Grunow/Hegner/Lempert* 1979, S. 209). Durch die Ergebnisse der im Sommer 1979 durchgeführten Umfrage bei 150 Sozialstationen werden diese Größenordnungen im wesentlichen bestätigt. Die Angaben über die durchschnittliche Zahl der Arbeitsstunden, die von ehrenamtlichen Mitarbeitern pro Woche geleistet werden, schwanken stark; etwa die Hälfte der befragten Sozialstationen macht überhaupt keine Angaben, was darauf schließen läßt, daß ehrenamtliche Kräfte je nach Bedarf und in stark wechselndem zeitlichem Umfang eingesetzt werden.

Soweit der Überblick über die verschiedenen Dimensionen, die implizit oder explizit angesprochen sind, wenn von *nicht-professionellen Hilfeleistungen* die Rede ist. Dabei sind noch all jene pflegerischen Hilfen vernachlässigt worden, die im Kontakt zwischen Familienangehörigen, Nachbarn oder Angehörigen einer Religionsgemeinschaft *ohne* Entgelt, besondere Ausbildung und vertragliche Vereinbarungen erbracht werden (*Leitner/Pinding* 1978).

1.4.2. Auswirkungen der Förderung von Sozialstationen auf die Laienaktivierung

In den Empfehlungen und Förderrichtlinien der Landesministerien werden die Sozialstationen jedoch auch aufgefordert, spezielle Anstrengungen zur *Initiierung und Unterstützung von Selbsthilfe und Nachbarschaftshilfe* zu unternehmen. Dies geschieht nach den Ergebnissen der Befragung von 150 Einrichtungen in unterschiedlichem Maße und auf unterschiedliche Weise:

– Im Rahmen der *täglich* erbrachten Dienstleistungen werden in 48% der Einrichtungen Pflegegeräte verliehen, also technische Voraussetzungen für Selbsthilfe und Nachbarschaftshilfe geschaffen. In weiteren 37% der Sozialstationen geschieht dies nur von Zeit zu Zeit.

– 11% der Einrichtungen geben an, daß sie täglich mit der „Anregung und Organisation von Nachbarschaftshilfe" befaßt sind. Weitere 64% tun dies „monatlich bzw. nur von Zeit zu Zeit". Weniger als 10% der Sozialstationen befassen sich täglich mit der Anregung und Betreuung von Selbsthilfegruppen.

– 68% der Einrichtungen bieten – in unterschiedlichen Zeitabständen – Kurse in Krankenpflege an, widmen sich also der Aus- oder Fortbildung von nebenberuflich und ehrenamtlich tätigen Pflegekräften.

Zusammenfassend läßt sich sagen, daß die Bemühungen der Sozialstationen um Initiierung und Unterstützung von Selbsthilfe und Nachbarschaftshilfe zum einen mit weitem Abstand hinter der professionellen Erbringung pflegerischer Dienstleistungen rangieren und zum anderen weniger intensiv sind, als einige Landesministerien oder Wohlfahrtsverbände dies unter Betonung des Subsidiaritätsprinzips erwartet haben. In einigen Bundesländern widmen sich lediglich zwischen einem Viertel und einem Drittel der Sozialstationen der Förderung und Organisation von Nachbarschaftshilfen. Große und mittlere Sozialstationen (mit mehr als 4 bzw. mehr als 8 Vollzeitbeschäftigten) befassen sich stärker mit diesen Aufgaben als kleine (4 und weniger Vollzeitkräfte), und Einrichtungen in der Trägerschaft evangelischer Kirchengemeinden oder des Diakonischen Werks tun dies häufiger als solche, die von katholischen Kirchengemeinden oder von der Caritas getragen werden (*Dahme* u.a. 1980, Teil 2).

Leider fehlen Vergleichsangaben für den Zeitraum *vor* Einrichtung der Sozialstationen, so daß sich keine verbindlichen Aussagen darüber machen lassen, ob die Zahl der ehrenamtlich oder nebenberuflich tätigen Helfer durch die Neuordnung der ambulanten Pflegedienste zugenommen oder abgenommen hat. In der schriftlichen Befragung von 21 Trägern der intensiv untersuchten Sozialstationen sind immerhin 71% der Meinung, daß die Sozialstationengründung das ehrenamtliche Engagement *nicht* behindert hat. In den Gesprächen mit Einsatzleiterinnen und Geschäftsführern von Sozialstationen findet man widersprüchliche Antworten auf diese Frage.

Immerhin wird in der Mehrzahl der Sozialstationen berichtet, man gebe sich einige Mühe, um durch Kurse in häuslicher Krankenpflege und in hauswirtschaftlicher Betreuung das Selbsthilfepotential zu erhöhen. Hierzu ein Beispiel:

„In der Station sind 25 ehrenamtliche Helfer vorhanden. Über den Aufbau dieser Gruppe berichtet der stellvertretende Vorsitzende des Trägervereins: „Wir haben uns den Pflegebereich dann organisatorisch vorgenommen. Es war terminiert, daß wir Kurse in häuslicher Krankenpflege machen. Und diese Kurse waren zum einen natürlich da, um die Leute einfach in ihrer unmittelbaren Familie etwas sicherer zu machen, um auch nicht wegen jeder Kleinigkeit die Gemeindeschwester beanspruchen zu müssen. Zum anderen war aber klar, daß wir auch daran dachten, daß man da am Abschlußabend die Leute anspricht, bei denen man sieht, die haben gewisse Begabungen, die können es sich auch zeitlich leisten . . ., daß man dann fragt: Wie wäre das, könnten wir Sie eventuell auch mal innerhalb Ihrer Gemeinde einsetzen, wenn irgendeine Nachbarschaftshilfe zu tätigen ist? Schwester X., unsere Leiterin, hat diese Kurse in häuslicher Krankenpflege sehr gut gemacht, und so haben wir jetzt, glaube ich, drei oder vier inzwischen durchgezogen, . . . und nachdem das jetzt immer stärker angenommen wird, sind wir jetzt dabei . . ., daß wir jemand auf Teilzeit anstellen wollen zum 1. Januar 1979, der das dann auch organisatorisch macht, denn eine gescheite Nachbarschaftshilfe muß man aufbauen, so daß diese „Leiterin" a) den Einsatzplatz kennt und b) auch sehen kann, welche Person geeignet ist, um sie dort einzusetzen. Wenn das nicht gescheit organisiert ist, dann soll man es besser bleiben lassen.... Wir haben ganz bewußt zunächst über Kooperationsvertrag versucht, diesen Auftrag des Gesetzgebers abzudecken, und sind ganz behutsam vorgegangen, bis wir sehen konnten, wir können es uns finanziell leisten und wir können es uns von der Inanspruchnahme her leisten. Wir wissen von anderen Einrichtungen, die ihre Leute rumsitzen haben; Hauspflegerinnen, die dann aushilfsweise im Kindergarten arbeiten." (*Tonbandprotokoll*)

Nicht alle Sozialstationen berichten über derart positive Erfahrungen. Dabei kann i. d. R. kein gültiges Urteil darüber abgegeben werden, ob Schwierigkeiten bei der Rekrutierung und beim Einsatz von Familienmitgliedern, ehrenamtlichen und nebenberuflichen Helfern a) auf unzureichende organisatorische Vorbereitung der Kurse und der Einsatzplanung, oder aber b) auf eine nur schwach ausgeprägte Bereitschaft der Bevölkerung zur Mitwirkung an solchen Tätigkeiten zurückzuführen sind. Nach einigen Anlaufschwierigkeiten und einer entsprechenden Öffentlichkeitsarbeit sei es letztlich aber doch möglich, nebenberufliche Kräfte für Aufgaben der Krankenpflege und der hauswirtschaftlichen Betreuung zu gewinnen, weil viele Hausfrauen ein Interesse daran hätten, ein wenig ‚eigenes Geld' zu verdienen.

Nach Aussagen der Sozialstationenvertreter werden die besten Erfahrungen noch mit der *familiären* Selbsthilfe gemacht, weil hier eine stärkere Motivation vorhanden sei, Kurse in häuslicher Krankenpflege zu absolvieren und das Gelernte bei Hilfsbedürftigen aus dem Familienkreis anzuwenden. Allerdings scheint sich – nach den uns vorliegenden Daten – die angestrebte Mitwirkung von Familienangehörigen vor allem auf ‚handwerkliche' Praktiken beim Richten von Betten, beim Waschen und Verbinden etc. zu konzentrieren. Die sozial-emotive Betreuung der Betroffenen steht ebensowenig zur Debatte wie die Erörterung der Belastungen für die Familie selbst. Die gegenwärtig dominierende Ausrichtung der ambulanten Pflegedienste läßt zwar noch eine seelsorgerische Orientierung des Personals zu, die durch die Krankheit einer Person entstehende soziale und psychische Belastung von Familienmitgliedern, Freunden und Nachbarn wird kaum berücksichtigt. Somit bleibt den Mitarbeitern der Sozialstationen ein Bereich denkbarer Ursachen für mangelnde Selbsthilfe und familiäre Fremdhilfe verschlossen.

Zusammenfassend wird man zu den Veränderungen im Bereich der Personalstruktur und des Personalbestandes sagen können: Während die staatlichen Förderprogramme bei den hauptberuflichen Kräften (Vollzeit- und Teilzeitbeschäftigte) erhebliche Verbesserungen sowohl in quantitativer als auch in qualitativer Hinsicht bewirkt haben, lassen sich angesichts der unterschiedlichen Erfahrungen bei den einzelnen Sozialstationen noch keine abschließenden Urteile darüber fällen, ob es tatsächlich gelingen kann, Selbsthilfe und (ehrenamtliche oder nebenberufliche) Nachbarschaftshilfe in nennenswertem Umfange zu erhalten oder gar zu verstärken. In einigen Gesprächen werden deutliche Hinweise dahingehend gemacht, daß in vielen Familien die positiven Erfahrungen mit einem professionellen Hilfeangebot dazu führen, die eigenen Bemühungen um Selbsthilfe zu verringern. Möglicherweise finden es viele Menschen eben doch bequemer, einer beruflichen Pflegekraft bei ihrer Arbeit zuzusehen als sich selbst in der Pflege zu engagieren.

Um ein anschaulicheres Bild über Art und Umfang der familialen Selbsthilfe zu gewinnen, ist dieser Gesichtspunkt bei der Beobachtung von 185 Pflegekontakten in 11 Sozialstationen mituntersucht worden:

– In allen 185 Beobachtungsfällen werden Aufgaben der ambulanten Krankenpflege von ausgebildeten Krankenschwestern wahrgenommen. Bei etwa der Hälfte der Patienten handelt es sich um die Durchführung ärztlich verordneter Pflegemaßnahmen. Bei 30% aller Kontakte werden Injektionen verabreicht, bei 21% handelt es sich um Messen des Blutdrucks oder der Körpertemperatur und um Medikamentenverabreichung, und bei 8% wird eine Katheterisierung oder eine Decubitus-Behandlung durchgeführt.

– Die Mehrzahl der Patienten ist älter als 65 Jahre. Frauen überwiegen gegenüber Männern (65%:35%). 27% der Patienten leben allein, 23% zusammen mit ihrem Ehepartner und 25% mit ihren Kindern bzw. Enkelkindern; 17% mit Ehepartnern und Kindern; der Rest war nicht eindeutig zuzuordnen.

– In 60% der beobachteten Fälle sind beim Hausbesuch außer dem Pflegebedürftigen noch andere Personen anwesend (in 42% eine, in 17% zwei und in 1% drei und mehr weitere Personen). Jedoch erfolgt nur in 4% der Kontakte eine aktive Mitwirkung der anwesenden Angehörigen bei der Pflege.

– In 17% der 185 Beobachtungsfälle gibt es Familienangehörige, Freunde oder Bekannte des Hilfebedürftigen, die für die Mitwirkung bei der Pflege angelernt worden sind. Dies trifft insbesondere mit Bezug auf solche Patienten zu, bei denen der Schweregrad der Erkrankung, Altersschwäche oder Behinderung tägliche Hausbesuche der Krankenschwester erforderlich macht; hier ist in 21% der beobachteten Fälle ein Familienmitglied für die Pflege angelernt worden, während dies nur für 12% der Fälle zutrifft, in denen Hausbesuche der Krankenschwester lediglich ein- oder mehrmals pro Woche stattfinden. Bei den Kontakten in ländlichen Regionen sind Familienangehörige häufiger pflegerisch vorgebildet als in der Stadt (23%:8%).

Zusammenfassend läßt sich feststellen: Mehr als die Hälfte der pflegebedürftigen Personen lebt in Haushaltsgemeinschaft mit Familienangehörigen, Freunden oder Bekannten; nur 27% leben allein. Die Tatsache, daß bei 60% der Kontakte außer dem Patienten und der Krankenschwester noch eine oder mehrere andere Personen (meist Angehörige) anwesend sind, läßt darauf schließen, daß sich Haushaltsmitglieder um den Pflegebedürftigen kümmern. Allerdings sind diese in 83% der Fälle nicht für die Mitwirkung bei der Pflege angelernt worden. Hier mag es sich auswirken, daß das Angebot an Kursen in häuslicher Krankenpflege bei der Mehrzahl der untersuchten Stationen noch dürftig ist und daß auch die Maßnahmen zur Initiierung und Unterstützung von Nachbarschaftshilfe oder Selbsthilfegruppen eher rudimentär sind.

1.5. Fazit: Entwicklungsmöglichkeiten der Sozialstationenkonzeption

Bei einer abschließenden Beurteilung der hier vorgetragenen Überlegungen darf nicht übersehen werden, daß nur ein verschwindend geringer Prozentsatz aller Pflegebedürftigen in der Bundesrepublik von berufsmäßigen Pflegekräften betreut wird. Eine in Sozialämtern durchgeführte Erhebung mit Bezug auf 5000 häusliche Pflegefälle, die Sozialhilfe erhalten, zeigt, daß die meisten Pflegebedürftigen von ihren Angehörigen betreut werden; 8% erhalten Hilfe von Nachbarn und 3% von professionellen Pflegekräften (*Häusliche Pflegefälle* 1976). Eine Befragung in 1489 Haushalten läßt erkennen, daß im Untersuchungszeitraum (Juni 1976–Juni 1977) 43% der Haushalte ein erkranktes Mitglied (zuhause oder im Krankenhaus) haben; 23% der Haushalte haben zuhause einen bettlägerig Kranken (*Leitner/Pinding* 1978, S. 12). In 20% der Haushalte versorgen sich die Kranken selbst; in 75% erfolgt die Betreuung durch Familienangehörige (die innerhalb (57%) oder außerhalb (18%) des Haushalts des Pflegebedürftigen leben). 5% der Haushalte erhalten Unterstützung durch Nachbarn, Freunde oder Bekannte (*Leitner/Pinding* 1978, S. 17). *Lediglich 5% der Hilfebedürftigen erhalten Betreuung durch ambulante Pflegeberufe*, wobei Ein-Personen-Haushalte (vorwiegend alte Menschen/Frauen) im Vordergrund stehen (*Leitner/Pinding* 1978, S. 25).

Diese Ergebnisse deuten darauf hin, daß die Sozialstationen gegenwärtig kaum mehr als die „Spitze des Eisberges" im Hinblick auf den ambulanten Pflegebedarf erfassen. Berücksichtigt man die Ergebnisse einer Bevölkerungsumfrage in Niedersachsen, bei der nur etwa ein Drittel der Befragten die Einrichtung „Sozialstation" kannten und nur etwa 10% wußten, welches ihre Aufgaben/Leistungsangebote sind (vgl. *Institut für regionale Bildungsplanung* 1979, S. 45ff.), so wird man für die nächsten Jahre noch eine erhebliche Nachfragesteigerung erwarten dürfen. Dabei werden die Bestrebungen, auch die dauerhafte Kranken- und Altenpflege (*ohne* Behandlungskomponente) grundsätzlich durch die Sozialversicherungsträger finanzieren zu lassen (z.B. in Form einer Pflegeversicherung), eine bedeutsame Rolle spielen.

Ist damit ein weiterer *Abbau* der Selbsthilfe und Selbstorganisation zu erwarten? Auf der Basis der gegenwärtig vorliegenden empirischen Erkenntnisse ist zwar keine präzise Vorhersage möglich, jedoch kann man u.E. die Frage begründet mit „nein" beantworten. Dazu ist festzustellen,

- daß die Durchführung ambulanter Krankenpflege keinesfalls die kontinuierliche und aktive Betreuung der Kranken und Alten durch Angehörige/Bekannte/Nachbarn ersetzen kann; Tag- und Nacht-Dienste werden von Sozialstationen nur in Ausnahmefällen und nur für kurze Zeit übernommen;

- daß bei den alleinlebenden Personen, die ambulant gepflegt werden, durch die regelmäßige Anwesenheit einer Krankenschwester u. ä. die Beteiligung von Nachbarn erleichtert wird, da diese nun nicht die „letzte Verantwortung" für die zu betreuende Person übernehmen müssen; diese Aufteilung von Verantwortung ist selbstverständlich auch für die Familien mit einem pflegebedürftigen Mitglied eine psychische Erleichterung;
- daß auch die angebotenen Pflegekurse für Laien und der Verleih von Pflegegerät die Selbsthilfe eher stützen als verdrängen.

Ungeachtet dessen ist kaum zu erwarten, daß die in den Richtlinien formulierten Anforderungen an die Förderung bzw. Reaktivierung von familiärer Selbsthilfe und Nachbarschaftshilfe erkennbare Veränderungen erbringen werden, da sie die *strukturellen* Gründe für den Schwund an Selbsthilfebereitschaft nicht verändern. Von größerer Bedeutung könnte hierfür eine Ausweitung des Aufgabenspektrums von Sozialstationen in Richtung psycho-sozialer Beratung sein, um sowohl die Betroffenen als auch ihre Angehörigen *sozio-emotional zu unterstützen*, was letztlich auch die Selbsthilfebereitschaft fördern könnte. Diese Aufgabe wurde in den Förderrichtlinien – auf Intervention einiger Verbände – fast gar nicht berücksichtigt. Die Praxis zeigt jedoch die Unumgänglichkeit dieser „flankierenden Maßnahmen". Nach Angaben der Krankenschwestern gehören solche sozio-emotionalen Hilfestellungen zu ihren Alltagsaufgaben.

Geht man davon aus, daß sich die strukturellen Ursachen für die Abnahme des Selbsthilfepotentials (räumliche Distanz; Muster der Erwerbstätigkeit; Familienstrukturen und Wohnbedingungen; sonstige Belastungen durch die Heterogenität verschiedener Lebensphasen etc.) in Zukunft nicht wesentlich ändern lassen, so dürfte die zentrale Bedeutung der Sozialstationen in der oben beschriebenen *Verknüpfung von professionellen und nicht-professionellen Dienstleistungen* liegen.

Dabei geht es vor allem um die Mobilisierung und den Einsatz von freiwilligen (*nicht* hauptberuflichen und i. d. R. *nicht* speziell ausgebildeten) Helfern (vgl. die Beiträge in *Blätter der Wohlfahrtspflege* 9/1976; *Niedrig* 1977). Die Zuordnung von Hilfebedarf und Hilfeangebot wird sich im wesentlichen auf größere räumliche Bezugseinheiten als auf die Nachbarschaft konzentrieren müssen, i. d. R. auf den gesamten Einzugsbereich einer Sozialstation. Dies setzt allerdings voraus, daß alle bzw. möglichst viele örtlich vorhandene Einrichtungen und Gruppen mitwirken. Bei einer abschließenden Bewertung der in den vorangegangenen Abschnitten dargelegten Sachverhalte lassen sich in dieser Hinsicht noch erhebliche *Defizite* feststellen:

- Der kooperativ-abgestimmte Einsatz aller örtlich vorhandenen professionellen und *nicht*-professionellen Ressourcen für die ambulanten Pflegedienste etc. ist bisher nur in Ausnahmefällen verwirklicht.

– Die Art der finanziellen Förderung durch die Bundesländer stärkt einseitig die Vollzeitbeschäftigung professionellen Personals, so daß Teilzeitarbeit, Laienhilfe und Selbsthilfe eher behindert als gefördert werden.

– Trotz der vielfach vorhandenen „Einsatzleitung" fehlt es vor allem an organisatorischer Kompetenz, um die vielfältigen laienhaften Hilfekapazitäten sinnvoll und unbürokratisch in den Arbeitsprozeß der Sozialstation einzugliedern. Daher besteht die Gefahr, daß bereits vorhandene und bewährte Muster der Dienstleistungserbringung (wie z. B. Krankenpflegevereine) von der Beteiligung an der Sozialstation ausgeschlossen oder sogar durch Konkurrenten am gleichen Ort verdrängt werden.

– Da sich die Professionalisierungsinteressen des hauptamtlichen Personals ebenso wie die Interessen der örtlichen Akteure (insb. der Verbände) an der Ausweitung ihrer Domänen selbstverstärkend steigern werden, ist besonders von den Finanziers (Krankenkassen etc.) auf die Erbringung der nicht-professionellen Dienstleistungen hinzuwirken. Gegenwärtig wird dies sowohl durch die Finanzierung als auch durch die administrative Abwicklung der Mittelverwendung erschwert.

Selbst wenn man gegenwärtig nur eine begrenzte Verwirklichung der in die Neuorganisation sozial- und gesundheitspflegerischer Dienste gesetzten Erwartungen feststellen kann, ist es durchaus noch möglich, die Sozialstationen in zwei Hinsichten erfolgversprechend fortzuentwickeln: zum einen durch die Verstärkung der psychosozialen Komponente (neben den praktisch-pflegerischen Diensten) und zum anderen durch den weiteren Ausbau der Sozialstation zu einem Kristallisationspunkt für das Angebot und die Nachfrage *nicht*-professionell und *nicht*-hauptberuflich erbrachter Dienstleistungen. Daß der Anteil *unentgeltlich* erbrachter Dienstleistungen im Zuge dieser Entwicklung wieder vergrößert werden kann, ist jedoch nicht zu erwarten.

Literaturverzeichnis

Die Abkürzungen der Zeitschriftentitel sind den Internationalen Regeln angepaßt, Vergl.: *Leistner, O.:* Internationale Titelabkürzungen, Osnabrück, 2. Aufl. 1977.

Baden-Württemberg, Ministerium für Arbeit, Gesundheit und Sozialordnung: Richtlinien d. Ministeriums f. Arbeit, Gesundheit und Sozialordnung Bad.-Würt. f. d. Förderung v. Sozialstationen vom 10. Februar 1977.

Ballerstedt, E. u.a. (Hrg.): Soziologischer Almanach: Handbuch gesellschaftlicher Daten und Indikatoren. Frankfurt/M., 3 Aufl. 1979.

Bauer, R.: Wohlfahrtsverbände in der Bundesrepublik. Weinheim und Basel 1978.

Bergener, M. u.a.: Ungelöste Versorgungsprobleme psychisch Alterskranker. In: Akt Geront 4. Jg. (1974), S. 499–504.

Blätter der Wohlfahrtspflege 9/1976. Beiträge zu den ehrenamtlichen Mitarbeitern in sozialen Diensten.

Dahme, J./Grunow, D./Hegner, F.: Aspekte der Implementation sozialpolitischer Anreizprogramme. In: Mayntz, R.: Implementation politischer Programme: Empirische Forschungsberichte. Königstein/Ts. 1980, S. 154–175.

Dahme, J. u. a.: Die Neuorganisation der ambulanten Sozial- und Gesundheitspflege. Bielefeld 1980 (im Erscheinen).

Deutscher Caritasverband: Denkschrift des Deutschen Caritasverbandes zur Neuordnung der Gemeindekrankenpflege. Freiburg 1972.

Deutscher Caritasverband: Neuordnung der ambulanten gesundheits- und sozialpflegerischen Dienste (Sozialstationen). Freiburg 1974.

Deutscher Caritasverband: Sozialstationen und Sozialzentren: Ergebnisse einer ersten Bestandsaufnahme im Bereich des Caritasverbandes. Freiburg 1975.

EKD, Rat der evangelischen Kirche in Deutschland: Die soziale Sicherung im Industriezeitalter. Gütersloh 1973.

Gesellschaftliche Daten 1977. Hrsg. v. Presse- und Informationsamt der Bundesregierung. Bonn 1977.

Griesinger, A.: Die Neuordnung der ambulanten pflegerischen Dienste. In: Arb. Soz. R, 25. Jg. (1976), S. 145–146.

Grunow, D./Hegner, F./Lempert, J.: Sozialstationen: Analysen und Materialien zur Neuorganisation ambulanter Sozial- und Gesundheitsdienste. Bielefeld 1979.

Häusliche Pflegefälle mit Sozialhilfe. In: Soz. Fort., 25. Jg. (1976), S. 189–190.

Hegner, F.: Inwieweit sind Sozialstationen geeignet, die nicht-professionelle Erbringung sozialer Leistungen zu fördern? In: Z. f. Soz. Ref., 25. Jg. (1979), S. 65–73.

Hegner, F.: Praxisbezogene Orientierungspunkte f. Veränderungen i. System d. soz. Sicherung: Bürgernähe, Sozialbürgerrolle, soz. Aktion. Bielefeld 1980 (zuerst 1979).

Hepp, N. (Hrg.): Neue Gemeindemodelle. Freiburg 1971.

Innere Mission: Neuordnung der Gemeindekrankenpflege: Zentrale Diakoniestation (Sozialstation). Sonderdruck aus der Zeitschrift „Die Innere Mission", 64. Jg. (1974), S. 355–383, Berlin 1974.

Institut f. regionale Bildungsplanung: Wirksamkeitsanalyse zum Programm „Sozialstationen in Niedersachsen". Hannover (Mskr.) 1979.

ISI (Institut für Systemtechnik und Innovationsforschung): Planungen und erste Realisierung zur Neuorganisation sozialer Dienste. Karlsruhe 1975.

Jetter, D.: Grundzüge der Hospitalgeschichte. Darmstadt 1973.

Jetter, D.: Grundzüge der Krankengeschichte (1800–1900). Darmstadt 1977.

Labisch, A.: Die gesundheitspolitischen Vorstellungen der deutschen Sozialdemokratie v. ihrer Gründung bis z. Parteispaltung. In: Arch. Soz. Gesch. 16. Jg. (1976), S. 325–370.

Labisch, A.: Der Arbeiter-Samariter-Bund 1888–1933. In: Ritter, G. A.: Arbeiterkultur. Meisenheim 1979, S. 145–167.

Lehmann, K.: Was ist eine christliche Gemeinde? In: Int. Kath. Zs. „Communio", 1. Jg. (1972), S. 481–497.

Leitner, K./Pinding, M.: Repräsentativumfrage zur häuslichen pflegerischen Versorgung. Berlin 1978.

Lueth, P.: Sozialstationen: Ein Modell für die Verbreiterung der Basis des Gesundheitssystems. In: N. Ges. 21. Jg. (1974), S. 503–509.

Lueth, P.: Soziale Erfindungen und Gemeinwesenmedizin. In: Prisma o. Jg. (1976a) H. 2, S. 12ff.

Lueth, P.: Sozialstationen und Gemeinwesenmedizin: Noten zum Thema „Sozialstationen im Modellversuch". In: Soz. Fort. 25. Jg. (1976b), S. 254–257.

Luhmann, N.: Formen des Helfens im Wandel gesellschaftlicher Bedingungen. In: Otto, H. u. a.: Gesellschaftliche Perspektiven der Sozialarbeit, Bd. 1, Neuwied 1973, S. 21–44.

Mitterauer, M.: Grundtypen alteuropäischer Sozialformen: Haus und Gemeinde in vorindustriellen Gesellschaften. Stuttgart 1979.

NAV (Verband der niedergelassenen Ärzte Deutschlands): Entschließung Nr. 3, verabschiedet von der ordentlichen Bundeshauptversammlung des NAV am 15.–17. 11. 1974 in Köln.

NAV (Verband der niedergelassenen Ärzte Deutschlands): Arbeitsbericht 1974/75. Vorgelegt von der Hauptgeschäftsfühung anläßlich der NAV-Bundeshauptversammlung 1975 in Köln.

NAV (Verband der niedergelassenen Ärzte Deutschlands): Arbeitsbericht 1975/76. Vorgelegt von d. Hauptgeschäftsführung der NAV-Bundeshauptversammlung 1976 in Köln.

Niedersachsen, Minister für Soziales: Vorläufige Richtlinien für die Förderung von Sozialstationen durch das Land Niedersachsen. Runderlaß d. Ms. v. 29. 6. 1977, Nds. MBl Nr. 31/1577, S. 777.

Niedrig, H.: Ehrenamtliche Mitarbeit in der freien Wohlfahrtspflege. In: Theor. Prax. Soz. Arb. 28. Jg. (1977), S. 328–336.

Nomenklatur der Veranstaltungen und Einrichtungen der Altenhilfe. Kleine Schriften d. Dt. Vereins f. öff. u. priv. Fürsorge. Frankfurt/M. 1979.

Saekel, R.: Gesellschaftliches Defizit: Ambulante soziale Dienste. In: WSI Mitt. 31. Jg. (1978), S. 288–297.

Scherpner, H.: Theorie der Fürsorge. Göttingen 1962.

Schlauss, H.J.: Ambulante Pflegedienste. Sozialstationen: Analysen, Vorschläge, Materialien. Bonn-Bad Godesberg 1976.

Schulte, P. W./Wissing, W.: Einige soziale Charakteristika längerfristig behandelter geriatrischer Patienten in psychiatr. Großkrankenhäusern. In: Akt Geront 4. Jg. (1974), S. 459–462.

Tennstedt, F.: Geschichte der Selbstverwaltung in d. Krankenversicherung von der Mitte des 19. Jhs. bis zur Gründung der Bundesrepublik. Soziale Selbstverwaltung Bd. 2, Bonn 1977.

Wenig, M.: Häusliche Krankenpflege (P. 185 RVO). In: Krk. Vers. 30. Jg. (1978), S. 116–119.

Wirtschaft und Statistik hrsg. v. Statistischen Bundesamt, Stuttgart 1963, 1974.

2. Der gemeindepsychiatrische Dienst im Widerspruch zwischen professionellen und nicht-professionellen Hilfen

Barbara Riedmüller

Der folgende Beitrag beschäftigt sich mit der Entwicklung der Gemeindepsychiatrie unter dem Aspekt der Verknüpfung professioneller und nicht-professioneller Hilfen für den psychisch Kranken. Ausgangspunkt ist der Versorgungsanspruch der Gemeindepsychiatrie in Abgrenzung zur „Anstaltspsychiatrie" und die Umsetzung dieses Anspruchs in den gemeindepsychiatrischen (sozialpsychiatrischen) Dienst. Dabei sollen sowohl Formen der Institutionalisierung und Professionalisierung, als auch die konkrete Praxis der Dienste Aufschluß über die Verwirklichung eines neuen Umgangs mit psychischer Krankheit geben. Die Entwicklung der Gemeindepsychiatrie wird vor allem an der amerikanischen und italienischen Diskussion erläutert. Zur Darstellung der Arbeit der Dienste wird beispielhaft die Entwicklung in Berlin und München herangezogen.

2.1. Gemeindepsychiatrie als alternatives Versorgungskonzept

2.1.1. Sozial- und gesundheitspolitische Reformziele: Mängel der Versorgung

Die psychiatrische Versorgung ist in der Bundesrepublik im Vergleich zu anderen Ländern unverhältnismäßig rückständig geblieben. Während in England bereits 1959, in den USA 1963 Gesetze über die Neuordnung der psychiatrischen Versorgung erlassen wurden, in Italien seit 1978 das Gesetz zur Abschaffung der psychiatrischen Anstalt existiert, hat sich in der Bundesrepublik die Psychiatriereform bisher nur in Absichtserklärungen und vereinzelten Reform- (Modell-) Projekten niedergeschlagen. Die „Psychiatrieenquête" (Bericht 1975) enthält eine Fülle vom Empfehlungen zur Neuordnung vor allem der ambulanten Versorgung und sie hat der dezentralen gemeindenahen Organisation der Versorgung Priorität eingeräumt, doch eine Umsetzung dieser Empfehlungen läßt auf sich warten. In einer Stellungnahme der Bundesregierung zur Psychiatrieenquête (Februar 1979) heißt es, daß man sich den Zielvorstellungen der Sachverständigenkommission „nur in Stufen und über einen größeren Zeitraum" nähern können wird und erst nach 5–10 Jahren bei Berücksichtigung der finanziellen Mittel eine Verwirklichung „überdacht" werden könne. Eine noch größere Vorsicht gegenüber einer Reform der Versorgung zeigten die Länderregierungen, die sich z.T. den vom Bund bereitgestellten Mitteln zur Förderung von Modellprojekten verweigerten, die jetzt mit geringerem Finanzaufwand durchgeführt werden sollen. Vor dieser Kulisse entwickeln sich zur Zeit in der Bundesrepublik regional vereinzelt Konzepte ambulanter gemeindenaher Hilfen für psychisch Kranke, deren institutionelle Gestalten von Übergangs-, Tag- und Nachtkliniken, therapeutischen Wohngemeinschaften und gemeindepsychiatrischen (sozialpsychiatrischen) Diensten reichen. Ziel dieser Reformansätze ist die Überwindung der „kustodialen" Psychiatrie, die den psychisch Kranken aus seiner gewohnten sozialen Umgebung herauslöst, ihn sozusagen „ausgemeindet" und ihn der „psychiatrischen Ordnung" (*Castel* 1979) der Klinik unterwirft.

Im Mittelpunkt der psychiatrischen Reformdiskussion steht die Kritik der „Klinik", in der der psychisch Kranke – trotz aller Anstrengungen, die Psychiatrie als medizinische Wissenschaft aufzuwerten – nach wie vor „verwahrt" wird, da der Schutz der Gesellschaft vor der psychischen Störung im Vordergrund steht. Die Psychiatrie hat den Widerspruch zwischen „polizeilicher" Ordnungsfunktion und „fürsorgerischer" Pflege des chronisch Kranken bis heute nicht überwinden können (*Foucault* 1969; *Szasz* 1970).

Solange also die stationäre Verwahrung des Kranken als die einzig richtige Behandlungsmethode galt, konnten die zumeist ländlich abgeschiedenen Anstalten die Versorgungsaufgaben erfüllen. Inzwischen ist diese Behandlungsmethode fragwürdig geworden. Dafür gibt es verschiedene Gründe. Eine häufige Erklärung in der wissenschaftlichen Literatur ist, daß mit dem ‚Fortschritt' der Anwendung von Psychopharmaka die Klinik ihre Rolle als zentrale Versorgungsinstanz der Tendenz nach einbüßt. Die Aufenthaltsdauer der Patienten wurde geringer, der Anteil der chronisch Kranken sank und damit wurde die Reintegration des entlassenen Patienten zum Problem. Es mußten neue Behandlungsmethoden entwickelt werden. Diesem neuen Bedarf entsprechend wurden gesundheitspolitische Forderungen gestellt, die vor allem den Ausbau „komplementärer" Einrichtungen betraf: ambulante Nachsorge, Übergangseinrichtungen, beschützte Arbeitsplätze etc. Auch die Klinik selbst geriet unter Reformzwang, der Mechanismus der „Drehtürpsychiatrie" und die Folgen des „Hospitalismus" erregten öffentliches Interesse; sie waren mit der Ideologie der sozialen Integration nicht vereinbar.[1] Es wurde die Integration der Psychiatrie in die Allgemeinmedizin gefordert; die Neugliederung der psychiatrischen Anstalt

[1] Scull (1977) dagegen erklärt die „Finanzkrise" des Staates zum treibenden Faktor der Psychiatriereform. Die Strategie des Sparens schlägt sich in der Planung von kostengünstigeren Behandlungsmethoden nieder und hat nach Scull in den USA dazu geführt, daß viele ehemalige Patienten in die sozialen Ghettos ohne jegliche Hilfe „entlassen" wurden (vgl. *Wambach/Hellerich* 1980).

nach Patientengruppen und eine „überschaubare“ Organisation der Klinik sollten diesem Anspruch gerecht werden. Die großen Kliniken sollten verkleinert, dezentralisiert bzw. „sektorisiert“ werden.

Indem die Behandlung der psychischen Krankheit als Aufgabe der ambulanten Sozial- und Gesundheitsdienste gefordert wird, rückt die ‚Krankheit‘ wieder näher an die Gesellschaft heran, muß auf das Problem der psychischen Abweichung eine neue Antwort gefunden werden.

In beinahe allen Stellungnahmen zur Psychiatriereform wird ein Ansteigen der Erkrankungsraten dem Fehlen an geeigneten therapeutischen Behandlungsmethoden und ambulanten Hilfen, vor allem der Rehabilitation, gegenübergestellt (vgl. Psychiatrieenquête). Namentlich die psychologischen und psychotherapeutischen Berufsverbände haben sich, um ihre professionellen Interessen durchzusetzen, auf derartige epidemiologische Befunde berufen (vgl. *Schwartz* 1978, *Cramer* 1978). Ein zunehmender Bedarf an psychologischer/psychotherapeutischer Beratung und Behandlung läßt sich zwar in einer steigenden Inanspruchnahme von Beratungsdiensten u. a. vermuten, gesicherte epidemiologische Ergebnisse liegen dazu bisher nicht vor (*Keupp* 1980). Gegenüber einer vagen epidemiologischen Annahme über den Bedarf an professionellen Hilfen für psychisch Kranke läßt sich allerdings plausibel machen, daß die zunehmende Zerstörung der „natürlichen“ sozialen Netze, der Familie, der Nachbarschaft, der Gemeinde bedingt, daß neu auftretende psychosoziale Belastungen nicht verarbeitet werden können. Dieses mangelnde „Problemlösungsverhalten“ wird in neueren Ansätzen der Sozialepidemiologie hervorgehoben (vgl. Zusammenfassung *Keupp* 1980, *Badura* 1979). Aus diesen Überlegungen folgt, daß entsprechend den belastenden Lebenssituationen und den individuellen Bewältigungsformen („coping“) Hilfsangebote erfolgen müßten, um eine weitere „Krankheitskarriere“ zu vermeiden (*Dohrenwend* 1978). In dieser Perspektive zeigt sich ein neuer „Blick“ auf die psychische Störung, der sich grundsätzlich abwendet von der psychiatrischen Praxis den Kranken abzusondern, auszugliedern, denn im Mittelpunkt steht die sozial- und gesundheitspolitische Zielsetzung, die soziale Integration des Kranken zu erhalten und wieder herzustellen.

2.1.2. Was ist Gemeindepsychiatrie?

2.1.2.1. Gemeindeorientierung als politisches Programm

Das Modell der Gemeindepsychiatrie hat sich vor allem in England und in den USA entwickelt, dort entstanden als Erfolg einer breiten Bürgerrechtsbewegung die „Community Mental Health Centers“, durch die eine neue psychiatrische Grundorientierung verwirklicht werden sollte: Psychische Störungen sollten dort behandelt werden, wo sie entstehen, nämlich in der konkreten sozialen

Umwelt des Menschen[2], und psychische Störungen sollten rechtzeitig erkannt und verhindert werden. Gemeindepsychiatrie meint demnach ein sozial- und gesundheitspolitisches Programm, das sowohl ein bestimmtes „Handlungs"-, als auch ein „Organisationsprinzip" (*Dörner* u.a. 1979, S. 14) impliziert. Es soll

a) die soziale Ausgrenzung des Kranken aus der Gesellschaft rückgängig gemacht werden;
b) es sollen in der Gemeinde die Bedingungen für ein gesundes Leben hergestellt werden und
c) es soll durch ein Netz von Hilfen eine optimale Wiederherstellung der Gesundheit gesichert werden (*Dörner* u.a. 1979, S. 14).

Gemeindepsychiatrie bezeichnet zugleich den Prozeß, durch den die psychische Störung an den Ort zurückgegeben wird, der sie hervorruft. Dieser Prozeß der „Deinstitutionalisierung" (*Bachrach* 1979) bedeutet die Verlagerung der Versorgung in die Gemeinde und zielt auf die Reintegration bereits hospitalisierter Patienten in die Gemeinde und die künftige Vermeidung einer Hospitalisierung. Der Begriff Gemeinde legt im Deutschen falsche Konnotationen nahe. Er assoziiert „kirchliche Gemeinde" und in der Entwicklung der Gemeindepsychiatrie in der Bundesrepublik wird diese Assoziation durch die häufig sich durchsetzende kirchliche Trägerschaft von gemeindenahen Diensten bestätigt. In England, den USA und neuerdings vor allem in Italien ist „Gemeinde" als politischer Begriff verstanden; mit der Orientierung an der Gemeinde soll eine demokratische Organisation des Gesundheitsdienstes erreicht werden (vgl. *Trojan/Waller* 1979). Demokratisierung bezieht sich dabei sowohl auf die Beteiligung der Bürger an der Planung, Verwaltung und vor allem an der Versorgung in der Gemeinde, indem er als Laie, als Mitglied einer Selbsthilfegruppe einbezogen wird. Demokratisierung bedeutet aber auch die Herstellung gleicher Chancen für die psychisch Kranken. Die Beteiligung der Bürger einer Gemeinde stellt eine wesentliche Voraussetzung für die Verwirklichung eines präventiven, auf dem Gedanken der Selbsthilfe beruhenden Konzeptes dar (dazu unten). Hier wird schon ein wesentlicher Unterschied gemeindepsychiatrischer Modelle in den USA und in Italien zur Bundesrepublik deutlich. Während sich dort die Umsetzung (Deinstitutionalisierung) in gemeindenahe Gesundheits- und Sozialdienste als politischer Prozeß vollzieht, wird in der Bundesrepublik der Aufbau ‚kommunaler' psychosozialer/sozialpsychiatrischer Dienste in Plänen und Programmen den Bürgern verordnet.

In den USA wurde 1975 nach einer geringen Bürgerbeteiligung in der Pla-

[2] Dem Konzept der Gemeindepsychiatrie/Gemeindepsychologie liegt demnach eine sozialwissenschaftliche Theorie über die Entstehung, schichtspezifische Verteilung und Verhinderung von psychischer Krankheit zugrunde. Diese Ansätze lassen sich auch im Begriff „Sozialpsychiatrie" zusammenfassen. Der Begriff Gemeindepsychologie repräsentiert eine psychologische Diskussion über ein gemeindenahes Konzept therapeutischen Handelns (*Sommer/Ernst* 1977).

nungsphase der Community-Mental-Health-Zentren, in der Novellierung des Reformgesetzes von 1963 die Institutionalisierung der Mitarbeit der Bürger verrechtlicht.

Die Bürger des jeweiligen Versorgungsgebietes wählen einen Beirat „aus Individuen, die im Versorgkngsgebiet des Zentrums wohnen und die als Gruppe die Bewohner dieses Zentrums repräsentieren im Hinblick auf Beruf, Alter, Geschlecht und Wohnviertel u. a. demografische Charakteristika des Wohngebietes" (Public Law 14–63, S. 7, zit. n. *Kraus* 199). Zudem ist das Zentrum verpflichtet, die Bewohner eines Einzugsgebiets über die im letzten Jahr geleistete Arbeit zu informieren. Dieser Aufgabe wird z. B. durch Zeitschriften und Versammlungen nachgekommen. In den USA bleibt diese Partizipation allerdings ohne politische Inhalte im Unterschied zu Italien (vgl. *Widmaier* 1979).

In Italien ist der Prozeß der Integration der psychiatrischen Versorgung in die Gemeinde („territorium") mit einer Reorganisation der kommunalen Verwaltung verbunden (vgl. *Simons* 1980). Es war eine wesentliche Voraussetzung für die Reform, daß die Versorgung verwaltungsmäßig dezentralisiert wurde und in die Regie der Regionen gelangte; diese bildeten in sog. Konsortien eine Einheit von Gesundheits- und Sozialdiensten, was für die Aufhebung des Sonderstatus der Psychiatrie eine unabdingbare Voraussetzung war. Der psychiatrische Dienst ist Teil des örtlichen Gesundheitsdienstes. Im Versorgungsgebiet nahmen Vertreter der Gesundheitsberufe und Bürger an der Planung und Kontrolle der Dienste teil. Die Gemeinde wird in ihrer Zuständigkeit für die psychische Gesundheit[3] gestärkt, indem nicht der psychiatrische Experte, sondern auch der Bürgermeister einer psychiatrischen Zwangsmaßnahme zustimmen muß. Damit wird die psychiatrische Intervention an politische Entscheidungsprozesse gebunden und der rein professionellen Definition entzogen.

Für die italienische Psychiatriereform – dies gilt nicht nur für die Abschaffung der „Anstalt" – war die Öffentlichkeitsarbeit in den Gemeinden durch engagierte Professionelle und Politiker (Bewegung der demokratischen Psychiatrie) eine wesentliche Voraussetzung (*Basaglia* 1973). Dort wo diese Politisierung durch die „demokratische Psychiatrie" fehlt, ist die Durchführung der Reform wenig aussichtsreich. Dies zeigt die ungleiche Verteilung der neu zu errichtenden ambulanten Gesundheitsdienste im Norden und Süden Italiens (vgl. Arezzobericht 1979, in *Simons* 1980).

Gemeindepsychiatrie ist nicht gleichzusetzen mit „Sektorisierung". Es ist das Hauptanliegen der Gemeindepsychiatrie, das Ausschlußverhalten in der Gemeinde zu beeinflussen, indem die vorhandenen sozialen Netze, die Familie etc. (re-)aktiviert werden und eine (Re-) Integration in soziale Systeme wie Schule, Arbeit etc. erfolgt. Dieses Ziel ist nur erreichbar, wenn mit dem Prozeß der

[3] Es wird explizit als Aufgabe der Gemeinden formuliert, die psychische Gesundheit zu schützen; dieser Schutz der Gesundheit ist auch in der italienischen Verfassung verankert.

Deinstitutionalisierung gleichzeitig eine ‚Bewegung' in der Gemeinde in Gang kommt, wenn der Bürger als Verwandter, als Nachbar oder als Betroffener in die Praxis der Gemeindepsychiatrie aktiv einbezogen wird. Ich werde noch darauf eingehen, welche Handlungsorientierungen und welches professionelle Selbstverständnis mit diesem Anspruch verbunden ist. Dagegen meint Sektorisierung nur die regionale Aufteilung der Zuständigkeit für bestimmte Patientengruppen. Es ist ein Organisationsprinzip, das im Kern die Gliederung der Klinik mit eigenen ambulanten und teilstationären nachsorgenden Einrichtungen (vgl. *Bauer* 1977) betrifft. In der Bundesrepublik existieren zwar einige Modelle der Gemeindepsychiatrie und besteht die Tendenz dezentrale gemeindenahe „Sozialpsychiatrische Dienste" zu entwickeln, doch sind diese Sozialpsychiatrischen Dienste in der Regel als Außenstelle des Gesundheitsamtes, als Nachsorgeeinrichtung der Klinik oder als Modernisierung der ehemaligen Fürsorgestellen für „Geisteskranke" errichtet worden. Auf die Konsequenzen dieser Institutionalisierung werde ich noch näher eingehen. Gemeindepsychiatrie bedeutet aber nicht nur ein dezentrales Organisationsprinzip, wie es die Sektorisierung darstellt, sondern ein Partizipationsmodell (vgl. *Trojan* 1980), eine Beteiligung des Bürgers bei der Gestaltung und Erbringung professioneller Hilfen und die aktive Mitwirkung des Bürgers in Laien- und Selbsthilfegruppen. Die Planung gemeindenaher Dienste auf der Basis von Einwohnerzahlen, nach politischen Grenzen (z. B. Bezirke wie in Bayern; vgl. Bayerischer Psychiatrieplan) wird diesem Anspruch nicht gerecht[4] (vgl. *v. Ferber* 1976, *Standfest* 1978).

2.1.2.2. Die Gemeinde als Handlungsfeld

In der amerikanischen Community Mental Health Bewegung ist „Prävention" als ein Hauptziel der Gemeindepsychiatrie formuliert worden (*Caplan* 1964). In der Praxis der Gemeindepsychiatrie wurde unter Prävention vor allem die „Stützung" vorhandener sozialer Netze in der Gemeinde verstanden. Diese „support systems" (*Caplan* 1974) sollen in der gemeindepsychiatrischen Praxis sozusagen in die Dienstleistung des Community Mental Health Zentrums integriert werden; dies erfordert:

„a) Recognize and strengthen the natural network to which people belong and on which they depend; b) identify the potential social support that formal institutions within communities can provide; c) improve the linkages between community support networks and formal mental health services; and d) initiate research to increase okr knowledge of informal and formal community support systems on networks" (*The President's Commission on Mental Health*, 1978, S. 15).

Im Kommissionsbericht (*Task Panel Report* . . . 1978) über die Entwicklung der gemeindepsychiatrischen Zentren wird als eine wichtige Aufgabe für die

[4] Die in einzelnen Städten neu entstandenen psychosozialen Arbeitsgemeinschaften können bisher diese Funktion der Partizipation nicht übernehmen; zudem sind sie vorwiegend durch Professionelle besetzt.

Zentren die Verknüpfung von professionellen Hilfen und von „natürlichen" sozialen Netzen formuliert. Dies erfordert die Erkennung und Stärkung der vorhandenen „support systems". Dazu werden die Zentren – die in den USA auch Forschungsaufgaben erfüllen – beauftragt, entsprechende Programme zu entwickeln und zu erproben, vor allem im Hinblick auf die Wirkungsweisen von Nachbarschaftshilfen. Die Verknüpfung von professionellen Hilfen und „natürlichen" sozialen Netzen wird in gemeindepsychiatrischen Programmatiken und Forschungsberichten auf zwei Wegen konzipiert. Auf der einen Seite werden „professional helping networks" wie Schulen, Gesundheitsinstitutionen, Gerichte, religiöse Einrichtungen etc. als „Mediatoren" für die Arbeit der Gemeindepsychiatrie aktiviert (vgl. *Task Panel Report*, S. 160, 161), auf der anderen Seite werden „natural helping networks" wie Nachbarschaften, Gemeindeclubs, Familie, Polizei, Lehrer und Selbsthilfegruppen in die Arbeit der gemeindepsychiatrischen Dienste integriert. Bei beiden Ansätzen handelt es sich um den Versuch, in der Gemeinde die vorhandenen Hilfsmöglichkeiten zu re-)aktivieren.

In der deutschen sozialpsychiatrischen Diskussion wird besonders die Rolle der in der Gemeinde vorhandenen sozialen Systeme, die eine präventive Aufgabe erfüllen können, betont. Die sog. Schlüsselpersonen (Lehrer, Ärzte, Polizei, Pfarrer u. a.) erhalten die zentrale Rolle in der Gemeindepsychiatrie, indem sie verhindern, daß der psychisch Kranke sozial ausgegliedert wird oder durch eine frühzeitige Hilfe eine Erkrankung verhindert wird. *Finzen* (1974) hat zwei Typen von Schlüsselpersonen unterschieden: a) Angehörige und Selbsthilfegruppen, b) sekundär professionalisierte Schlüsselpersonen wie Ärzte, Sozialarbeiter, Berater am Arbeitsamt und am Gesundheitsamt. Sie sind sozusagen die ersten Kontaktpersonen mit einer psychischen Störung, sie haben eine entscheidende Funktion der Beratung und Vermittlung an entsprechende Hilfsmöglichkeiten. Dieser Aspekt ist in der Psychiatrieenquête besonders herausgestellt worden. Vorgeschlagen wird, die in Frage kommenden Institutionen mit geeignetem Personal für Beratung und Früherkennung auszustatten.

Im ersten gemeindepsychiatrischen Modell in der Bundesrepublik in Mannheim wurde ein Konzept der Institutionenberatung entwickelt (*Pörksen* 1974). Das gemeindepsychiatrische Team erfüllte selbst keine Versorgungsaufgaben, sondern beriet u.a. das Sozialamt im Rahmen der Wiedereingliederung psychisch Kranker und Behinderter und entwickelte Programme zur Rehabilitation entlassener Patienten. Die Entwicklung in Mannheim zeigt, daß mit diesem Konzept der Beratung von „Schlüsselpersonen" keine präventiven Gesundheitsaufgaben durchzusetzen waren, der gemeindepsychiatrische Dienst stellt heute keinen integrativen Faktor in der Versorgung dar. Er arbeitet unvermittelt zur stationären/ambulanten Versorgung.[5] Das Scheitern dieses Beratungskon-

[5] Ich beziehe mich hier auf Expertengespräche, die ich im Rahmen des DFG-Forschungsprojekts ‚Psychiatriereform als sozialpolitischer Prozeß' in Mannheim im August 1979 geführt habe.

zepts zeigt, daß die Rolle der Schlüsselpersonen überschätzt wird, denn die Macht des Experten in den Gemeindeinstitutionen wird ohne eine Veränderung in den psychiatrischen Versorgungseinrichtungen durch zusätzliche psychiatrische Fachkenntnisse nur vergrößert. Diese zusätzliche Kompetenz, psychische Störungen frühzeitig zu erkennen und die entsprechenden Hilfen zu vermitteln, kann im Extremfall sogar zu einer verstärkten sozialen Ausgrenzung einer psychischen Störung führen. Diese Gefahr einer ‚Psychiatrisierung' besteht auch in den Empfehlungen der Psychiatrieenquête, das Vorfeld der psychiatrischen Institutionen durch professionelle Kompetenzen in die psychiatrische Behandlung hereinzuholen. Erich *Wulff* (1980) hat in einem Vortrag das Bild einer total psychiatrisierten Gemeinde ausgemalt, in der alle sozialen Systeme an der „Definition" und „Behandlung" einer psychischen Störung beteiligt sind.

Die professionellen Hilfssysteme müssen in der gemeindepsychiatrischen Praxis mitverändert werden, wenn eine Psychiatrisierung von allgemeinen Lebensproblemen verhindert werden soll. Daher haben die nicht-professionellen Hilfssysteme eine wichtige Korrektivfunktion bei der Verwirklichung und der Praxis gemeindenaher Dienste. Indem das Prinzip der Selbsthilfe mit der Arbeit von Professionellen verbunden wird, verändert sich die Expertenrolle selber, denn der Professionelle wird zum Experten dafür „wie Nicht-Professionelle, d.h. Bürger einer Gemeinde lernen, für die Verbesserung seelischer Gesundheit zu sorgen" (*Dörner u.a.* 1979, S. 16). In der Community Mental Health Bewegung ist Selbsthilfe nicht als kostengünstiger, rationaler Faktor in der Versorgung verstanden worden, sondern als neues professionelles Handlungsmodell, indem jegliche Spezialisierung von Praktiken, wo für jedes Symptom eine eigene Institution geschaffen wird, verhindert wird. Die gemeindepsychiatrische Praxis sprengt die traditionelle berufliche Spezialisierung und Handlungsorientierung, indem eine Einheit von medizinisch-psychischen und soziologischen Denkweisen in Verbindung mit dem Laienelement steht. Die professionelle Identität des Psychiaters wird in der Gemeindepsychiatrie brüchig (*Hume* 1919), denn der Professionelle soll eben nicht eine Störung diagnostizieren und mit Hilfe von spezialisierten therapeutischen Techniken heilen, sondern er soll die vorhandenen Selbsthilfepotentiale stärken und aufbauen (*Keupp* 1978, S. 204). Der Ansatzpunkt für diese Praxis ist das individuelle „coping"-Verhalten, denn indem die Selbstdefinition von individuellen Konflikten und psychischen Leiden nicht durch professionelle Definitionen verdrängt wird, ist Selbsthilfe überhaupt erst möglich. Laien und Selbsthilfegruppen spielen daher in der Gemeindepsychiatrie eine große Rolle, da sie eine Vermittlungsinstanz zwischen Professionellen und Alltag des Kranken sind, indem sich die Krankheit jenseits professioneller Diagnostik als individuelles Leiden darstellt. Mit diesem Anspruch sind aber gleichzeitig qualitative Kriterien für eine Laien- und Selbsthilfegruppe genannt, die das „therapeutische" Konzept betrifft, wie auch die politisch/institutionelle Organisationsform. In der Literatur finden sich umfangreiche vergleichende

Schemata zur Qualifizierung von Selbsthilfegruppen (*Caplan/Killilea* 1976, *Hurvitz* 1977).

In den USA liegen vergleichende Studien über Organisation, Arbeitsweise und Erfolg von Selbsthilfegruppen vor. In der Bundesrepublik sind solche Forschungsarbeiten erst im entstehen, obgleich auch hier in den letzten Jahren von einer Selbsthilfebewegung die Rede sein kann. Eine Bestandsaufnahme von Selbsthilfegruppen (*Möller* 1978, *Behrend* u.a. 1980) zeigt, daß Gruppen für ehemalige psychiatrische Patienten und Alkoholikergruppen dominieren. Ob und in welchem Umfang diese Gruppen eine Alternative im Sinn des Anspruchs der Gemeindepsychiatrie darstellen, ob sie „innerhalb" oder „außerhalb" der bestehenden Gesundheitsversorgung stehen, d.h. eine sozialpolitische Bewertung, steht noch aus (vgl. *Kickbusch* 1980, *Hegner* 1980).

2.2. Der „sozialpsychiatrische Dienst" als Gemeindepsychiatrie?

2.2.1. Formen der Institutionalisierung gemeindenaher Dienste in der Bundesrepublik

Ich will im folgenden am Beispiel der Institutionalisierung der sozialpsychiatrischen Dienste zeigen, wie in der Bundesrepublik der Anspruch der Gemeindepsychiatrie nach einem neuen Umgang mit psychischer Krankheit verwirklicht wird. Dazu ein kurzer Überblick über die Entwicklung:

a) In der Bundesrepublik arbeiten seit etwa 1970 einige Modelleinrichtungen, die das Ziel der Gemeindepsychiatrie verfolgen, dezentrale, bedürfnisnahe Hilfen zu entwickeln. Die Gemeindepsychiatrie Mannheim habe ich bereits erwähnt. Sie wurde 1969 an der Universitätsnervenklinik Heidelberg aufgebaut und arbeitet seit der Gründung des Mannheimer Zentralinstituts für seelische Gesundheit (mit Klinik und Ambulanz) 1976 als eigene Abteilung des Instituts mit 2 Psychiatern, 2 Sozialarbeitern und 1 Fachkrankenschwester. Dieses kleine Team ist für das gesamte Versorgungsgebiet Mannheim zuständig. Daher tritt klientenbezogene Beratung hinter der oben genannten Institutionenberatung zurück. *Pörksen* (1974), der das Mannheimer Modell mit aufgebaut hat, betrachtet dieses als gescheitert, da die Gemeindepsychiatrie nicht in die übrigen Abteilungen der Klinik und der Ambulanz integriert werden konnte. Die Mannheimer Entwicklung zeigt, daß die Hauptschwierigkeit der gemeindepsychiatrischen Dienste in der Kooperation zur psychiatrischen Klinik liegt. Diese Kooperationsprobleme treten umso stärker auf, je mehr der von der stationären Versorgung definierte Krankheitsbegriff einer gemeindepsychiatrischen Praxis entgegensteht, d.h. ob sich eine rein medizinische Sichtweise erhält und durchsetzt, oder ob andere professionelle Orientierungen Eingang finden und sich diese in der Praxis durchsetzen können. Die institutionelle/professionelle Anbindung der Gemeindepsychiatrie (als sozialpsychiatrischer Dienst) an eine psychiatrische Klinik oder eine psychiatrische Fachabteilung ist daher ein wichtiges Merkmal für die Qualifizierung der Entwicklung gemeindepsychiatrischer Modelle in der Bundesrepublik. Insgesamt haben sich in den vergangenen Jahren drei Formen der Institutionalisierung von sozialpsychiatrischen (gemeindepsychiatrischen) Diensten durchgesetzt.

Der sozialpsychiatrische Dienst als integrierter Bestandteil der psychiatrischen Versorgung in einem bestimmten Sektor konnte bisher nur versuchsweise entwickelt werden. In Hannover wird seit 1974 eine gemeindenahe sektorisierte Psychiatrie verwirklicht (*Bauer* 1977, *Bauer/Lehtomies* 1977). In einem Standardversorgungsgebiet (Sektor) arbeitet die Klinik mit ca. 100 Betten, halbstationäre und ambulante Dienste in Kooperation mit der sozialpsychiatrischen Beratungsstelle des Gesundheitsamtes. Im Rahmen der Modellförderung der Bundesregierung hat sich das Konzept, den sozialpsychiatrischen Dienst als Außenstelle einer Klinik zu errichten, in vier von insgesamt sechs Fällen durchgesetzt: Uelzen, Bad Driburg, Mönchen-Gladbach, Köln-Merheim; in Uelzen befindet sich der ambulante Dienst allerdings in freier Trägerschaft und ist durch einen Trägerverein mit der Klinik verbunden (vgl. Schlußbericht über die „Modellaktion" *Heinle, Wischer und Partner* 1979, S. 110). Erste Ergebnisse der Modellförderung zeigen, daß die Kooperation mit der Klinik sehr unterschiedlich funktioniert, daß die Nachsorge von entlassenen Patienten im Sektor auch bei engem institutionellem Kontakt z. B. in Form von Mitarbeiteraustausch oder durch Leitung seitens der Klinik nicht dem Anspruch einer gemeindenahen Praxis gerecht wird, da die Kliniken sich einem neuen Versorgungsauftrag versperren. Die ambulanten Dienste werden daher sehr schnell als Nachsorgeeinrichtungen der Kliniken funktionalisiert und damit von einem wesentlichen Bezugspunkt der Gemeindenähe, der Prävention, abgelöst. Ohne eine Strukturreform der stationären Versorgung in Richtung „therapeutische Gemeinschaft", d.h. der gleichberechtigten Kooperation aller Mitarbeiter in einer Klinik und eine Sektorisierung der Klinik, d.h. Auflösung der Großkrankenhäuser und Schaffung von speziellen Fachabteilungen, werden ambulante Einrichtungen in der Gemeinde zwangsläufig zum „komplementären Anhängsel" der Klinik. Die Aufgabe der Dienste wird dann nicht von der Anforderung der Gemeinde her definiert, sondern von den Zwecken der Klinik, nämlich die Aufenthaltszeiten zu verringern und die „Drehtüre" aufzuhalten. Tatsache ist, daß in beinahe allen Stellungnahmen und Programmen die sozialpsychiatrischen Dienste auf nachsorgende Funktionen festgelegt werden. Im *Bayerischen Psychiatrieplan* (1980) wird der Bereich der Prävention insgesamt als Aufgabe der psychiatrischen Versorgung verneint und dem gemeindenahen Dienst allein die Funktion einer nachgehenden Betreuung von psychisch Kranken zugewiesen (dazu unten).

b) Der Abstand zur Reform der stationären Versorgung ist bei der zweiten Form der Institutionalisierung des sozialpsychiatrischen Dienstes als Außenstelle der Gesundheitsämter noch größer. Dieses Modell knüpft an die in einigen

Kommunen bereits existierende psychiatrische Fürsorge- oder Beratungsstellen des Gesundheitsamtes an. In Berlin existieren in den 12 Gesundheitsämtern der Bezirke seit 1967 sozialpsychiatrische Dienste. Diese sind aus den bereits 1924 gegründeten Stellen für „Psychopathenfürsorge" und „Fürsorge- und Beratungsstellen für Alkoholkranke und deren Angehörige" hervorgegangen.

Während des „Dritten Reiches" wurden diese Anfänge des kommunalärztlichen Dienstes in Ehe- und Sexualberatungsstellen umgestaltet, die progressiven Fürsorgeärzte größtenteils aus dem Amt entfernt (vgl. *Stürzbecher* 1972). Von der geschichtlichen Tradition der 20iger Jahre ist nach der Funktionalisierung der kommunalen Gesundheitsdienste für die NS-Rassenpolitik nach 1945 nur die dezentrale Organisationsform übriggeblieben.

Der sozialpsychiatrische Dienst als Außenstelle des Gesundheitsamtes ist in seiner Tätigkeit in starkem Maße von den gesetzlich definierten Aufgaben für das öffentliche Gesundheitswesen vorbestimmt. Das sind im Bereich der Psychiatrie primär „ordnungspolitische" Aufgaben: Begutachtung, Pflegschaften, Entmündigungen, Einweisungen, Aufgaben im Rahmen der Meldepflicht für Behinderte nach dem Bundessozialhilfegesetz und beratende bzw. fürsorgerische Aufgaben im Rahmen des aus dem Jahre 1934 stammenden „Vereinheitlichungsgesetzes". Diese beratende Tätigkeit ist in unterschiedlichem Maße an den Gesundheitsämtern ausgebaut worden und hat in einigen Städten zur Institutionalisierung sozialpsychiatrischer Dienste als Außenstelle geführt (Berlin, Essen, Bremen, München u.a.).

Zu einem mit Berlin vergleichbaren Ausbau kommunaler Dienste ist es bisher nirgends gekommen. Dazu fehlten anderswo die institutionellen und politischen Voraussetzungen. Denn einmal muß der Ausbau des öffentlichen Gesundheitsdienstes mit dem Widerstand der Ärzteverbände rechnen, die um ihr Behandlungsmonopol fürchten, zum anderen gerät der Ausbau fürsorgerischer Tätigkeit in Konkurrenz zum Anspruch der Freien Wohlfahrtsverbände. In München ist daher der Plan, 5–6 sozialpsychiatrische Außenstellen des städtischen Gesundheitsamtes zu errichten, politisch gescheitert (vgl. *Riedmüller* 1980a). Zudem zeigt das Berliner Beispiel, daß sich ein gemeindepsychiatrischer Ansatz in verwaltungsmäßiger Zuständigkeit nur ansatzweise realisieren läßt. Zwar haben sich die sozialpsychiatrischen Dienste seit 1967 immer mehr in Richtung gemeindenaher Aktivitäten entwickelt (was sich an der Anzahl der Hausbesuche, der Einrichtungen von Patientenclubs und Wohngemeinschaften zeigen läßt), doch ist der Anteil an „ordnungspolitischen" Aufgaben – nach Aussagen der Mitarbeiter der Dienste – nach wie vor sehr hoch[6].

Ein weiteres Hindernis bei der Durchsetzung eines gemeindenahen Versor-

[6] Dies sind Ergebnisse einer Befragung der 12 sozialpsychiatrischen Dienste in West Berlin, sowie Expertengespräche in der Gesundheitsverwaltung, die im Rahmen des DFG-Forschungsprojekts ‚Psychiatriereform als sozialpolitischer Prozeß' im Juni 1980 durchgeführt wurden.

gungseinsatzes ist die Tatsache einer städtischen Behörde überhaupt, da jeder Hilfe das „Stigma“ Gesundheitsamt anhaftet und der Hilfesuchende Angst hat, daß sein Fall amtlich bekannt wird. Da die sozialpsychiatrischen Dienste u.a. auch „Einstellungsuntersuchungen“ durchführen, ist diese Angst nach Aussagen von Mitarbeitern nicht unberechtigt, zumal die Aktenführung ihre eigene Gesetzmäßigkeit hat. Betrachtet man den sozialpsychiatrischen Dienst in der psychiatrischen Versorgungskette, so ist einmal das Verhältnis zur stationären Versorgung problematisch; eine kontinuierliche Kooperation findet nicht statt und ist von zufälligen personellen Kontakten abhängig. In München wird jeder zwangseingewiesene Patient, der aus der Klinik entlassen wird, über das Ordnungsamt an das Gesundheitsamt gemeldet. Über diese Personen wird dort eine Kartei angelegt. Das sind am 31. 12. 1979 insgesamt ca. 16000 Personen (ohne Alkohol- und Drogenkranke: insgesamt ca. 5000). Von diesem „erfaßten“ Personenkreis wird nur ein Teil persönlich beraten und fürsorgerisch betreut (ca. 250 Arzthausbesuche und ca. 285 Fürsorgehausbesuche, ca. 690 Arztsprechstunden und ca. 1880 Fürsorgeberatungen). Von ca. 440 im Jahr 1979 neu „erfaßten“ Alkoholikern meldeten sich nur 19 selber, alle anderen wurden über Polizei, Gerichte, andere Behörden wie Sozialamt etc. gemeldet. Dabei kann davon ausgegangen werden, daß es sich hier um einen Personenkreis handelt, der von keiner anderen Stelle, z.B. einem niedergelassenen Nervenarzt, betreut wird. Dies gilt vor allem für die Alkoholkranken. In Berlin wurden in allen befragten sozialpsychiatrischen Diensten als häufigste Gruppe die Suchtkranken genannt, vor allem Alkoholkranke. Bekanntlich wird diese Patientengruppe nicht von anderen Versorgungseinrichtungen betreut.

Die Gesundheitsämter versorgen Kranke, die aufgrund ihrer sozialen Lage (Alter, Armut) und aufgrund ihrer Diagnose von den übrigen Gesundheitsdiensten nicht behandelt werden. Insofern erhält der sozialpsychiatrische Dienst eine besondere gesundheitspolitische Funktion, die aber nur dann gemeindenah organisierbar ist, wenn eine enge Kooperation mit den übrigen Einrichtungen in der Gemeinde gelingt. Aufgrund der nach wie vor bestehenden Defizite der ambulanten Hilfen für psychisch Kranke, vor allem der unteren Schichten, liegt daher ein Schwerpunkt der sozialpsychiatrischen Dienste in der Nachbetreuung nach einem Klinikaufenthalt oder der Beschaffung von materiellen Hilfen. Präventive Aufgaben treten demzufolge zurück; es dominieren die „harten Fälle“[7].

c) Die dritte Institutionalisierungsform gemeindenaher Hilfen für psychisch Kranke ist der sozialpsychiatrische Dienst in Trägerschaft eines Wohlfahrtsverbandes. Dieses Modell hat sich im Bayerischen Psychiatrieplan durchgesetzt[8]. Es

[7] In den 7 sozialpsychiatrischen Diensten in München (seit 1980 sind es 8, einer ist im Aufbau) sind ca. $^1/_3$ der Klienten Sozialhilfeempfänger; dieser Umstand ist in der Aufteilung der Zuschüsse (Kommune, Bezirk als Sozialhilfeverwaltung; Land) berücksichtigt.

[8] In Baden Württemberg scheint sich dieses Modell ebenso durchzusetzen; in Stuttgart ist bereits ein sozialpsychiatrisches Zentrum mit mehreren Außenstellen in Planung.

ist vorgesehen, modellhaft in ganz Bayern sozialpsychiatrische Dienste mit Einzugsgebieten von ca. 150000 Einwohnern zu erproben, mit dem Ziel, eine „bürgernahe“ Versorgung zu erreichen. Diese Dienste werden unter dem Funktionsbereich „Erkennung und Beratung“ und „soziale Betreuung und Wiedereingliederung“ eingeführt, wohingegen der Bereich „ambulante Diagnostik und Therapie“ ausgespart wird, die nachdrücklich den niedergelassenen Nervenärzten überlassen bleiben soll. Die diagnostische Funktion der psychiatrischen Beratungsstellen an den Gesundheitsämtern wird zwar erwähnt, aber Träger der sozialpsychiatrischen Dienste sollen die Wohlfahrtsverbände sein, da diese sich auf dem Gebiet der Beratung und Betreuung bereits bewährt hätten (S. 46). Diese Organisationsform hat einmal sozialpolitische Hintergründe, die kommunale Zuständigkeit für Gesundheitsaufgaben soll nicht erweitert werden, zum anderen wird mit dieser Form der Trägerschaft gleichzeitig der Funktionsbereich der sozialpsychiatrischen Dienste beschränkt. Wichtig ist die Abrenzung zur Klinik und zum niedergelassenen Nervenarzt[9]. Die Tätigkeit des Dienstes wird als zeitlich vor, neben und nach der Klinik und dem niedergelassenen Arzt definiert. „Erkennung“, „Beratung“ und „Vermittlung“ stehen im Vordergrund. Dem sozialpsychiatrischen Dienst wird im vorhandenen Versorgungsnetz, bestehend aus Klinik, niedergelassenem Arzt und sozialen/psychosozialen Diensten, die Rolle der Kooperation und Koordination zugewiesen, wobei die sozialen Wiedereingliederungshilfen besonders betont werden, d.h., daß der zu betreuende Personenkreis bereits durch die „Hände“ psychiatrischer Professioneller gegangen ist. Vom Standpunkt der bestehenden Versorgungssituation aus und angesichts der Tatsache, daß die Großkliniken (mit z.T. 2000–2500 Betten) bestehen bleiben, ist der sozialpsychiatrische Dienst damit vorwiegend auf nachsorgende Funktionen nach einem Klinikaufenthalt festgelegt.

Durch eine Verankerung in der Versorgungskette soll erreicht werden, daß diese Nachsorge auch kontinuierlich geschieht. Zu diesem Zweck sind zusätzliche Maßnahmen zur sozialen Wiedereingliederung wie z.B. therapeutische Wohngemeinschaften, Laiengruppen usf. vorgesehen, die unter der Regie des sozialpsychiatrischen Dienstes stehen sollen. So erhält der sozialpsychiatrische Dienst auf der einen Seite eine Schaltfunktion im Hinblick auf nachsorgende Hilfen bis hin zur Kontrolle der Laienhelfer in der Gemeinde, auf der anderen Seite wird seine Tätigkeit inhaltlich von der medizinischen Psychiatrie vordefiniert, die den Kranken in die Gemeinde zur Betreuung entläßt. Die Erfahrungen der sozialpsychiatrischen Dienste in München zeigen, daß zwischen Klinik und sozialpsychiatrischen Diensten erhebliche Schwierigkeiten der Kooperation aufgetreten sind, da die Kliniker sich die therapeutische Nachsorge nicht von den Diensten aus der Hand nehmen lassen wollen und die Dienste umgekehrt eine

[9] Im Unterschied zu Berlin, wo seit 1975 durch den Dienst medikamentöse Behandlung durchgeführt werden kann, sofern kein Kontakt zum niedergelassenen Arzt hergestellt werden kann (vgl. Richtlinien für den sozialpsychiatrischen Dienst v. 6. 6. 1975).

therapeutische Funktionalisierung durch die Klinik ablehnen. Es ist daher dem Zufall überlassen, ob ein Patient in der Gemeinde nachbetreut wird oder nicht. Die Mitarbeiter der Dienste sind der Auffassung, daß der Patient den Dienst „freiwillig" aufsuchen sollte und daß keine Routinemeldung durch die Klinik und das Gesundheitsamt erfolgen sollte[10]. Umstritten ist das Konzept, ehemalige Patienten an den Dienst zu „melden" und damit die Tätigkeit in der Gemeinde an den Karren der verwaltungsmäßigen und ordnungspolitischen Psychiatrie zu spannen. Gerade dieser Konflikt zeigt den Vorteil einer verbandlichen Trägerschaft. Zwar sind die freien Träger von öffentlichen Zuschüssen abhängig, und damit über Jahresberichte, Beiräte, Richtlinien etc. kontrollierbar, doch zeigt sich in der Praxis ein großer Entscheidungsspielraum im Hinblick auf die personelle Besetzung des sozialpsychiatrischen Dienstes und organisatorische/institutionelle Kooperations- und Koordinationsstrukturen, die nicht ohne Konflikte administrativen Zielen subsumierbar sind. In München haben sich unterschiedliche Trägerorganisationen durchgesetzt, die auch differente sozialpsychiatrische Konzepte vertreten: von 8 (9) sozialpsychiatrischen Diensten ist einer als Außenstelle des städtischen Gesundheitsamtes errichtet worden, 2 befinden sich in Trägerschaft der Caritas, 2 des Deutschen Paritätischen Wohlfahrtverbandes, (1 im Aufbau) des Diakonischen Werkes, 2 des Bayerischen Roten Kreuzes. Diese Dachverbände haben z.T. Untergliederungen in Form von freien Vereinen, z.T. handelt es sich um unmittelbare Trägerschaft. Entsprechend diesen Unterschieden und der verbandlichen Tradition differieren die Konzepte über Gemeindenähe. Die kirchlichen Verbände tendieren dazu, Gemeinde entsprechend ihren kirchlichen Gemeindegrenzen zu definieren und den sozialpsychiatrischen Dienst an ihre vorhandenen Gemeindeeinrichtungen anzugliedern, z.B. an Beratungszentren (Sozialzentren, Bezirksstellen etc.). Dort wird an beratende Gemeindeaktivitäten wie Nachbarschaftshilfe etc. angeknüpft, bereits tätige Laienhelfer neuen Aufgaben zugeführt (vgl. *Riedmüller* 1978a). Dies muß keine negativen Auswirkungen auf das Konzept der Gemeindepsychiatrie haben, denn die kirchlichen Verbände sind in den Gemeindestrukturen traditionell besser verankert als kommunale Behörden. Dies beweist sich vor allem an Selbsthilfe- und Laienaktivitäten in der Gemeinde (vgl. *Niedrig* 1977). Auf der anderen Seite sperren sich die Verbände gegen neue professionelle Konzepte, die sich im sozialpsychiatrischen Team aus Psychiater, Psychologe und Sozialpädagoge/Sozialarbeiter niederschlagen. In Verbänden, in denen traditionell vorwiegend Sozialarbeiter tätig sind, lassen sich Psychologen (z.T. auch Mediziner) schwer integrieren. In München kam es daher zu unterschiedlichen professionellen Strukturen in den Diensten, was unterschiedliche Modelle der Koope-

[10] Zur Klärung dieser Frage wurde ein Arbeitskreis aus Vertretern der sozialpsychiatrischen Dienste, der psychiatrischen Kliniken und des Gesundheitsamtes als Unterausschuß des psychosozialen Koordinierungskreises gebildet, auf dessen Protokolle ich mich hier beziehe.

ration zu anderen Einrichtungen nach sich sog, da z. B. die Sozialarbeiter gut mit den kommunalen Sozialdiensten zusammenarbeiten und eher ‚medizinerfeindlich' eingestellt sind, die Psychologen besser mit therapeutischen Einrichtungen arbeiten und die Psychiater sich aufgrund ihrer beruflichen Sozialisation traditionell an der Klinik orientieren. Mit dieser beruflichen Orientierung sind sowohl verschiedene Konzepte über psychische Krankheit verbunden, als auch unterschiedliche Strategien des Gemeindebezugs (vgl. *Kardorff* 1980).

2.2.2. Professionalisierung und Selbsthilfe in der Gemeindepsychiatrie

2.2.2.1. Berufliches Handeln

Die Aufgaben des sozialpsychiatrischen Dienstes sind beim derzeitigen Entwicklungsstand der Gemeindepsychiatrie in der Bundesrepublik nicht endgültig in Form von Richtlinien, gesetzlichen Bestimmungen u. a. vordefiniert. Es liegen neben vereinzelten administrativen Regelungen eine Fülle von Absichtserklärungen und Programmentwürfen vor, in denen vergleichbare Zielsetzungen und Aufgaben enthalten sind. Betont wird vor allem der Bereich der Nachsorge, der Kooperation, die Notwendigkeit komplementärer Dienste und die Bedeutung von Laien- und Selbsthilfegruppen. Ich will nun die Verknüpfung von professioneller und nicht-professioneller Hilfe im sozialpsychiatrischen Dienst betrachten. Eine wesentliche Determinante für eine solche Verknüpfung sind die oben dargestellten Formen der Institutionalisierung. Ein anderer wichtiger Einflußfaktor ist die Rolle der Professionellen in den Diensten.

Aus den Erfahrungen der Community Mental Health Zentren läßt sich eine widersprüchliche Tendenz ableiten: In den Zentren sind ca. 21,8% Paraprofessionelle von ca. 92 Beschäftigten tätig. Dies sind Mitarbeiter mit einer kurzen Ausbildung in der Regel im Zentrum selbst. Allerdings nimmt der Anteil des fachlichen Personals gegenüber den Paraprofessionellen zu, gleichzeitig nimmt aber die Zahl der Psychiater ab (vgl. *Kraus* 1979). Es handelt sich hier um eine Kompetenzverschiebung in Richtung psychologischer und psychotherapeutischer Qualifikation. Ebenso sind in den letzten Jahren Laien- und Selbsthilfegruppen verstärkt in die Arbeit der Zentren integriert worden.

In der Bundesrepublik ist dagegen nach wie vor der Psychiater die dominierende professionelle Figur auch im sozialpsychiatrischen Dienst. Im Bayerischen Psychiatrieplan wird explizit die „ärztliche Leitung" des sozialpsychiatrischen Dienstes gefordert. In München arbeiten an den Diensten 1 Psychiater, 1 Psychologe, 1 Sozialarbeiter, wobei der Psychiater die Leitung innehat. In Berlin wurde erst neuerdings ein Psychologe in den sozialpsychiatrischen Dienst integriert mit der speziellen Aufgabe der Alkoholikerberatung und -therapie. In den Diensten arbeiten 2–3 Psychiater mit einer je nach Einzugsgebiet verschieden großen Gruppe von Sozialarbeitern.

In den Richtlinien für den sozialpsychiatrischen Dienst heißt es: „Die Betreuung der Patienten ist eine ärztliche und fürsorgerische Gemeinschaftsarbeit und soll sich im Sinne der Teamarbeit vollziehen." Ebenso in den Richtlinien für die Beratungsstellen für Alkoholkranke vom 31. 7. 1975, in denen auch Aufgaben für den Psychologen genannt sind.: „Die Arbeitsmethodik der Beratungsstelle soll auf den Grundlagen der Teamarbeit beruhen." Auch in den Tätigkeitsberichten der sozialpsychiatrischen Dienste in München wird das Konzept der multiprofessionellen Teamarbeit besonders betont. Dies wird ebenso in den Empfehlungen der Psychiatrieenquête sowie in allen wissenschaftlichen Veröffentlichungen über Gemeindepsychiatrie gefordert. Aus der Tätigkeitsbeschreibung der Aufgaben der jeweiligen Berufsgruppen in den sozialpsychiatrischen Diensten in Berlin folgt allerdings eine mehr oder weniger traditionelle Trennung in ärztliche und fürsorgerische Aufgaben. Diese Trennung bestätigt sich auch in den Leistungsstatistiken der Berliner Dienste, die einen Rückschluß auf die professionsspezifischen Tätigkeitsbereiche erlauben. Der Psychiater erfüllt primär amtspsychiatrische Aufgaben, der Sozialarbeiter ist für soziale Umwelt und Sozialhilfe zuständig, der Psychologe betreut therapeutische Gruppen und ist diagnostisch tätig.

Die Art und Weise der Einbindung der jeweiligen Berufsgruppen bestimmt daher auch das Konzept der Gemeindenähe. In Berlin wirken traditionelle berufliche Orientierungen, die sich im Umfang gemeindenaher Aktivitäten, dem Grad der Einbindung in Gemeindestrukturen niederschlagen. Berufliche Sozialisation (z.B. Krankheitsbegriff) im Zusammenwirken mit administrativen Handlungsorientierungen (z.B. ordnungspolitischen Zielen) und deren Wirkung auf die Patienten und deren Angehörige (z. B. Stigma Behörde) definieren die Art der Hilfe und den Grad der Gemeindenähe. So wird die Sozialarbeit in der Psychiatrie, die sich noch nicht von ihrer Rolle in der Krankenhausfürsorge lösen konnte, auf administrative Aufgaben festgelegt. Der Sozialarbeiter regelt die materiellen/finanziellen Verhältnisse des Patienten und kontrolliert die Einnahme von Arzneien (vgl. *Hohm* 1977, S. 203ff.). Auch die Fürsorge am Gesundheitsamt, die ihre Tradition in der Frühentlassenenfürsorge hat, ist als Ordnungsinstanz[11] belastet und erschwert damit ein Vertrauensverhältnis zum Patienten. Je entfernter daher die Sozialarbeit von institutionell vordefinierten Versorgungsauftrag ist, umso eher läßt sich ein gemeindenahes Konzept verwirklichen, da die Berufsausbildung des Sozialarbeiters eine Orientierung am isolierten Krankheitsphänomen verhindert (*Hohm* 1977, S. 221, *Eichberger/Seidl* 1980). In ambulanten Einrichtungen gerät der Sozialarbeiter sehr schnell in Konflikt mit dem Führungsanspruch des Arztes, da er eine isolierte Betrachtung von Krankheit, die vom sozialen Entstehungs- und Definitionszusammenhang abstrahiert, ablehnt. Seine Tätigkeit erstreckt sich auf Hausbesuche, Kontakt zur Familie, Kontakt zu den Institutionen in der Gemeinde (So-

[11] Sozialarbeit als Instanz sozialer Kontrolle ist in der Literatur ausgiebig erörtert worden (vgl. *Barabas* u.a. 1978, *Wambach* 1978).

zialdienste, Schulen etc.). Im Konzept der „Gemeinwesenarbeit" ist der administrative Versorgungsanspruch, der die Orientierung an den Bedürfnissen der Klienten in soziale Kontrollfunktionen umlenkt, am ehesten überwunden. Doch sind viele dieser Gemeinwesenprojekte im verbandlichen und administrativen Dickicht erstickt worden (*Mesle* 1977, S. 46).

Der professionelle Konflikt bei der Erfüllung sozialpsychiatrischer Aufgaben konzentriert sich um die Definition des Krankheitsbegriffes bzw. der damit verbundenen Konzeption einer „Ausgemeindung" des psychisch Kranken zu verhindern bzw. rückgängig zu machen. Aus Tätigkeitsberichten der Community Mental Health Zentren geht hervor, daß der Krankheitsbegriff der Zentren mit dem Leistungskatalog der Krankenversicherung nicht mehr abzudecken ist (*Kraus* 1979, S. 30). Eine ähnliche Tendenz läßt sich aus den Tätigkeitsberichten der sozialpsychiatrischen Dienste in München ablesen. In die Beschreibung der Hilfsbedürftigkeit gehen Lebensprobleme, psychosoziale Krisen, psychosoziale Belastungen wie psychische/psychiatrische Erkrankungen gleichermaßen ein[12]. Hierin drückt sich ein „präventiver" Gesundheitsbegriff und eine neue professionelle Orientierung aus.

Die Ausweitung des Krankheitsbegriffs bringt nicht nur finanzielle Schwierigkeiten mit sich, da die einzelnen Zuschußgeber die Leistungen je nach ihrer Zuständigkeit differenziert sehen wollen (Eingliederungshilfe in der Zuständigkeit des Sozialhilfeträgers, Gesundheitsleistung in der Zuständigkeit des öffentlichen Gesundheitsdienstes), sie birgt auch Gefahren der „Psychiatrisierung" von allgemeinen Lebensproblemen und sozialen Konflikten in sich (*Riedmüller* 1978b, *Riedmüller* 1980b). Diese Gefahr geht vor allem vom neuen Expertentum der Psychologen aus, die in der „Gemeindepsychologie" ein neues Tätigkeitsfeld entdecken. Therapeutische Konzepte, die individuumbezogene Therapieformen erweitern um einen sozialwissenschaftlichen Krankheitsbegriff, treten seit der Psychiatrieenquête auch in der Bundesrepublik mit gemeindenahen Versorgungskonzepten auf (*Keupp* 1978). Das klassische Berufsfeld des Sozialarbeiters, die Gemeinde, wird nun durch den Psychologen besetzt, der mit dem Konzept der Lebenshilfe, Hilfe zur Selbsthilfe den gemeindepsychiatrischen Anspruch realisieren will, der dann letztlich doch in eine individualisierte therapeutische Beziehung übersetzt wird. Es ist vielleicht eine Folge dieser neuen „Therapeutisierung", daß viele Sozialarbeiter, die in psychiatrischen Einrichtungen arbeiten, eine therapeutische Zusatzausbildung absolvieren. Sowohl in München als auch in Berlin wird psychotherapeutische Fort- und Zusatzbildung von den Sozialarbeitern der sozialpsychiatrischen Dienste regelmäßig wahrgenom-

[12] In München gab es daher Konflikte zwischen den Diensten und Trägern, die sich gegenüber den Zuschußgebern zur Anwendung des psychiatrischen Diagnoseschlüssels verpflichtet fühlten, während die Dienste eine qualitative Fallbeschreibung durchsetzen wollten.

men. Dieser Trend zur Professionalisierung wird durch Träger und Zuschußgeber gefördert.

2.2.2.2. *Verankerung von Selbsthilfe*

Die Formen der Institutionalisierung und die Entwicklung des professionellen Systems stellen Voraussetzungen für die Verwirklichung des mit der Gemeindepsychiatrie verbundenen Anspruchs der Integration und der Aktivierung von „support systems" dar. In der Praxis der sozialpsychiatrischen Dienste in der Bundesrepublik spielen Selbsthilfe und Laiengruppen im Vergleich zu den USA eine geringere Rolle. Auf der Basis vorliegender Berichte von Selbsthilfegruppen (*Moeller* 1978; *Behrendt* u.a. 1980, *Trojan/Behrendt* 1980) kann festgehalten werden, daß vor allem im psychosozialen Sektor Selbsthilfe- und Laiengruppen verstärkt tätig sind, daß aber über die Verknüpfung zum professionellen System wenig bekannt ist. Die von Moeller dargestellten Selbsthilfegruppen werden nicht auf ihren Bezug zur Gemeinde hin untersucht.

In Plänen und Programmen zur Reorganisation der ambulanten Versorgung wird das Selbsthilfeprinzip besonders betont. Dabei läßt sich eine stärkere Hervorhebung des Selbsthilfeprinzips in Modellen gemeindepsychiatrischer Dienste in freier Trägerschaft im Unterschied zum sozialpsychiatrischen Dienst am Gesundheitsamt oder an der Klinik feststellen. Die „Richtlinien für die Sozialpsychiatrischen Dienste" in Berlin enthalten keinerlei Hinweise auf Selbsthilfe oder Laienmitarbeit. Eine mögliche Verknüpfung professioneller Tätigkeit mit den „sozialen Netzwerken" in der Gemeinde läßt sich bestenfalls in der Aufgabe der Kooperation sehen, die u.a. auch die Zusammenarbeit mit den Wohlfahrtsverbänden vorsieht. In den Gesprächen mit Mitarbeitern der sozialpsychiatrischen Dienste in Berlin ergab sich, daß die Wohlfahrtsverbände nur punktuell im psychosozialen Sektor tätig sind, das Hauptgewicht ihrer Tätigkeit liegt auf dem Gebiet der Altenhilfe. Nur 2 der 12 befragten sozialpsychiatrischen Dienste nannten eigene Initiativen in Richtung Laienarbeit bzw. nicht-professioneller Angebote wie Patientenclubs, Freizeitaktivitäten etc. Ob in den jeweiligen Versorgungsgebieten neben und unabhängig von den sozialpsychiatrischen Diensten Selbsthilfeaktivitäten existieren, ist im Rahmen unserer Untersuchung nicht erhoben worden. Aus dem organisatorischen Aufbau und der professionellen Orientierung der Dienste läßt sich allerdings folgern, daß Laien- und Selbsthilfeelemente in die vorwiegend administrativ definierten Hilfen der Dienste schwer integrierbar sind. Bei der Leistung der Dienste überwiegen administrativ und gesetzlich definierte Aufgaben wie Gutachten, fürsorgerische Betreuung z.B. bei einer Pflegschaft, Einweisungen in die psychiatrische Klinik (im Jahr 1978 wurden z.B. bei den 12 Diensten insgesamt 24761 Gutachten erstellt). Beratung und Vermittlung spielen zwar bei allen Diensten eine große Rolle, doch in der Mehrzahl der Fälle handelt es sich hier um Personen, die bereits eine „psychiatrische Karriere" hinter sich haben und die von anderen Instanzen an den Dienst gemeldet werden, d. h. dann, wenn eine massive Störung bereits vorliegt. Aufgrund der Altersstruktur der von den Diensten betreuten Personen (die durch die „Überalterung" der Stadt bedingt ist) werden häufig „Pflegedienste" in Anspruch genommen, deren Aufgabe es ist, durch häusliche Pflege eine Heim- oder Klinikunterbringung zu vermeiden. Der Bezug zur Gemeinde läßt sich daher eher durch die Kooperation mit anderen professionellen Diensten im Versorgungsgebiet beschreiben, die für die fürsorgerische Betreuung in Anspruch genommen werden. Dazu zählen vor allem die Sozialdienste und die niedergelassenen Nervenärzte, aber auch die Polizei (Kontaktbereichsbeamte, die auffallende Personen vor allem sog. verwirrte alte Menschen an die Dienste melden).

Diese Kooperation wird von allen Diensten als „gut" bezeichnet. Setzt man diese Form des Gemeindebezugs in Verhältnis zu den oben genannten Professionalisierungstendenzen sowie den gesetzlich definierten Aufgaben, zeigt sich deutlich die Gefahr der „Psychiatrisierung", indem die psychische Störung in einem eng geknüpften Netz sozialer Kontrollinstanzen lokalisiert wird. Auf diese Ambivalenz der Gemeindepsychiatrie habe ich oben bereits hingewiesen.

Nehmen wir München als Beispiel: Im bayerischen Psychiatrieplan wird dem Laienprinzip eine explizite Versorgungsfunktion zugewiesen. Laienhelfergruppen sollen organisatorisch und finanziell unterstützt werden. Im Haushaltsjahr 1979/80 stellt das Land Bayern dazu DM 180000 zur Verfügkng. Seitens der Stadt München wurden Laiengruppen jährlich mit ca. DM 80000 bezuschußt. Der Psychiatrieplan macht dabei eine wesentliche Einschränkung im Hinblick auf die Selbständigkeit der Laien- und Selbsthilfegruppen. Ihnen wird a) die Funktion der „Mitwirkung an der gesellschaftlichen Wiedereingliederung während oder nach der ambulanten oder stationären psychiatrischen Behandlung" (S. 111) zugewiesen und b) soll Laienhilfe professionell angeleitet werden:

„Obwohl das ehrenamtliche und freiwillige Element der Arbeit aufrechterhalten werden muß, sollen die Laienhelfergruppen in einem Versorgungsgebiet ihre Aktivitäten untereinander abstimmen und mit vorhandenen sozialpsychiatrischen Diensten und anderen Diensten und Einrichtungen der psychiatrischen Versorgung eng zusammenarbeiten." (S. 111)

Im Hinblick auf Selbsthilfegruppen im Suchtbereich heißt es:

„Grundsätzlich ist davon auszugehen, daß die Selbsterfahrung ehemaliger Alkoholiker allein nicht für eine wirksame Arbeit in Selbsthilfegruppen ausreicht. Das Engagement muß durch entsprechende Ausbildungs- und Fortbildungsmaßnahmen ergänzt werden. Diese Gruppen bedürfen daneben auch einer fachlichen Betreuung dkrch Fachkräfte der psychosozialen Beratungsstelle." (S. 111)

Den sozialpsychiatrischen Diensten wird die Aufgabe der fachlichen Aufsicht und organisatorischen Unterstützung von Laiengruppen zugewiesen. Auf dem Hintergrund dieser Empfehlung kam es in München in der Folge eines flächendeckendes Ausbaus der sozialpsychiatrischen Dienste zu einer Umstrukturierung der Selbsthilfe- und Laienaktivitäten. In München existieren bereits seit ca. 1974 7 Laiengruppen, die sich z.T. für eine „Humanisierung" der psychiatrischen Anstalt einsetzten, z.T. ehemalige Patienten betreuten. Es handelt sich hier um selbständige Vereine, die an den Deutschen Paritätischen Wohlfahrtsverband angeschlossen waren, der für sie Zuschüsse (Verwaltung, Abrechnung etc.) organisierte (vgl. zusammenfassend *Riedmüller* 1978a). Diese Gruppen hatten den Charakter „zweckgerichteter Vereine", die sich aus unterschiedlichen Motiven (religiöse, medizinkritische) für die Psychiatriereform engagierten und häufig mit der Klinik in Konflikt gerieten. 2 dieser Gruppen wurden von Professionellen aus der Psychiatrie gegründet und zur Nachsorge von entlassenen Patienten „eingesetzt". Die übrigen Gruppen standen einer professionellen Anleitung kritisch gegenüber (vgl. Typologie von *Moeller* 1978; *Hegner* 1980).

Es gab schon vor der Errichtung ambulanter Dienste in der Tendenz professionelle Zusammenschlüsse, die Versorgungsaufgaben übernahmen, wie z.B. therapeutische Wohngemeinschaften, und die Laienhelfer zur Betreuung psychisch Kranker in Form von Freizeitaktivitäten organisierten. Mit der Errichtung der sozialpsychiatrischen Dienste entstand ein neuer Typus von Laienhilfe, der direkt vom sozialpsychiatrischen Dienst initiiert und professionell angeleitet wird. Seitens der öffentlichen Zuschußgeber wurde empfohlen, daß die bestehenden Laiengruppen sich den Diensten zuordnen sollten. Nur durch Intervention der Verbände konnte die Selbständigkeit der Gruppen erhalten werden, wobei das Interesse der Verbände offenkundig war; sie wollten verhindern, daß Laienhelfer des Verbandes X an den Dienst des Trägers Y angeschlossen würden. Derartige organisationsinternen Ziele setzten sich bei der weiteren Aktivierung von Laien durch. Beinahe jeder Dienst hat im Versorgungsgebiet Laienhelfer „rekrutiert", die für die Nachbetreuung psychisch Kranker fachlich vorbereitet werden. Ebenso werden an den Diensten sog. Patientengruppen initiiert, die nur in lockerem Kontakt zu den Professionellen stehen.

Die Kombination von professionellen und nicht-professionellen Hilfen der sozialpsychiatrischen Dienste in München muß auch auf dem Hintergrund unterschiedlicher Trägerschaft und professioneller Orientierung gesehen werden. In den Tätigkeitsberichten der Dienste erfahren Laien- und Selbsthilfegedanken unterschiedliche Gewichtungen. Bei den kirchlichen Trägern besteht ein enger Kontakt zur kirchlichen Gemeinde und den dort organisierten Gruppenangeboten, d.h. die Verschränkung zu nicht-professionellen Sozialsystemen hängt vom vorhandenen Angebot im jeweiligen Versorgungsgebiet ab, z.B. von Einrichtungen wie Nachbarschaftshilfe, Treffpunkten u.a. Hier haben Kirchen und Verbände bereits Vorarbeit geleistet.

Ein wichtiges Merkmal professioneller Orientierung ist dabei der in den Tätigkeitsberichten dokumentierte Krankheitsbegriff. Von einigen Diensten wird die Anwendung des psychiatrischen Diagnoseschlüssels zur Falldokumentation abgelehnt (darauf hatte ich oben bereits verwiesen), für diesen steht eine qualitative „Problembeschreibung", die sich an sozialwissenschaftlichen Erkenntnissen orientiert. Dokumentiert werden soziale Lebenslagen, die eine psychiatrische Erkrankung oder Behinderung einschließen, aber auch Konflikte und Krisen im Vorfeld einbeziehen. In dieser Definitionsweise von Problemen, die zu einer Inanspruchnahme des Dienstes führte, drückt sich der Anspruch eines präventiven Arbeitseinsatzes aus. Dem steht die Anforderung nach einer psychiatrischen Diagnostik gegenüber, die in der Leistungsstatistik den Anteil „psychiatrischer Fälle" ausweisen soll. Unter diesem Handlungsdruck, in der Versorgungskette nachsorgend tätig zu sein, gleichzeitig aber für das gesamte Versorgungsgebiet von 150000 Einwohnern zuständig zu sein, wird Laien- und Selbsthilfe zunehmend für Aufgaben der sozialen Wiedereingliederung in Form von Freizeitgruppen u.ä. integriert. Der Bezug zur Gemeinde realisiert sich in institutionellen Kontakten im Versorgungsgebiet, die im Einzelfall aufgenommen werden. Die Mehrzahl der Klienten wird über andere Einrichtungen an den Dienst vermittelt: vom niedergelassenen Nervenarzt, der im sozialpsychiatrischen Dienst eine willkommene Hilfe bei ‚schwierigen Patienten' sieht, vom Sozialdienst, der sich von einer psychiatrischen Intervention die Lösung sozialer Probleme verspricht usf. Zwar handelt es sich in München im Unterschied zu Berlin bei dem zu betreuenden Personenkreis nicht ausschließlich um sozial und psychiatrisch „harte Fälle" (wenn man die sog. Partnerkonflikte als Indikator nimmt), doch besteht auch hier die Tendenz zu einer „fürsorgerischen" Dienstleistung, die den psychisch Kranken in der Gemeinde nur „versorgt". Laien- und Selbsthilfegruppen werden in einem „fürsorgerischen" ambulanten Dienst bestenfalls als kostengünstige „Therapiehelfer" des Professionellen integrierbar und die „sozialen Netzwerke" erhalten die Funktion eines Frühwarnsystems, das neuerkrankte Personen und drohende Rückfälle an den Dienst meldet. Da eine Partizipation der Bürger (als Betroffene, Verwandte usf.) im Versorgungsgebiet nicht erfolgt, unterliegt die gemeindepsychiatrische Tätigkeit der Tendenz nach immer dem Zwang zur optimalen technischen Organisation der Eingliederung des Kranken.

Literaturverzeichnis

Bachrach, L.: Deinstitutionalization: An analytical review and sociological perspective. National Institute of Mental Health Series. D. No. 4. U.S. Department of Health, Education, and Welfare. Washington 1979.

Badura, B. u.a.: Grundlagen einer konsumorientierten Gesundheitspolitik. Programmentwurf für einen Forschungsverbund im Auftrag des Bundesministerium für Forschung und Technologie. Universität Konstanz 1979.

Barabas, F. u.a.: Zur Theorie der Sozialarbeit. Sozialstation und gesellschaftliche Praxis. In: Jahrbuch der Sozialarbeit 1978, Reinbek.

Basaglia, F. (Hrg.): Die negierte Institution oder die Gemeinschaft der Ausgeschlossenen. Ein Experiment der psychiatrischen Klinik in Görz. Frankfurt 1973.

Bauer, M.: Sektorisierte Psychiatrie. Stuttgart 1977.

Behrendt, J.-U. u.a.: Gesundheitsselbsthilfegruppen: Entstehung, Entwicklung, Arbeitsweise, Effektivität. Zwischenbericht der Projektgruppe Medizin – Soziologie, Universität Hamburg an das Bundesministerium für Forschung und Technologie. Hamburg 1980.

Bericht über die Lage der Psychiatrie in der Bundesrepublik Deutschland – Zur Psychiatrischen und psychotherapeutisch/psychosomatischen Versorgung der Bevölkerkng. Bundestagsdrucksache 7/4200, Bonn 1975.

Caplan, G.: Principles of preventive psychiatry. Basic Books. New York 1964.

Caplan, G.: Support systems and community mental health. Behavioral Publications. New York 1974.

Castel, R.: Die psychiatrische Ordnung. Das goldene Zeitalter des Irrenwesens. Frankfurt 1979.

Cramer, M.: Zum Problem der Interessenvertretung im Bereich der Klinischen Psychologie. In: Keupp, H./Zaumseil, M. (Hrg.): Die gesellschaftliche Organisierung psychischen Leidens. Zum Arbeitsfeld klinischer Psychologen. Frankfurt/M. 1978, S. 269–298.

Dohrenwend, B.P.: Social stress and community psychology. In: American Journal of Community Psychology (1978) 6, S. 1–14.

Dörner, K.: Gemeindepsychiatrie. Stuttgart 1979.

Eichberger, G./Seidl, L.: Psychiatrie und Sozialarbeit. In: OZS, 5. Jg., 1980.

Erster Bayerischer Landesplan zur Versorgung psychisch Kranker und psychisch Behinderter. Hrg. v. Bayerischen Staatsministerium für Arbeit und Sozialordnung. Januar 1980.

v. Ferber, Chr.: Volks- und Laienmedizin als Alternative zur wissenschaftlichen Medizin – Zur Partizipation im Gesundheitswesen. In: Soziale Sicherheit 24, 1976, H. 7, S. 203–212.

Finzen, A.: Psychiatrische Dienste und die Beeinflussung von Schlüsselpersonen in der Gemeinde. Pel G 2, III, 297, 1974.

Foucault, M.: Wahnsinn und Gesellschaft. Frankfurt/M. 1969.

Hegner, F.: Fremdarbeit und Eigenarbeit in der ambulanten Sozial- und Gesundheitspflege: Sozialstationen als Versuch einer Kombination professioneller und nicht-professioneller Hilfen für Kranke, Altersschwache und Behinderte. In: II M papers, Wissenschaftszentrum Berlin, Berlin 1980.

Heinle, Wischer und Partner, Planungs GmbH: Modellaktion: Ambulante psychiatrische/psychosomatische Versorgung – Schlußbericht. Im Auftrag des Bundesministeriums für Jugend, Familie und Gesundheit, 1979.

Hohm, H.: Berufliche Rehabilitation von psychisch Kranken. Weinheim und Basel 1977.

Hume, P.B.: General principles of community psychiatry. In: Arietti, S. (ed.): Am. Hdb. of Psychiatry, New York 1966, Vol. III.

Hurvitz, N.: Similarities and differences between conventional and peer self-help psychotherapy groups (PSHPGs). In: Gartner, A./Riessmann, F.: Self-help in the human services. San Francisco/Washington/London 1977, S. 177–188.

Kardorff, E.: Zwischenbericht des Forschungsprojekts an die Deutsche Forschungsgemeinschaft. München, Mai 1980.

Keupp, H.: Gemeindepsychologie als Widerstandsanalyse des professionellen Selbstverständnisses. In: Keupp, H./Zaumseil, M. (Hrg.): Die gesellschaftliche Organisierung psychischen Leidens. Frankfurt 1978.

Keupp, H.: Sozialisation in Institutionen der psychosozialen Versorgung. In: Handbuch Sozialisationsforschung, hrg. von Hurrelmann, K./Ulich, K., Weinheim/Basel 1980.

Kickbusch, J.: Selbsthilfe im Gesundheitswesen: Autonomie oder Partizipation. In: Nelles, W./Oppermann, R. (Hrg.): Partizipation und Politik. Göttingen 1980.

Killilea, M.: Mutual help organizations: Interpretations in the literature. In: Caplan, G./Killilea, M. (eds.): Support systems and mutual help. Multidisciplinary explorations. New York/San Francisco/London 1976, S. 37–93.

Kraus, W.: Evaluation gemeindepsychiatrischer Praxis. Das Beispiel U.S.A. Berlin 1979. Im Auftrag der Deutschen Gesellschaft für Verhaltenstherapie.

Mesle, K.: Orientierungsdaten zur Gemeinwesenarbeit – Versuch einer Situationsanalyse. In: Theorie und Praxis der sozialen Arbeit, 2/1977.

Moeller, M. L.: Selbsthilfegruppen. Selbstbehandlung und Selbsterkenntnis in eigenverantwortlichen Kleingruppen. Reinbek 1978.

Niedrig, M.: Ehrenamtliche Mitarbeit in der freien Wohlfahrtspflege. In: Theorie und Praxis der sozialen Arbeit, 9/1977.

Pörksen, N.: Kommunale Psychiatrie. Das Mannheimer Modell. Reinbek 1974.

Riedmüller, B.: Psychosoziale Versorgung und System sozialer Sicherheit. In: Keupp, H./Zaumseil, M.: Die gesellschaftliche Organisierung psychischen Leidens. Frankfurt 1978b.

Riedmüller, B.: Analyse der Versorgungssituation im psychiatrischen Bereich in München. Im Auftrag des Kreisverwaltungsreferats der Landeshauptstadt München. München, Juni 1978a.

Riedmüller, B.: Psychiatrie in der Großstadt – Zur Transformation der Versorgung. In: Wambach, M. (Hrg.): Museen des Wahnsinns und die Zukunft der Psychiatrie. Frankfurt 1980a.

Riedmüller, B.: Soziale Sicherheit durch Psychologen? 1980b. (Im Erscheinen, in: Kardorff, E. v./Koenen, E.: Psyche in schlechter Gesellschaft – Ideologien, Realitäten, Alternativen, München B.-W. 1981.

Schwartz, C.: Professionalisierung im Bereich Klinische Psychologie. In: Keupp, H./Zaumseil, M. (Hrg.): Die gesellschaftliche Organisierung psychischen Leidens. Zum Arbeitsfeld klinischer Psychologen. Frankfurt/M. 1978, S. 298–326.

Scull, A. T.: Decarceration: Community treatment and the deviant: A radical view. Englewood Cliffs 1977. Deutsch: Die Anstalten öffnen. Frankfurt–New York 1980.

Simons, Th. (Hrg.): Absage an die Anstalt. Programm und Realität der demokratischen Psychiatrie in Italien. Frankfurt/New York 1980.

Sommer, G./Ernst, H. (Hrg.): Gemeindepsychologie. Therapie und Prävention in der sozialen Umwelt. München/Wien/Baltimore 1977.

Standfest, E. u. a.: Sozialpolitik und Selbstverwaltung. Zur Demokratisierung des Sozialstaats. WSI Studien, hrg. vom Wirtschafts- und Sozialwissenschaftlichen Institut des DGB, Nr. 35, Köln 1978.

Stellungnahme der Bundesregierung zum Bericht der Sachverständigen-Kommission über die Lage der Psychiatrie in der Bundesrepublik Deutschland – Bundesministerium für Jugend, Familie und Gesundheit, Drucksache 8/2565, Bonn 13. 2. 1979.

Stürzbecher, M.: Die Entwicklung des öffentlichen Gesundheitsdienstes im 20. Jahrhundert am Beispiel Berlins. In: Öff. Gesundh.-Wesen 34 (1972) S. 653–659.

Szasz, T. S.: The manufacture of madness: A comparative study of the inquisition and the mental health movement. New York 1970 (dt. 1974).

Task Panel Reports Submitted to the President's Commission on Mental Health. Volume II. Apendix. US Government Printing Office, Washington 1978, Stock No. 040-000-00391-6/Catalog No. PR 39.8: M52/R24/V.2.

The President's Commission on Mental Health. 1978. Volume I. US Government Printing Office Washington. Stock No. 040-000-00390-8/Catalog No. PR 39.8: M52/R9/V.1.

Trojan, A./Behrend, J. U.: Lokale Bewegungen: Modelle gemeindebezogener Gesundheitsselbsthilfe in der BRD. In: Ö. Z. f. Politikwiss., 1 (1980)

Trojan, A.: Demokratisierung des Gesundheitswesens durch Mitwirkung Betroffener: In: Forum f. Medizin und Gesundheitspolitik, Nr. 14, Mai 1980.

Trojan, A./Waller, H. (Hrg.): Gemeindebezogene Gesundheitssicherung. Mannheim/Heidelberg/Berlin 1980.

Wambach, M.: Mikropolitik der Hilfe. In: Psychologie und Gesellschaftskritik 8, Heft 4, Jg. 5 (1978)

Wambach, M./Hellerich, G.: „Arme Irre" im Wohlfahrtsstaat: Decarceration, Deinstitutionalisierung und Entmarktung in den USA. In: Wambach, M. (Hrg.): Museen des Wahnsinns und die Zukunft der Psychiatrie. Frankfurt/M. 1980.

Widmaier, Chr.: Partizipation und kommunale Psychiatrie. Unv. Diss. Tübingen.

Wulff, E.: Wie wünscht sich der Sektor-Psychiater die Versorgung seiner Patienten? Eine sozialpsychiatrische Utopie. In: Psychiatrische Soziologie, hrg. v. Heinrich/Müller, Weinheim/Basel 1980.

3. Selbsthilfegruppen vor der Vereinnahmung?

Zur Verflechtung von Selbsthilfezusammenschlüssen* mit staatlichen und professionellen Sozialsystemen

Jörn-Uwe Behrendt, Christiane Deneke, Ralf Itzwerth, Alf Trojan

3.1. Ausgangssituation

Schätzungsweise $^2/_3$ bis $^3/_4$ aller Krankheitsepisoden werden im Laiensystem, ohne Inanspruchnahme professioneller Dienste, bewältigt. Die Betroffenen behandeln sich selbst und werden mit Hilfe privater Unterstützungssysteme wie Familie, Freundeskreis, Nachbarn versorgt (u.a. *Fry* 1975, vgl. a. *Kickbusch* 1979, *Grunow* 1981). Individuelle krankheitsbezogene Laien-Selbsthilfe findet demnach alltäglich in einem relativ großen Ausmaß statt. Als „konkurrenzloses Konzept" schließt sie das „professionelle Medizinsystem weitgehend aus", ohne damit, bisher zumindest, eine bewußte Kritik am institutionellen Versorgungssystem zu verbinden (*Grunow* 1981).

Angesichts der bekannten Problemlage (Anstieg der chronisch-degenerativen Krankheiten, unzureichende Erfolge in der Krankheitsvor- und nachsorge, „Kostenexplosion") thematisiert die gesundheitspolitische Diskussion in den westlichen Industrienationen gegenwärtig den „Dualismus" von Laien- und

* Der Aufsatz ist im Rahmen eines vom BMFT geförderten Projekts über „Gesundheitsselbsthilfegruppen" entstanden. Für ihre Hilfe danken wir den übrigen Mitarbeitern des Projektes: E. Schorsch, H. Winkelvoss, J. Classen, A. Estorff, M. Hashemi, H. Luukkonen, E. Neumann, I. Ruopp, D. Thaysen. Wir benutzen als Oberbegriff „Selbsthilfe*zusammenschlüsse*" und unterscheiden zwischen „Gruppen" und „Organisationen". Als „Selbsthilfe*gruppen*" bezeichnen wir diejenigen Zusammenschlüsse, die aus Einzelpersonen bestehen und sich mindestens einmal monatlich zum gemeinsamen Arbeiten treffen. Diese Definition soll also alle Zusammenschlüsse umfassen, bei denen ein kontinuierlicher Gruppenprozeß die Grundlage der gemeinsamen Arbeit darstellt. Als „Selbsthilfe*organisation*" bezeichnen wir Zusammenschlüsse, die aus mindestens 2 Untergruppen (oder deren Vertretern) bestehen und/oder sich seltener als einmal im Monat treffen. Weitere definitorische Festlegungen, z.B. von Verbänden, Vereinen, Arbeitsgemeinschaften, scheinen uns für unsere Zwecke nicht nötig und – angesichts der Vielfalt von Zusammenschlüssen und teilweise schnellem Wechsel von einer Erscheinungsform zur anderen – auch sehr schwierig.

Professionellensystem in der gesundheitlichen Versorgung (vgl. u. a. *Badura* 1979a). Unter dem Stichwort „konsumentenzentrierte Gesundheitspolitik" wird auf die „versteckte Ressource" des Laienpotentials verwiesen, die insbesondere für Aufgaben der Gesundheitsvorsorge wie der Krankheitsnachsorge zu mobilisieren sei (*v. Ferber* 1975, *Gartner/Riessman* 1974, s. a. *Badura* 1979b). In diesem Zusammenhang erhalten auch Selbsthilfegruppen als Laienaktivität Beachtung. Selbsthilfegruppen finden zur Zeit zunehmend mehr Verbreitung in den westlichen Ländern, so daß bereits von einer „Selbsthilfe-Bewegung" die Rede ist. Aus den USA liegen Schätzungen über ca. 500 000 Gruppen mit über 5 Millionen Mitgliedern vor, für die Bundesrepublik belaufen sich noch sehr unsichere Angaben auf etwa 5000–10 000 Gruppen (vgl. *Gartner/Riessman* 1977 bzw. *Winkelvoss u. a.* 1981).

Selbsthilfegruppen sind Zusammenschlüsse von durch chronische Krankheit oder psychosoziale Probleme gleichartig Betroffenen, die sich die Bewältigung ihres Problems durch gegenseitige, unentgeltliche Hilfe zum Ziel setzen.

Nach den bisherigen Forschungsergebnissen sind Selbsthilfegruppen wohl nicht mehr als eine „versteckte Ressource" des Laienpotentials anzusehen; anders als die genannte Form privater individueller Laien-Selbsthilfe drücken sie eine bereits offensive „Einmischung" von Laien in die Gesundheitsversorgung aus (vgl. u.a. *Möller* 1978, *Lieberman/Borman* 1979):

Die Gruppenmitglieder verweisen in großer Zahl auf persönlich erlebte Mißstände im Versorgungssystem als Motiv für ihren Gruppenbeitritt.

Selbstverständnis und Arbeitsweise der Gruppen lassen zugleich Ansätze einer neuen Wertorientierung erkennen, die vom herkömmlichen Verständnis medizinischer Versorgung abweicht. Gegenüber der Dominanz des professionellen Expertentums, dem Heilungsanspruch und dem vorherrschend naturwissenschaftlichen Krankheitsverständnis im Professionellensystem wird in Selbsthilfegruppen die Notwendigkeit einer selbstverantwortlichen Mitwirkung der Betroffenen, des Akzeptierens von Leiden und einer eher ganzheitlichen Betrachtung des Krankheitsgeschehens vertreten (vgl. *Borman* 1975, *Gartner/Riessman* 1977).

Zumindest latent können Selbsthilfegruppen auch eine Konkurrenz zur professionellen Versorgung bedeuten. Das Konkurrenzmoment erscheint dabei weniger in den unterschiedlichen Ansätzen zum Krankheitsverständnis begründet – diese wären im Prinzip vereinbar; dagegen eher darin, daß Selbsthilfegruppen ein relatives Gegengewicht zu bestimmten Bedingungen der professionellen Versorgungs*praxis* enthalten, so z. B. den Mängeln in der Krankheitsnachsorge oder den Tendenzen zur Patientenentmündigung durch Technisierung, Bürokratisierung und Zentralisierung der Versorgung.

Die gesundheitspolitischen Erwartungen, die von Forschern an die Selbsthilfegruppen-Bewegung geknüpft werden, sind kontrovers. Manche Autoren verbinden mit Selbsthilfegruppen die Hoffnung auf geradezu „revolutionäre"

Strukturveränderungen in der Versorgung, andere hegen die Befürchtung, Selbsthilfegruppen würden letztlich nur als willkommene Lückenbüßer zur Stabilisierung mangelhafter Versorgungsstrukturen des bestehenden Systems beitragen (vgl. *Robinson/Henry* 1977, *Gartner/Riessmann* 1976). Damit stellt sich für uns die Frage nach den realen Entwicklungen im Verhältnis zwischen Selbsthilfegruppen und dem Professionellensystem.

Wir wissen, daß im Alltag mittlerweile in vielfältiger Weise Kontakte und Verflechtungen zwischen Selbsthilfe-Initiativen und dem Professionellensystem bestehen. Wir werden im weiteren diesen Beziehungen auf verschiedenen Ebenen nachgehen. Dabei wollen wir insbesondere folgende Fragen im Auge behalten und am Ende noch einmal zusammenfassend aufgreifen:

- Bedeuten Selbsthilfe-Initiativen eine Konkurrenz für die Professionellen?
- Bedeutet „Verflechtung" zwischen beiden Systemen letztlich eine Vereinnahmung der Selbsthilfegruppen durch das bestehende Versorgungssystem?
- Gerät die Entwicklung von „Verflechtungen" zum Nachteil für die Betroffenen?

3.2. Einstellungen von Professionellen zu Selbsthilfegruppen und zur Zusammenarbeit mit ihnen

Untersuchungen zur Einstellung von Professionellen aus helfenden Berufen gegenüber Selbsthilfegruppen sind uns bisher nur ganz vereinzelt bekannt. Auch Veröffentlichungen von Kommentaren oder allgemein gehaltenen Stellungnahmen seitens Professioneller sind rar. Rückschlüsse darauf, daß das Verhältnis zwischen Selbsthilfegruppen und dem Professionellensystem nicht nur von Rivalität gekennzeichnet ist, erlaubt die relativ hohe Beteiligung Professioneller als Gründer oder Berater von Selbsthilfegruppen (vgl. *Robinson/Henry* 1977). Bassin (in *Borman* 1975) vermutet, daß Professionelle, gemeint sind wohl vor allem Ärzte, dann Selbsthilfegruppen unbefangener begegnen, wenn es bei der Gruppe wesentlich um physische Probleme geht und somit die Zuständigkeit des Professionellen klar definiert ist im Gegensatz zu psychologischen oder psychiatrischen Problemstellungen. Andererseits haben wir für die Bundesrepublik den Eindruck, daß wesentliche Anstöße zur Förderung von Selbsthilfegruppen gerade von den Berufsgruppen der Psychologen/Psychotherapeuten und den Sozialarbeitern ausgehen (vgl. vor allem *Möller* 1978). Nach der Literatur und eigenen Forschungsergebnissen (vgl. *Behrendt* u. a. 1980), kommen wir zu der vorläufigen Einschätzung, daß Einstellungen und Aktivitäten Professioneller in bezug auf Selbsthilfegruppen über das ganze *Spektrum von Ablehnung, abwartender Skepsis, Kooperationsbereitschaft bis hin zu Versuchen der Angliederung und Integration* in die bestehenden Versorgungsstrukturen variieren.

Ablehnung von Selbsthilfegruppen durch Professionelle

Ablehnung und Kritik von Selbsthilfegruppen und entsprechenden Selbsthilfeinitiativen werden von Professionellen vor allem mit Zweifeln an der therapeutischen Arbeitsweise und Effektivität begründet (vgl. u. a. *Behrendt* u. a. 1980, *Gartner/Riessman* 1977).

Besonders bemerkenswert ist aber, wie in Einzelfällen die Kritik über rein fachliche Bedenken hinausgehen und eine radikale politische Richtung nehmen kann. So sieht beispielsweise *Wolff* (1979) in einem Beitrag, der immerhin im Deutschen Ärzteblatt erschienen ist, das Frauengesundheitszentrum Berlin als den „Prototyp der aggressiv-politischen, destruktiv wirkenden Minderheit“, deren Internationalität er zum Anlaß nimmt, einen Zusammenhang mit „terroristischen“ Aktivitäten herzustellen. Nun richtet sich die Kritik in diesem Fall gegen eine Selbsthilfeinitiative innerhalb des Selbsthilfegruppen-Spektrums, die ihrerseits das Medizinsystem offen kritisierte. Andererseits spiegeln sich in einem derartigen politisierenden und unreflektierten Angriff Elemente eines Standesbewußtseins, gegen die sich die gesundheitspolitische Argumentation besonders offensiver Selbsthilfegruppen gerade richtet.

Wir haben nicht den Eindruck, daß eine derart scharfe Ablehnung der Selbsthilfegruppen unter Professionellen weit verbreitet ist. Ein Hinweis darauf ist, daß in einer späteren Ausgabe des Deutschen Ärzteblattes der Artikel von Wolff in mehreren Leserbriefen von Berufskollegen zurückgewiesen wurde. Aus den USA sei in diesem Zusammenhang noch eine Untersuchung erwähnt, wenngleich die Ergebnisse nur bedingt auf die BRD übertragen werden können. *Levy* (1978) registrierte in einer schriftlichen Befragung des Personals von 1800 psychiatrischen Ambulanz-Einrichtungen in den USA nur in weniger als 1% der Fälle eine eindeutig ablehnende Einstellung zu Selbsthilfegruppen.

Abwartende Skepsis bei Professionellen gegenüber Selbsthilfegruppen

Wir vermuten, daß Einstellungen, die wir als „abwartende Skepsis“ bezeichnen wollen, den Standpunkt der Mehrheit Professioneller kennzeichnet. Als Vorstudie einer Untersuchung zur Fremdeinschätzung von Selbsthilfegruppen durch Professionelle wurde vom Hamburger Forschungsprojekt eine offene Befragung einiger Professioneller aus verschiedenen helfenden Berufen durchgeführt (*Behrendt* u.a. 1980). Die geäußerten Einstellungen waren überwiegend ambivalent bis skeptisch. Gemessen an den Problemen, mit denen sich die Professionellen in ihrer eigenen beruflichen Praxis konfrontiert sahen, wurden die Leistungsmöglichkeiten von Selbsthilfegruppen als nur sehr gering eingeschätzt. Andererseits aber berührte die Vorstellung von expertenunabhängigen Selbsthilfegruppen zugleich persönliche Zweifel an der eigenen Kompetenz bei der Behandlung chronischer oder zum Tode führender Krankheiten. Die Tendenz, eigene berufliche Grenzen zu verdecken, Aufklärung von Patienten zugunsten der eigenen Stabilität und auch des eigenen Ansehens zu vermeiden, wurde dabei deutlich.

Mellet (1980), eine Sozialarbeiterin, die mit Selbsthilfegruppen zusammenarbeitet, betont einen weiteren Aspekt. Sie berichtet über die Ignoranz und Vorurteile gegenüber Selbsthilfegruppen, denen sie bei psychiatrisch tätigen Professionellen wie Ärzten, Pflegepersonal oder Sozialarbeitern begegnet sei. Nach ihrer Beschreibung befürchten Professionelle häufig, daß Selbsthilfegruppen eine alternative Form von Dienstleistungen verfolgen, mit dem Ziel, Professionelle zu verdrängen. Auch werde die Gefahr gesehen, in Selbsthilfegruppen würden Mitglieder mißbraucht, ihnen geschadet, ihre Beziehungen zur Familie zerstört und sie davon abgehalten, professionelle Hilfe aufzusuchen.

Andererseits erwarteten Professionelle, falls sie Patienten in Selbsthilfegruppen schickten, daß dort, entsprechend ihrer eigenen Berufsauffassung, etwas *für* das Individuum getan werde; Professionelle würden nicht verstehen, daß der Nutzen einer Selbsthilfegruppen-Teilnahme in der Entwicklung von Selbstverantwortung und aktivem Engagement liege. Deshalb würden Professionelle Enttäuschung bei Selbsthilfegruppenteilnehmern leicht als Beweis für die Nutzlosigkeit von Selbsthilfegruppen werten.

Professionelle nehmen nach Mellets Erfahrung die umgekehrte Kritik seitens der Selbsthilfegruppen an Professionellen vorweg, um damit ihre eigene Reserviertheit zu rechtfertigen. Dabei übersähen sie, daß sich Kritik der Selbsthilfegruppen im wesentlichen gegen die Tendenz von Professionellen richtet, auch im Selbsthilfegruppenmitglied einen unselbständigen, abhängigen Patienten zu sehen. Aus diesem Grunde würden Selbsthilfegruppen von Professionellen häufig nur als eine, wenn auch zweifelhafte Nachsorge-Form betrachtet, ohne deren emanzipatorischen Anspruch ausreichend zu erfassen.

In ähnlicher Weise wie Mellet beschreibt auch *Daum* (1979), selbst Psychotherapeut und erfahren in der Zusammenarbeit mit Selbsthilfegruppen, den emotionalen Widerstand des medizinischen und psychotherapeutischen Experten gegen Selbsthilfegruppen. Nach seiner Auffassung erfordert jede Zusammenarbeit mit Selbsthilfegruppen „die Auflösung der traditionellen Arzt-Patient-Beziehung". Wesentliche Ursache des Widerstands sei die Angst, entbehrlich zu werden.

Eine Sichtweise, wie sie vielleicht für große Teile der Ärzteschaft in der Bundesrepublik auch zutreffen mag, äußert *Massing* (1979) in der Zeitschrift „Der Praktische Arzt". Auch in diesem Artikel eines Arztes wird die wesentliche Frage nach der „Effektivität" von Selbsthilfegruppen gestellt. Uns sind keine Stellungnahmen von Ärzten bekannt, die im Zusammenhang mit dieser Frage den Maßstab der Effektivität selbst bzw. die Selektivität der üblichen medizinischen Effektivitätskriterien einer Betrachtung unterziehen. Massing verweist in seinem Artikel auf die Gefahren, die von Selbsthilfegruppen ausgehen: Er sieht gesundheitliche Gefährdungen der Selbsthilfegruppenmitglieder durch Inkompetenz der Gruppe, vermißt ausgebildete Therapeuten als Gruppenleiter und warnt „vor der Entartung ins Sektierertum". Vor allem aber vermag er Selbsthilfegruppen noch nicht die „ärztliche Weihe" zu geben, um sie der „Bevölkerung empfehlen zu können". Daß Selbsthilfegruppen im Ansatz gerade die ärztliche Weihe hinterfragen, wird aus diesem Blickwinkel nicht wahrgenommen oder als „Angriff" gegen die Ärzte empfunden.

Bereitschaft zur Kooperation mit Selbsthilfegruppen

Zur ausdrücklichen Befürwortung des Selbsthilfegruppen-Gedankens und der Kooperation mit Selbsthilfegruppen liegen im deutschsprachigen Raum ebenfalls nur wenige Veröffentlichungen von Professionellen selbst vor. Allerdings vermuten wir ein relativ großes Dunkelfeld unterschiedlich intensiver Kooperationskontakte, die von niedergelassenen Ärzten, klinischen Einrichtungen und auch psychosozialen Beratungsdiensten praktiziert werden. Daß wir in unserer Forschungsstelle schon mehrfach Kontakte mit Ärzten hatten, die Informationsmaterial zur Anregung von Selbsthilfegruppen wünschten, kann als Hinweis darauf verstanden werden. Von 2 studentischen Beratungsstellen an Hamburger Ausbildungsstätten wissen wir mittlerweile, daß sie etwa seit einem halben Jahr Selbsthilfegruppen für ihre Klienten initiieren und fördern. Von der „Deutschen Arbeitsgemeinschaft für Selbsthilfegruppen" in Gießen (angesiedelt beim psychosomatischen Zentrum der Universität Gießen) gibt es ebenfalls zahlreiche Hinweise für dortige intensive Zusammenarbeit zwischen einzelnen Ärzten und Selbsthilfegruppen.

Aus Holland ist ein Modellversuch der medizinischen Fakultät der Reichsuniversität Limburg bekannt, der eine Kombination professioneller Hilfeleistung und Selbsthilfe in Gruppen darstellt (*Bremer-Schulte* 1980). Das Modell wurde 1976 entwickelt, „um sozial-medizinische Hilfe und Selbsthilfe zugunsten chronisch Kranker und Behinderter zu fördern". Die professionellen Initiatoren sahen die Notwendigkeit einer Gewichtsverschiebung in der Gesundheitspflege von „ausschließlich medizinischen zu psychosozialen und von kurativen zu präventiven Maßnahmen". Sie hatten unter ihren Patienten ein zunehmendes Interesse registriert, Eigenverantwortung für ihre Gesundheit zu übernehmen. Andererseits entstanden aber daraus im Verhältnis der Patienten zu den professionellen Anbietern Konflikte. Die Initiatoren strebten daher „eine zunehmende Eigenaktivität" der Patienten in gleichzeitiger Zusammenarbeit mit Professionellen an. Diese Absicht findet ihren Ausdruck in der Einrichtung der Funktionen des „Co-Helpers" und des „Co-Workers". Der „Co-Helper" kommt aus dem Selbsthilfesystem, er ist Selbstbetroffener und „unterstützt seine Leidensgenossen bei deren Selbsthilfe" für die eigene Gesundheit. Ihm steht von professioneller Seite der „Co-Worker" gegenüber. Er leistet dem „Co-Helper"

„ergänzende Hilfe ... als Vermittler im System der Hilfeleistungen", fördert die Eigenaktivität der Patienten und verzichtet auf die traditionelle Rolle eines Anbieters „eindeutiger medizinischer Lösungen".

Die Initiatoren werten ihr Modell als einen wichtigen Schritt zur Emanzipation des Patienten, durch die ein Abbau seiner Abhängigkeit „und eine Verlagerung des Kräftefeldes im Sinne eines neuen Gleichgewichts erreicht wird".

Auf ein Kooperationsinteresse weisen auch die Ergebnisse der bereits oben bei der Darstellung ablehnender Einstellungen genannten Befragung von Mitarbeitern psychiatrischer Ambulanzeinrichtungen in den USA von *Levy* hin. 48% der Befragten erwähnten bestehende Überweisungskontakte ihrer Einrichtung zu Selbsthilfegruppen, ein Zeichen für die zunehmende Bedeutung, die Selbsthilfegruppen von den Einrichtungen eingeräumt wird. 85% der Befragten, die zu der entsprechenden Frage Stellung nahmen, bewerteten die „Effektivität" von Selbsthilfegruppen als „zumindest durchschnittlich", wohl im Vergleich zu professionellen Aktivitäten. Fast 47% erwarteten von Selbsthilfegruppen einen „bedeutenden" Beitrag zu einem umfassenden „Mental Health Delivery System". Entsprechend konstatiert der Autor eine überwiegend positive Einstellung der Einrichtungen zur Bedeutung der Selbsthilfegruppen. Er weist zwar darauf hin, daß nur 30% der Befragten glaubten, ihre Einrichtung hätte ein Interesse an einer aktiven Integration von Selbsthilfegruppen-Aktivitäten in ihre eigenen Dienstleistungen, meint aber, dies läge nicht an einem Widerstand, sondern am Mangel entsprechender Integrationskonzepte.[1]

Versuche zur Integration von Selbsthilfegruppen ins Professionellensystem

In theoretischen Beiträgen wird die zunehmende Verbreitung von Selbsthilfegruppen als Ausdruck und Teil einer allgemeineren sozialen Bewegung der Gegenkultur im Westen interpretiert (vgl. *Back/Taylor* 1976). Die Bewegung richte sich in ihren Ursprüngen gegen die im Westen vorherrschende Präferenz rationaler und pragmatischer Lösungsformeln und dem damit einhergehenden Verlust emotionaler sozialer Beziehungen.

In seiner Analyse sozialer Bewegungen weist *Rammstedt* (1978, S. 167/168) auf die Entwicklungsphase der „Institutionalisierung" hin. Diese Phase signalisiere das Ende der Bewegung und bedeute: „Preisgabe der Koppelung von Motiv und Zweck zugunsten einer Primärsetzung des Zwecks", Einfügung als „formale Organisation" in die „bekämpften sozialen Strukturen" und vor allem „Abstandnehmen vom Interaktionsmechanismus als dem allein menschenwürdigen Instrument der Bewältigung sozialer Probleme ...". Dies scheint auch

[1]) In einem amerikanischen Forschungsprojekt mit dem Titel „Natural Helping Networks and Service Delivery" werden Integrationskonzepte untersucht. Auf dem 1. Weltkongreß über „Voluntary Associations Research" (1980 in Brüssel) wurde aus diesem Projekt und gleichzeitig über entsprechende Ansätze aus England berichtet (*Froland/Parker/Bayley* 1980).

eine mögliche oder teilweise bereits eingetretene Entwicklung für Selbsthilfegruppen zu sein (vgl. Abschnitt 3.5).

Als Versuche zur Integration des Selbsthilfegruppen-Konzepts ins Versorgungsverständnis Professioneller möchten wir Entwicklungen interpretieren, in denen Selbsthilfegruppen als professionell initiiertes Behandlungsprogramm und als ergänzende Nachsorge-Einrichtungen eingesetzt werden.

Analog zu den Einschätzungen in vielen Forschungsbeiträgen über Selbsthilfegruppen befürchten auch *Gartner/Riessman* (1977), daß in vielen Fällen Professionelle oder von ihnen geleitete Einrichtungen versuchen werden, das Selbsthilfegruppen-Konzept nach ihren eigenen professionellen Normen in die Versorgung einzubeziehen und so zu einem Appendix der traditionellen Versorgungsstruktur zu verändern. Dadurch würden Selbsthilfegruppen viel von ihrer „spontaneity, vitality, innovativeness, small group character and flexibility" verlieren.

Es dürfte jedoch schwer sein, klar zu differenzieren, von welcher Seite der stärkere Impuls ausgeht, den Integrationsprozeß in die Wege zu leiten – ob vom Professionellensystem oder dem Laiensystem der Selbsthilfgruppen. Parallel zu den Annahmen Gartner/Riessman's gibt es auf der anderen Seite innerhalb des Selbsthilfegruppen-Spektrums ebenso Tendenzen, den Pakt mit dem Professionellensystem einzugehen. Dies wird im Abschnitt über Selbsthilfe-Organisationen noch ausführlicher behandelt.

Stellungnahmen Professioneller direkt zum Aspekt der Integration liegen uns nicht vor. Wir wollen jedoch kurz auf 2 Beispiele hinweisen, in denen die Initiative zur Einbeziehung des Selbsthilfe-Konzepts von Professionellen ausgeht.

Aus Hamburg ist das „Hamburger Modell" der Ambulanten Koronargruppen zur Rehabilitation Herzkranker bekannt. Die Ambulanten Koronargruppen sind Sportgruppen herzkranker Patienten unter Anleitung und medizinischer Kontrolle von Ärzten (vgl. *Krasemann* 1976 und 1979). Bemerkenswert ist, daß der Selbsthilfegruppen-Gedanke im Rahmen einer systematischen „Interventions-Strategie" zur Nachsorge von Ärzten aufgegriffen und unter ihrer Regie umgesetzt wurde.

Ein weiteres Beispiel ist das Programm der Agrarsozialen Gesellschaft e. V. in Göttingen, die sicherlich als zum Professionellensystem zugehörig angesehen werden muß. Mit finanzieller Förderung des niedersächsischen Ministeriums für Ernährung, Landwirtschaft und Forsten werden „Selbsthilfegruppen zur Veränderung der Ernährungsgewohnheiten und zur Gewichtsabnahme" organisiert, beraten und betreut (*Kappus* u. a. 1979; als weiteres Beispiel aus der Psychiatrie vergleiche *Houpt* u. a. 1980).

Es wird in der Bundesrepublik vermutlich bereits mehr Fälle derart vom Professionellensystem initiierter und gesteuerter Variationen des Selbsthilfegruppen-Konzepts geben.

Auch in der Zusammenarbeit mit bereits bestehenden Selbsthilfegruppen ist bei Professionellen mit der Tendenz zu rechnen, das gewohnte experten- und institutionsorientierte Versorgungsverständnis aufrecht zu erhalten. Dem entspricht beispielsweise der Vorschlag eines Mediziners, Patienten zur Teilnahme an „geeigneten“ Selbsthilfegruppen durch den Leistungsträger zu verpflichten. Dies scheint bei Alkoholabhängigen nach neueren Informationen durch die gesetzliche Rentenversicherung sogar schon praktiziert zu werden.

3.3. Einstellung von Betroffenen zu Professionellen und zur Zusammenarbeit mit ihnen

Ähnlich wie bei Professionellen gegenüber Selbsthilfegruppen reicht das Spektrum der Einstellungen gegenüber Professionellen von voller Anerkennung bis zur vollständigen Ablehnung. Allerdings ist in der Bundesrepublik davon auszugehen, daß Selbsthilfegruppenmitglieder nicht die Möglichkeit haben, Professionelle völlig zu ignorieren, also überhaupt keinen Kontakt aufzunehmen. Zumindest im Bereich der Medizin ist der Professionelle nicht zu vermeiden: nur er kann Krankheit „bescheinigen“. Diese – zum Teil auch zwangsweise – Konfrontation schafft realitätsnähere Einschätzungen. Auch die stärksten Gegner des professionellen Systems sehen, daß es anerkennenswerte Professionelle gibt.

So zitiert Burghard (in *Borman* 1975) einerseits Chessler: „the psychotherapeutic community as a whole is sicker than its patients“ (S. 227) und schreibt: „I and about 75% of my selfhelp friends have concluded that most psychiatric professionals are a bunch of ‚stinkers‘“ (S. 232f.), andererseits sieht sie auch die persönlich involvierten Professionellen und meint: „I can't and don't issue a blanket condemnation of all professionals because at least 1% of them are very good at their work and accomplish a great deal“ (S. 234).

Professionelle, die Selbsthilfegruppen gegründet haben oder mit ihnen zusammenarbeiten, ohne traditionelle professionelle Standards einzuführen, repräsentieren sicher nicht eine typische Auswahl ihrer Berufsgruppe, sondern sind als ‚Abweicher‘ einzuschätzen.

Gerade diese ‚Ausnahme-Professionellen‘ gehen davon aus, daß professioneller Einfluß schaden kann. So schreibt O.H. *Mowrer* (1976): „(Recovery, Inc.) was founded by a mental health professional, . . . In order to prevent the organization from being dominated by professionals, Dr. Low stipulated in his book . . . and elsewhere that although professionals may not hold office or become ‚leaders‘ in Recovery, Inc., they may, and sometimes do, become members.“ (S. 48)

Professionelle entwickeln mit und für Selbsthilfegruppen neue Bewältigungsstrategien und bieten damit die Möglichkeit, professionelles Wissen anders zu nutzen. „Reality therapy is the inspiration of a Los Angeles psychiatrist . . . Its specific relevance to self-help groups is that it demystifies the profession of psychiatry.“ (Bassin in *Borman* 1975, S. 61)

Die im folgenden zitierten Ergebnisse stammen aus einer mündlichen Befragung von Kontaktpersonen von 47 Hamburger Selbsthilfegruppen (*Behrendt* u. a. 1980, *Kegler* 1980, *Slotty* 1980), die wir in Krankheits- und Lebensproblemgruppen unterteilt haben.[2] Besonders bei den Mitgliedern von Krankheitsgruppen bestehen Erwartungen an das medizinische Versorgungssystem, die nicht immer erfüllt werden. Dieser Mangel ist häufig Ursache, eine Gruppe für die Bewältigung der eigenen Krankheitsproblematik zu suchen. Die Mängel werden gesehen in der fehlenden oder zu geringen Aufklärung über die Krankheit oder auch der eingeschränkten Sichtweise der Professionellen, wodurch sich die Betroffenen alleingelassen fühlen: „Es hat uns hilflos gemacht, daß hier keiner der Spezialisten das *ganze* Kind gesehen hat, sondern immer nur Teile."[3] Die Spezialisierung in Fachdisziplinen trägt zu einer solchen Verunsicherung bei. So sagt die Mutter eines behinderten Kindes: „Der Facharzt sieht ja nur das Ohr meines Kindes, ohne sich in meine Probleme hineinversetzen zu können."

Neben allgemeiner Kritik, wie der oben angeführten, werden auch Mängel für spezielle Gruppen gesehen, z.B.: „Für die Behinderten von 20–45 wird weder von den Behörden noch von den karitativen Verbänden etwas getan."

Mit der Kritik an Versorgungsmängeln ist aber nicht verbunden, daß Professionelle als Mitglieder dieses Systems insgesamt abgelehnt werden, da gerade sie zum Teil auch die Informanten und Unterstützer bei der Kontaktaufnahme mit Gruppen sind. Die Anregung zur Gründung einer Gruppe durch Professionelle kommt allerdings nur bei den somatischen Krankheitsgruppen häufig vor (in knapp der Hälfte der Fälle). Bei den anderen Gruppenarten überwiegt stark die Anregung durch Betroffene direkt, einen Dachverband oder eine schon bestehende Gruppe.

Die überwiegende Mehrzahl der untersuchten Gruppen wurde allein von Betroffenen *gegründet* (gut $^3/_4$), nur bei den somatischen Krankheitsgruppen werden Gruppen ebenso häufig von Betroffenen selbst wie unter Mitwirkung von Professionellen gegründet.

Während Professionelle häufig davon ausgehen, daß Selbsthilfegruppen sich

[2]) Eine Unterteilung nach Krankheits- und Lebensproblemgruppen ergibt folgendes Bild:

Bereich	Art	Anzahl
Krankheit	somatisch	9
Krankheit	psychiatrisch	8
Krankheit	Angehörige	5
Lebensproblem	Frauen	10
Lebensproblem	Selbsterf.	7
Lebensproblem	sonstige (soziale)	8
Gesamt		47

[3]) Alle Zitate nach Gesprächsprotokollen von *Kegler* und *Slotty*.

als Alternative und damit als Konkurrenz zum professionellen Versorgungssystem verstehen, sehen fast alle (83%) der von uns untersuchten Gruppen ihre eigene Stellung als *neben* dem System; d. h. diese Gruppen stellen eine Ergänzung zum professionellen System dar (vgl. *Kickbusch* 1980). Sie leisten meist Dienste, die nicht von Professionellen zu erhalten sind und die von Professionellen nicht als Bedrohung empfunden werden, da sie meist in Problemfeldern liegen, die von Professionellen nicht geleistet werden *können*, oder weder Geld noch Status bringen.

Autonome, innovative Selbsthilfegruppen, die Protest gegen das professionelle System beinhalten, sind nur in 11% der Fälle (überwiegend Gruppen mit sozialen Problemen) vertreten.

Einen Einfluß auf das Gesundheitswesen durch die Gruppenarbeit sehen 82% der Kontaktpersonen von krankheitsbezogenen Gruppen und immerhin noch knapp die Hälfte der Kontaktpersonen von lebensproblembezogenen Gruppen. Als Art des Einflusses wurde bei den Krankheitsgruppen zu 22% Entlastung der Gesundheitsdienste angegeben, zu knapp der Hälfte Aufklärung des Versorgungssystems über Patientenbedürfnisse und zu einem Drittel Verhütung von Krankheiten. In den Lebensproblemgruppen sahen praktisch alle Gruppen ihren Einfluß präventiv, meist bezogen auf psychische Gesundheit. So ist es auch nicht verwunderlich, daß praktisch alle Kontaktpersonen ihre Gruppe als gesundheitsrelevant einschätzten.

3.4 Verflechtungen zwischen Selbsthilfezusammenschlüssen und professionellen Systemen auf Gruppenebene

Gegenseitiges Verweisen aufeinander

Eine Art der Verbindung von professionellem System und Selbsthilfegruppen ist die des Verweisens aufeinander. Sowohl für die Mitgliederrekrutierung als auch für die befragten Kontaktpersonen selbst spielt die Vermittlung durch das professionelle System *zahlenmäßig* keine große Rolle, nur 19% der Kontaktpersonen haben die Informationen über ihre Gruppe von Professionellen bekommen. Von den 22 Krankheitsgruppen bekommen 7 (= 32%) Kontakt zu ihren Mitgliedern hauptsächlich durch Ärzte, Kliniken oder das Gesundheitsamt. Angehörigengruppen sind hier nicht vertreten.

Hieraus sollte man aber nicht schließen, daß die Mitgliederfindung über das professionelle Versorgungssystem bei allen Gruppen von geringer Bedeutung sei. So erwähnen *Thorbecke* und *Peters* (1980), daß fast alle Mitglieder der von ihnen beschriebenen Epilepsie-Selbsthilfegruppe durch die Epilepsie-Ambulanzen der Kliniken in die Gruppe kommen. Dabei wird auch eine mögliche Beeinflussung sichtbar: „Inzwischen sehen die Ambulanzärzte die Selbsthilfegruppe nur noch als sinnvoll an für Problemfälle. Durch die Verweispraxis wird der Einfluß der stabilen Gruppenmitglieder, der Professionellen, gestärkt.“

Auch wenn unsere Untersuchung wegen ihres etwas anderen Schwerpunktes über die konkreten Verweisungs- und Informationspraktiken wenig aussagen kann, gibt es Anhaltspunkte dafür, daß die Kooperation sehr stark von der individuellen Einstellung der Professionellen abhängt, die wiederum das Ausmaß ihrer Informiertheit über Selbsthilfegruppen beeinflußt.

Es kann auch eine Vermittlung in anderer Richtung stattfinden: von den Gruppen an einzelne Professionelle. Die Hälfte der Kontaktpersonen der somatischen Gruppen erwähnt, daß sie dies im Bedarfsfall tun, nicht aber die anderen Krankheitsgruppen und nur ein geringer Teil der Lebensproblemgruppen (19%).[4]

Gerade die Mitglieder der somatischen Krankheitsgruppen erkennen den Arzt als Experten für medizinische Probleme voll an. „... Wenn über die Krankheit selber gesprochen wird, müßt eigentlich wirklich jeman' der es kann ... also, da muß mer mim Arzt drüber spreche. ..“ (zitiert nach *Schafft* 1981). Der Versuch, mehr Unabhängigkeit von Professionellen dadurch zu erreichen, daß z. B. Selbstuntersuchungen durchgeführt werden, ist wohl allein in bestimmten Frauenselbsthilfegruppen zu finden (*Marewski* 1981).

Mitwirkung von Professionellen in Selbsthilfegruppen

Die Formen der Mitwirkung – und damit häufig Einflußnahme – in Selbsthilfegruppen reichen von *gelegentlichen Vorträgen bis zur Übernahme der Gruppenleitung oder der Teilnahme als gleichberechtigtes und gleichbetroffenes Mitglied.*

Professionelle Einflußnahme und Mitwirkung entsprechen sich sicher häufig, es gibt aber Fälle, in denen sie stark auseinanderklaffen. So werden zwar die „Frauenselbsthilfegruppen nach Krebs“ nicht von Professionellen geleitet, professionelle Standards finden aber Eingang durch den Informationsfluß von der Spitze der hierarchisch aufgebauten Organisation und durch professionelle Schulung der Gruppenleiterinnen (*Schafft* 1981). Andererseits kann trotz dauernder Mitwirkung die traditionelle professionelle Einflußnahme unterblieben: „Physicians, finding no solution to alcoholism in their own profession, often themselves become *members* of Alcoholics Anonymous; but they did not devise and do not direct this program.“ (*Mowrer* 1976, S. 47)

Für alle Formen der Zusammenarbeit gilt – seien sie sporadisch, seien sie regelmäßig –, daß sie in somatischen Krankheitsgruppen häufiger anzutreffen sind als bei anderen Gruppenarten. Die Hälfte der somatischen verweisen nicht nur an Professionelle, sondern laden sie auch gelegentlich in die Gruppe ein. Die andere Hälfte lädt entweder ein oder gibt an, daß sie ‚eigene‘ Professionelle haben,

[4]) Da dieser Themenbereich im „erzählenden“ Teil des Interviews angesprochen wurde, wird hier sicher die reale Verweisungshäufigkeit unterrepräsentiert.

sie auf externe also nicht angewiesen seien. Bei den anderen Gruppenarten bestehen diese Formen der Zusammenarbeit sehr viel seltener; nur jede zweite Gruppe arbeitet in irgendeiner Form mit Professionellen zusammen.

Differenziert man das Bild der *regelmäßigen* Mitarbeit von Professionellen in Gruppen nach ihrer Funktion bzw. Rolle in der Gruppe, so wird deutlich, daß die Vorstellung, entweder seien die Professionellen in der Gruppe Leiter oder sie seien überhaupt nicht beteiligt, eine Vereinfachung darstellt (vgl. Tab. 1).

Tabelle 1: **Professionellenmitarbeit und Funktion in der Gruppe**

	Krankheits-gruppen	Lebensproblem-gruppen	Gesamt
Leiter	6	0	6
Berater	5	2	7
gleichberechtigtes Mitglied	3	2	5
kein Professioneller	8	21	29
Gesamt	22	25	47

Professionelle als Berater oder als gleichberechtigte Mitglieder erscheinen doppelt so häufig wie als Leiter und deuten hin auf eine mögliche Entwicklung im Verhältnis von Selbsthilfegruppen und Professionellen: weg von der Hierarchie, hin zur Partnerschaft. Ob diese Art der Zusammenarbeit zunimmt, hängt nicht zuletzt von der Bereitschaft der Professionellen ab, das Expertentum der Betroffenen anzuerkennen und Menschen mit bestimmten Problemen nicht als „Fälle" zu sehen.

Zumindest einige Selbsthilfegruppen versuchen, durch ihre Arbeit selbständiger zu werden, um dann auf einer neuen Basis mit bestimmten, ihren Ansätzen entsprechenden Professionellen gleichberechtigt zusammen zu arbeiten (*Marewski* 1981).

Einflußnahme von Selbsthilfegruppen auf Professionelle

Ein Versuch, den ‚neuen Professionellen' zu schaffen und damit die Basis für eine Zusammenarbeit von der anderen Seite her zu verbreitern, ist die Einflußnahme auf Aus- und Fortbildung.

So berichtet *Clafli* (1976) über die Bedeutung von Anonymen Alkoholikern für die Gründung des ‚National Council on Alcoholism' und schreibt: „The council educates the professions and the general public about the treatability of the person with alcoholism..." (S. 60). Auch Church und Mowrer (beide in: *Borman* 1975) erwähnen als einen Bereich der Aktivitäten ihrer Selbsthilfeorganisationen, Training für Professionelle zu machen, damit Selbsthilfemethoden bekannt und weitervermittelt werden können.

Hier wird deutlich, daß es nicht nur um ‚Duldung' von Selbsthilfegruppen durch Professionelle geht, sondern auch um Übernahme neuer Standards, z. B. durch die Beeinflussung der Ausbildung. Der Aspekt der Konkurrenz tritt hier zutage.

Diese Auseinandersetzung kann im professionellen Lager ausgetragen werden zwischen ‚neuen Professionellen' und traditionellen Professionellen, aber auch mit dem Selbsthilfebereich direkt, indem Selbsthilfegruppenvertreter versuchen zu verhindern, daß Professionelle die von ihnen entwickelten Methoden übernehmen. So schreibt Maher (in *Borman* 1975, S. 75): „Our biggest problem is that all over the United States are excess populations of professionals graduating from the universitites. What the big people want to do is to fund these people to copy us, and we get very hot."

Hier wird eine Eigenständigkeit und ein Selbstverständnis deutlich, die einigen unangemessen erscheinen mögen, die aber vielleicht den Weg aufzeigen, erfolgreiche Selbsthilfekonzepte vor Übernahme und damit auch vor ‚Verwässerung' oder Verfälschung durch Professionelle zu schützen.

3.5. Selbsthilfezusammenschlüsse werden zu Organisationen (Beispiele der Institutionalisierung und Professionalisierung von Selbsthilfegruppen)

Bei Selbsthilfezusammenschlüssen stehen die folgenden 5 Kriterien im Vordergrund:
- Betroffenheit durch ein gemeinsames Problem
- keine oder geringe Mitwirkung professioneller Helfer
- keine Gewinnorientierung
- gemeinsames Ziel: Selbst- und/oder Sozialveränderung
- Arbeitsweise: Betonung gleichberechtigter Zusammenarbeit und gegenseitige Hilfe.

Während diese Merkmale in Selbsthilfe*gruppen* meist relativ umfassend verwirklicht sind, treffen einige der obigen Merkmale auf Selbsthilfe*organisationen* oft nur sehr begrenzt zu. Besonders die Mitwirkung Professioneller und die Arbeitsweise erreichen in Selbsthilfeorganisationen oft ein großes Ausmaß an Ähnlichkeit mit staatlichen Institutionen.

Im folgenden soll versucht werden, einige prinzipielle Gemeinsamkeiten in der Entwicklung von Selbsthilfeorganisationen herauszuarbeiten. Wir denken hierbei z. B. an Spastikervereine, die eine Werkstatt für Behinderte betreiben, oder an Blindenverbände, die ihren Mitgliedern mit einem professionellen, bürokratischen Apparat verschiedene Hilfen wie Rechtsberatung, Arbeitsvermittlung oder auch Interessenvertretung gegenüber gesetzgebenden Organen zukommen lassen.

Elemente des sozialpolitischen Rahmens

Die hier zu betrachtenden Phänomene sind aus sozialpolitischer Perspektive eingebettet in das Prinzip nachrangiger Zuständigkeit des Staates für die Erbringung sozialer Hilfen und Dienste.

Das diesem Denken zugrundeliegende ‚Subsidiaritätsprinzip' besagt, „daß der Hilfebedürftige zunächst alle ihm zu Gebote stehenden Mittel auszunutzen habe, bevor er öffentliche Hilfe in Anspruch nehmen könne" (*Matthes* 1964, S. 33). Seine Grundlagen hat das Subsidiaritätsprinzip in den Sozialprinzipien der katholischen Soziallehre. Formuliert wurde es von Pius XI. 1931 in der Sozialenzyclica Quadragesimo anno, in der es heißt:

„Wie dasjenige, was der Einzelmensch aus eigener Initiative und mit eigenen Kräften leisten kann, ihm nicht entzogen und der Gesellschaftstätigkeit zugewiesen werden darf, so verstößt es gegen die Gerechtigkeit, das, was die kleineren und untergeordneten Gemeinwesen leisten und zum guten Ende führen können, für die weitere und übergeordnete Gemeinschaft in Anspruch zu nehmen; zugleich ist es überaus nachteilig und verwirrt die ganze Gesellschaftsordnung. Jedwede Gesellschaftstätigkeit ist ja ihrem Wesen und Begriff nach subsidiär; sie soll die Glieder des Sozialkörpers unterstützen, darf sie aber niemals zerschlagen oder aufsaugen." (*Brück* 1976, S. 44).

Damit bliebe dem Staat die Aufgabe, lediglich bei Ausnahmetatbeständen einzugreifen, in denen keine anderen Initiativen ergriffen wurden. Ohne hier näher darauf einzugehen, kann man folgende Merkmale der *staatlichen* Organisation individueller und sozialer Hilfe ausmachen.

- *Ökonomisierung* im Sinne einer Einkommensumverteilung,
- *Monetarisierung*, die soziale Bedürfnisse oder Mängel durch Geld zu beheben sucht,
- *Verrechtlichung,* die soziale Institutionen auf speziell zugeschnittene Probleme verpflichtet,
- und *Bürokratisierung* der sozialen Hilfeleistung, die damit formalisiert und massenhaft bearbeitbar wird.

Die bedeutendsten *nichtstaatlichen* Hilfsorganisationen sind ihrer ökonomischen Größe und dem erbrachten Leistungsspektrum nach die *Spitzenverbände der Freien Wohlfahrt* (vgl. ausführlich dazu: *Bauer* 1978): Arbeiterwohlfahrt, Deutscher Caritasverband, Deutscher Paritätischer Wohlfahrtsverband (DPWV), Deutsches Rotes Kreuz (DRK), Diakonisches Werk (Innere Mission und Hilfswerk der evangelischen Kirche Deutschlands), Zentralwohlfahrtsstelle der Juden in Deutschland.

Diese Organisationen sind teils konfessionell, teils politisch-weltanschaulich orientiert. Der DPWV ist eine Dachorganisation von heterogenen Mitgliedervereinen ganz unterschiedlicher Zielsetzung und Größe. In ihm sind auch fast alle Selbsthilfeverbände Mitglied, deren Ziel auch verbandliche Interessenvertretung darstellt.

Die annähernd 400000 hauptberuflichen Mitarbeiter und weitere ca. 4 Mio. ehrenamtliche Helfer arbeiten in Krankenhäusern, Alten-, Kinder- und Pflegeheimen, verschiedenen Behinderteneinrichtungen, im Katastrophenschutz und vielen anderen Bereichen sozialer Sicherung. Diese „freien Träger" arbeiten mit Eigenmitteln, aber auch sehr wesentlich mit staatlichen Geldern: Nach *Strasser* (1979, S. 50) stammen ca. 40% ihrer Aufwendungen aus staatlichen Finanzierungshilfen! Die freien Träger wirken bei der Gesetzesformulierung mit: ihre Bürokratie ist mit der staatlichen strukturell und juristisch verwoben. Sie sind mithin quasi-staatliche Einrichtungen geworden.

Selbsthilfe in den Versorgungslücken

Der oben beschriebene sozialpolitische Rahmen und die darin tätigen Einrichtungen sollen als gedanklicher Hintergrund dienen. Es ist festzuhalten, daß die beschriebenen ‚Instrumente' sozialer Sicherung nicht alle individuellen Notlagen und Bedürfnisse aufgreifen können und entsprechend der Logik des Subsidiaritätsprinzips ja auch nicht aus der Kompetenz des Bürgers nehmen wollen.

Als wichtiges Beispiel für zusätzliche ‚Instrumente' im Gesundheitsbereich können Angehörigengruppen von schwer Erkrankten oder Behinderten gelten. Oftmals sind die üblichen medizinischen und anderen therapeutischen Maßnahmen für die direkt Betroffenen erfolgt, ohne daß die Krankheit (meist eine chronische Erkrankung wie z. B. Schädigung von Nieren, Hirn, Nerven, Gliedmaßen, Sinnesorganen) ganz beseitigt werden konnte. Für die Angehörigen entstehen daraus erhebliche wirtschaftliche, psychische und soziale Probleme, die sie allein auf sich gestellt und oftmals zusätzlich noch isoliert (z. B. durch ein behindertes Kind) nicht zu bewältigen vermögen.

Hier ist ein Zusammenschluß zu einer Gruppe Gleichbetroffener eine wichtige Hilfe, die oftmals erst den Zugang zu anderen Einrichtungen und Diensten ermöglicht, sei es, daß diese anderen Möglichkeiten zuvor nicht bekannt waren oder daß sie durch die Aktivität der Gruppe erst geschaffen wurden.

An Beispielen soll nun illustriert werden, wie die Entwicklung derartiger Gruppen verlaufen und auf welche Art eine Annäherung an staatliche und quasi-staatliche Einrichtungen erfolgen kann.

Zusammenschlüsse auf lokaler Ebene

Kinder, insbesondere Kinder mit Behinderungen,sind eine besonders benachteiligte Gruppe in der Gesellschaft. So wurden bis 1957 Kinder mit Mehrfachbehinderungen und spastischen Lähmungen zwar medizinisch versorgt, an eine irgendwie geartete Rehabilitation bzw. Eingliederung in Einrichtungen wie Schule und Arbeitsplatz war aber bis zu diesem Zeitpunkt nicht zu denken. Aus diesem und den oben skizzierten Gründen schlossen sich 1957 in den Städten Münster, Bremen und Hamburg (sowie einigen weiteren Orten) betroffene Eltern zusammen. Zunächst hatten sie auf der Basis nachbarschaftlicher Selbsthilfe eine gegenseitige Betreuung der Kinder organisiert. Mit wachsender Bekanntheit dieser Unterstützungsmaßnahmen wuchs auch die Nachfrage, so daß lokale Vereine („e. V.") gegründet werden konnten.

1959 erfolgte der Zusammenschluß regionaler Einrichtungen zu einem nationalen Dachverband, dem „Verband deutscher Vereine zur Förderung und Betreuung spastisch gelähmter Kinder e. V.". Diese Institution beriet die Mitgliedsvereine und versuchte, deren Bedürfnisse und Interessen gegenüber staatlichen Instanzen zu artikulieren und zu vertreten. Sie ermunterte mit konkreten Handlungsanweisungen die lokalen Vereinigungen, institutionelle (Räume, Schulen, Zuständigkeiten etc.) und finanzielle Forderungen an die örtlichen Träger der Sozialhilfe und der sozialen Dienste zu stellen.

Die Eltern, die bis dahin ihre Kinder in direkter gegenseitiger Hilfe betreut hatten, traten daraufhin erstmalig an die Öffentlichkeit und auch an öffentliche Institutionen heran. Sie forderten – und bekamen – öffentliche Gelder, mit denen die zunächst ehrenamtlichen Helfer bezahlt werden konnten. Im Gegenzug formulierten die staatlichen Geldgeber (Sozialämter und Fürsorgestellen) nach und nach präzisere Anforderungen an die institutionellen, organisatorischen und personellen Bedingungen, z. B. an Tagesstätten für die Betroffenen und an die Ausbildung der Betreuer.

Als weitere Schritte dieser Entwicklung kann man die Ausweitung der Ziele ansehen, die nunmehr nicht mehr direkt von den Betroffenen bzw. ihren Angehörigen formuliert und verfolgt wurden, sondern von den professionellen Mitarbeitern des Vereins. Zur finanziellen und auch inhaltlichen Entlastung der juristisch haftenden Vereinsvorsitzenden wurde als Arbeitgeberinstanz eine Trägerorganisation gegründet. Man kann dies bei praktisch allen vergleichbaren Einrichtungen finden: als Weiterentwicklung der ursprünglichen Gruppe, dem Elternverein in diesem Beispiel, wird eine Organisation auf Vereinsbasis gegründet, die die Geschäfte führt und mit bezahlten Fachkräften eine Dienstleistungseinrichtung etabliert. Unmittelbare Konsequenz ist die fortschreitende Ausgrenzung der ursprünglichen Hauptakteure – der betroffenen Eltern – und eine Verselbständigung der neuen Institution. Sie kann z. B. (wie es in der Praxis in zahlreichen Fällen geschehen ist) aufgrund der Anzahl und Qualifikation der Mitarbeiter bestimmte Schwerpunkte in der Arbeit setzen, die von den ursprünglichen Zielen abweichen (so z. B. eine Diversifikation der Angebote, die den Nachfragerkreis erweitern, oder ein Engagement im Bereich von Forschung oder Vorsorgeprogrammen in Zusammenarbeit mit anderen Einrichtungen).

Unterzieht man die einzelnen Entwicklungsschritte derartiger Organisationen einer Analyse (vgl. z. B. *Breeger* 1979, *Itzwerth* 1979), so sind im allgemeinen folgende stufenförmige Entwicklungsschritte feststellbar:

- Gründung von Gruppen bzw. Hilfseinrichtungen, die von keiner anderen (d. h. vorzugsweise: staatlichen) Stelle geschaffen werden,

- Kontakte zu offiziellen Stellen, Druck auf diese Stellen,
- Ausbildung und Anwerben professioneller Fachkräfte (gegen Entgelt),
- damit Anbindung an staatliche finanzielle Förderung und entsprechende Qualifikationsanforderungen,
- sukzessiver und zumindest partieller Ausschluß der Angehörigen bzw. der bisherigen Interessenvertreter der Betroffenen,
- Setzen von Forschungsschwerpunkten zu dem neu erkannten/anerkannten Problem.

In analoger Weise beschrieb auch *Wolfensberger* (o. J.) die Entwicklung von Vereinigungen zugunsten geistig Behinderter, die zunächst als Selbsthilfe-Initiative Betroffener begonnen hatten.

Weil sich aus diesen Beispielen der Eindruck ergibt, daß eine „Institutionalisierung" fast zwangsläufig stattfindet, sei auf ein anderes Beispiel von *Breuer* (1979) verwiesen: Hier wird von einer Behindertenselbsthilfegruppe berichtet, die sich bewußt und erfolgreich gegen formelle Organisierung, Professionalisierung und die damit verbundenen Nachteile wehrt.

Mowrer (1976) gibt ein Beispiel staatlicher „Hilfe", die zur Zerstörung der Gruppe führte: In einer US-Kleinstadt hatte eine Gruppe der Anonymen Alkoholiker (AA) ein Haus billig gemietet, in dem sich ihre Mitglieder trafen. Als die Gruppe mehr Zulauf erhielt, engagierten sich einige Mitglieder für ein größeres Haus, für das sodann auch von der örtlichen Gesundheitsbehörde Unterstützung angeboten wurde. Die Expansion hielt weiter an, bis es schließlich fünf Häuser mit dazugehörigem Personal gab. Jetzt forderte die Gesundheitsbehörde die Einhaltung von Behandlungsvorschriften und Aufnahmeregelungen für die Alkoholiker. Genau dies stand aber in Widerspruch zu den Grundregeln der AA. Diese besagen ausdrücklich, daß die Mitwirkung der Mitglieder freiwillig und ohne weitere Strukturierung erfolgen soll. Entsprechend erwies sich die neue Behandlung als unangemessen und daher erfolglos. Die Mitglieder erschienen kaum mehr, und die Professionellen besannen sich, daß sie Alkoholismus für „unbehandelbar" gehalten hatten.

Die AA zogen die Konsequenz aus diesen Erfahrungen und akzeptierten nur noch wenige hundert Dollar als direkte Zuwendungen von Geldgebern, um vor allem ökonomische Unabhängigkeit zu gewährleisten.

Eine andere Selbsthilfeorganisation von ehemaligen Drogenabhängigen – Synanon – hat es seit der Gründung 1958 verstanden, vorwiegend durch Eigenleistungen der Mitglieder finanzielle Eigenständigkeit zu behalten.

Man kann wohl schließen, daß die Professionalisierung der am Beispiel des Elternvereins geschilderten Art dazu führt, daß mit der neuen Organisation bestenfalls andere als die ursprünglichen Probleme gelöst werden; möglicherweise fallen die alten Probleme wieder als ungelöst heraus. Dafür spricht ein Beispiel, über das *Breeger* (1959) berichtet: In Hamburg hatten sich bereits verschiedene, im wesentlichen von Betroffenen selbst gegründete Einrichtungen um die Probleme Behinderter gekümmert. Mit zunehmender Größe und Komplexität der Organisationen fanden die Probleme der einzelnen Behinderten immer weniger Beachtung und blieben ungelöst. Diese Entwicklung war ausschlaggebend für die Gründung einer neuen Selbsthilfegruppe.

Zusammenschlüsse auf nationaler Ebene

Selbsthilfegruppen Betroffener sind einerseits von regionalen Initiatoren ins Leben gerufen und später dann – wie oben geschildert – in eine Vereinsform überführt worden, andererseits werden sie aber auch von überregional bereits bestehenden Organisationen (Dachverbände) in einzelnen Regionen angeregt und gefördert. Beide Formen der Aktivierung und Wahrnehmung von Interessen Betroffener bestanden und bestehen gleichzeitig.

Ab 1967 begannen die Dachverbände folgender Organisationen, sich zur ‚BAG' (Bundesarbeitsgemeinschaft „Hilfe für Behinderte") zusammenzuschließen:

- Contergankinder Hilfswerk
- Spina bifida und Hydrocephalus
- Bundesverband für spastisch Gelähmte und andere Körperbehinderte
- Bundesvereinigung Lebenshilfe für geistig Behinderte
- Bundesverband zur Förderung Lernbehinderter
- Bundesverband Hilfe für das autistische Kind
- Bund zur Förderung Sehbehinderter
- Deutsche Gesellschaft zur Förderung der Hör-Sprachgeschädigten
- Freundeskreis Camphill
- Sozialhilfe-Selbsthilfe Körperbehinderter

Zu den Zielen der BAG gehören öffentlichkeitswirksame Aktivitäten und die Förderung gleichartiger Zusammenschlüsse auf Landes- und Ortsebene. Neben zahllosen anderen Ergebnissen ihrer Arbeit „verbuchen" die BAG und ihre Mitgliedsorganisationen die Einrichtung von Sonderschulen und Früherkennungseinrichtungen für behinderte Kinder und Jugendliche auf ihrem Erfolgskonto. Eigene Zeitschriften und Verbandsmitteilungen gehören ebenso wie Tagungen zu den Informationsinstrumenten der Mitgliedsverbände. Die erforderlichen Mittel stammen von den Mitgliedsorganisationen (in Form von Mitgliedsbeiträgen) und dem BMJFG. Die BAG betreibt eine eigene Geschäftsstelle und ist als Ausbildungsstätte für Sozialarbeiter staatlich anerkannt.

In ihrer Eigenschaft als überregionaler Zusammenschluß von Dachverbänden unterschiedlicher Organisationen regte die BAG die Gründung von Dachverbänden zu bislang nicht oder kaum organisierten Einrichtungen und auch Selbsthilfegruppen/-organisationen an (vgl. *Funke* 1978, S. 89). Als Ergebnis dieser Aktivitäten bestehen heute folgende Organisationen, die ihrerseits auch wiederum lokale Selbsthilfegruppen initiiert haben:

- Deutsche Gesellschaft zur Bekämpfung der Muskelkrankheiten e. V.,
- Deutsche Gesellschaft zur Bekämpfung der Mucoviscidose e. V.,
- Deutsche Hämophiliegesellschaft zur Bekämpfung von Blutungskrankheiten e. V.,
- Deutsche Sektion der Internationalen Liga gegen Epilepsie e. V.

Gefahren der Professionalisierung

Die dargestellten Entwicklungstendenzen von Selbsthilfegruppen zu Dachorganisationen und nationalen Zusammenschlüssen einerseits und die Gründung von Selbsthilfegruppen durch Dachorganisationen andererseits sowie der skizzenhafte Hinweis auf die Säulen des Subsidiaritätsprinzips, die Wohlfahrtsorganisationen als quasi-staatliche Einrichtungen, zeigen eine hochgradige Verflechtung des Selbsthilfeansatzes mit dem professionellen System und staatlicher Finanzierung.

Bedenkt man dabei noch, daß etliche Dachorganisationen Mitgliedsvereine von Spitzenorganisationen der Wohlfahrtsverbände sind und gleichzeitig auch deren regionale Vereine – mit zum Teil den Merkmalen einer Selbsthilfegruppe – ebenfalls selbständige Mitglieder in diesem Fall des DPWV sein können, so wird zumindest klar, daß hier zwangsläufig Interessen aufeinanderstoßen und andere Interessen nirgendwo vertreten sein können. Es ist kaum übertrieben, von einem Dickicht verwobener, aber auch aneinander vorbeiagierender Elemente der Versorgung zu sprechen, zumal selbst Behörden in der Regel sich nicht in der Lage sehen, einem potentiellen Nachfrager tatsächlich alle möglichen Einrichtungen der Hilfeleistung zu vermitteln.
Wir müssen daher festhalten, daß

- die Vernetzung der professionellen und Selbsthilfeeinrichtungen hochgradig und wenig überschaubar ist;
- eine deutliche Trennung zwischen professioneller und Selbsthilfe kaum möglich und für verschiedene Problembereiche auch nicht sinnvoll ist;
- eine Verbesserung der Versorgungsbedingungen am ehesten durch lockere Koordinierung aller Beteiligten erreichbar ist, wenn man keine grundsätzlichen Veränderungen des derzeitigen Systems erreichen kann oder anstreben will.

3.6. Institutionalisierte Verflechtung von Selbsthilfezusammenschlüssen mit staatlichen und professionellen Sozialsystemen

Im vorangegangenen Abschnitt ist der Prozeß der Organisierung und Annäherung von Selbsthilfezusammenschlüssen an die professionelle Versorgung bzw. an das staatliche System beschrieben worden. Überschneidungen mit diesem Abschnitt ergeben sich daraus, daß wir hier vor allem *Institutionen* der Verflechtung behandeln wollen; teilweise fallen darunter auch die Ergebnisse der in Abschnitt 3.5. angesprochenen Prozesse, d.h. Selbsthilfe*organisationen*.

Selbsthilfezusammenschlüsse werden manchmal in Abgrenzung zum Staat als *nichtstaatliche*, manchmal in Abgrenzung zu beruflicher Hilfeleistung als *nicht-professionelle* Sozialsysteme charakterisiert. Diese Kategorien überschneiden sich jedoch nur teilweise. Die Gruppe nicht*staatlicher* Sozialsysteme ist erheblich umfangreicher als die Gruppe nicht-*professioneller* Sozialsysteme: Die Spitzenverbände der „freien" Wohlfahrtspflege (vgl. Absatz 3.5.) sind z.B. als „nichtstaatliche" zu kennzeichnen, obwohl sie fast ausnahmslos professionelle Hilfen anbieten und organisieren. Dabei muß man allerdings beachten, daß ca. 40% ihrer Aufwendungen staatlich finanziert sind (*Strasser* 1979).

Die Verflechtung von Selbsthilfegruppen mit staatlichen Stellen erfolgt oft im Rahmen oder durch Vermittlung von solchen anderen nichtstaatlichen Hilfssystemen (z.B. DPWV), die auch allgemein als „intermediäre" Instanzen bezeichnet werden. Die horizontale und vertikale Verflechtung intermediärer Systeme untereinander macht es außerordentlich schwierig, die Verbindungen von Staat und vielen Selbsthilfeorganisationen im einzelnen „aufzudröseln".

Gesundheitsselbsthilfezusammenschlüsse sind manchmal nach ihren Funktionen typisiert worden: entweder Erbringung personenbezogener Dienstleistungen auf Gegenseitigkeit oder Interessenvertretung gegenüber dem Staat (vgl. *Gussow/Tracy* 1980, *Nelles/Beywl* 1981). Die gesundheitsrelevanten Zusammenschlüsse, bei denen die Interessenvertretung im Vordergrund steht, sind den Bürgerinitiativen (angloamerikanisch: community action groups) sehr ähnlich. Es sind in der Übersicht daher auch einige Möglichkeiten der Verflechtung erwähnt, die zur Zeit überwiegend für Bürgerinitiativen und ähnliche Gruppen entstanden sind, sich aber ebenso für Selbsthilfegruppen anbieten und von diesen auch teilweise genutzt werden.

Nach dieser kurzen Kennzeichnung, wie kompliziert das soziale Feld ist, innerhalb dessen eine Verflechtung von Selbsthilfegruppen mit staatlichen/professionellen Instanzen stattfindet, soll noch kurz erläutert werden, was mit dem Begriff „Verflechtung" gemeint ist.

Verflechtung kann vor allem im Hinblick auf folgende Ziele institutionalisiert werden:

- Förderung und Anregung von Selbsthilfegruppen durch staatliche/professionelle Stellen (vgl. a–c der Übersicht),
- Interessenvertretung der Selbsthilfegruppen gegenüber staatlichen Stellen bzw. gegenüber den Professionen (vgl. d),
- Kooperation zwischen Selbsthilfegruppen und staatlichen/professionellen Sozialsystemen in der Verfolgung gemeinsamer Ziele, z.B. Verbesserung der Rehabilitation (vgl. e und f).

Diese Ziele können als (Neben-) Aufgabe für mehrere Personen innerhalb einer Institution oder als Auftrag an ein Komitee, als Zuständigkeitsbereich für

Übersicht: Institutionalisierte Verflechtungen von Selbsthilfezusammenschlüssen mit staatlichen und professionellen Systemen

	Nationale Ebene	Lokale Ebene
relativ starker **staatlicher** Einfluß möglich	a) Kontaktstellen innerhalb der staatlichen Administration (z. B. im Innenministerium Großbritanniens die „Voluntary Services Unit“)	Kontaktstellen innerhalb der kommunalen Administration (z. B. „Grazer Büro für Bürgerinitiativen“ oder „Community Liaison Unit“ der Stadt New York)
	„Dachorganisationen“	**„Koordinationsstellen“**
	b) parastaatliche Dachorganisationen (staatlich finanzierte, z. B. „National Center for Community Action“, USA)	– parakommunale Koordinationsstellen (z. B. „Community Health Councils“ in Großbritannien mit staatl. finanzierten hauptamtlichen Geschäftsführern)
	c) Selbsthilfe-Informationszentren (z. B. „National Clearing Houses“ in USA und Großbritannien)	– Selbsthilfe-Informationszentren auf lokaler bzw. regionaler Ebene (z. B. „Regionale Arbeitsgemeinschaften Selbsthilfe“ in der BRD)
relativ starker **professioneller** Einfluß möglich	d) Nationale Vereinigungen von Selbsthilfezusammenschlüssen (*spezielle*, z. B. Bundesverband der Kehlkopflosen; *allgemeine*, z. B. Bundesarbeitsgemeinschaft „Hilfe für Behinderte“)	– Vereinigungen von Selbsthilfezusammenschlüssen auf lokaler bzw. regionaler Ebene (z. B. Hamburger Landesarbeitsgemeinschaft für Behinderte)
	e) Nationale Vereinigungen von Professionellen-Zusammenschlüssen, die Selbsthilfe fördern und Laien als Mitglieder aufnehmen (z. B. Deutsche Gesellschaft für soziale Psychiatrie – DGSP)	– Vereinigungen von Professionellen, die Selbsthilfe fördern und Laienmitglieder haben (z. B. psychosoziale Arbeitsgemeinschaften; Landesverbände der DGSP)
		f) gemeindenahe Institutionen der Gesundheitsversorgung (z. B. Sozialstationen, Gesundheitszentren, psychosoziale Kontaktstellen)

eine bestimmte Person oder als eigenständiges Sozialsystem institutionalisiert werden. Wir werden unser Augenmerk besonders auf die letztgenannte Form, d.h. Institutionalisierung als eigenes Sozialsystem, richten. In allen folgenden Beispielen ist allerdings *„Verflechtung“ nicht das primäre Ziel,* sondern ergibt sich aus der Verfolgung der o. a. anderen Ziele. (In aller Regel wird Verflechtung von Selbsthilfeinitiativen untereinander für wichtiger gehalten als die Verflechtung mit dem professionellen/staatlichen System.) In der Gliederung sind die staatlichen Stellen (a–c) nach ihrer Nähe zur Administration gegliedert; bei d) handelt es sich um Dachorganisationen von Selbsthilfezusammenschlüssen und e) und f) sind als soziale Systeme von Professionellen zu charakterisieren. Systeme, in denen Verflechtung institutionalisiert ist, können also von allen 3 Beteiligten – Staat, Professionellen, Selbsthilfezusammenschlüssen – gegründet und dominiert sein.

a) Institutionalisierung innerhalb der staatlichen Administration

In der Übersicht werden Beispiele auf nationaler und auf lokaler Ebene erwähnt. Die Beispiele beziehen sich vor allem auf die institutionalisierte Zusammenarbeit mit freien Trägern sozialer Dienste („voluntary organisations" in England) und mit Bürgerinitiativen. Sofern es den Behörden nur darum geht, Ansprechpartner für die Anmeldung von Interessen zur Verfügung zu stellen, sind diese Stellen sicher zu begrüßen.

In den anglo-amerikanischen Beispielen haben die erwähnten Stellen jedoch auch finanzielle Mittel zu vergeben. Dies ermöglicht eine soziale Kontrolle der Geldempfänger durch die Prüfung der Ausgabenzwecke. Außerdem besteht die Gefahr, daß ungerechtfertigte Staatsloyalität durch finanzielle Abhängigkeit gefördert wird. Auch wird im allgemeinen die Bürokratisierung von Gruppen durch finanzielle Unterstützung gefördert. Eine detaillierte empirische Analyse dieser Art institutionalisierter Verflechtung *innerhalb* der Administration ist uns nicht bekannt.

b) Parastaatliche Institutionalisierung

Parastaatliche Dachorganisationen bzw. lokale Koordinationsstellen unterscheiden sich von den vorher beschriebenen vor allem dadurch, daß sie zwar staatlich finanziert, aber strukturell (und geographisch) eher neben als innerhalb der staatlichen Administration angesiedelt sind. Das Beispiel der englischen Community Health Councils hat gezeigt, daß diese Stellen unabhängig genug sind, daß auch Ziele verfolgt werden können, die den Absichten anderer staatlicher Stellen entgegengerichtet sind. Ob in einem Konfliktfall eher die selbstorganisierten Interessen der Bürger verfolgt werden oder das Interesse der staatlichen Stellen, hängt in erster Linie vom Selbstverständnis des jeweiligen Geschäftsführers („secretary") ab.

c) Selbsthilfe-Informationszentren („Clearing Houses")

National:

Eine besondere Rolle für die Vernetzung von Gesundheitsselbsthilfegruppen untereinander spielen „Clearing Houses". Trotz eines gewissen Schwerpunktes im Bereich „Gesundheit" wird in den ausländischen Zentren der Begriff stets so weit gefaßt, daß auch zahlreiche Bürgerinitiativen und Aktionsgruppen darunter fallen. Als Selbsthilfe-Informationszentren auf nationaler Ebene sind bekannt:

- National Self Help Clearing House (beim Center for Advanced Study in Education), New York (publiziert: „Self Help Reporter")
- Self Help Institute (beim Center for Urban Affairs), Evanston (publiziert: „Epilepsy Self Help")

- Self Help Clearing House (als Projekt von SHARE, einer gemeinnützigen Organisation für Behinderte), London (publiziert: „Self Help Spotlight")
- Deutsche Arbeitsgemeinschaft Selbsthilfegruppen (Zentrum für Psychosomatische Medizin), Gießen (publiziert: „Selbsthilfegruppen-Nachrichten")

Hinsichtlich der Selbsthilfe-Informationszentren lassen sich einige gemeinsame Merkmale feststellen: sie sind erst wenige Jahre alt, also deutlich jünger als die meisten der vorher behandelten Einrichtungen; sie sind keine Vereinigungen von Selbsthilfezusammenschlüssen, sondern von Wissenschaftlern initiierte Einrichtungen; sie sind zwar staatlich finanziert, aber im allgemeinen auf ganz besondere Weise, nämlich zumeist aus Spezialetats für Forschung und Modellprojekte. Verflechtung zwischen staatlichen Instanzen und Selbsthilfezusammenschlüssen ist zwar meist ein explizites Ziel, wird jedoch nur als Nebenfunktion betrachtet. Hauptfunktionen sind: „facilitation, training, consultation, research and evaluation, dissemination and publication, network development".

Das englische Clearing House fällt wegen seiner Anbindung an einen (nicht universitären) Verein etwas aus diesem sonst sehr homogenen Bild heraus. Die Entwicklung in Belgien und den Niederlanden scheint in eine ähnliche Richtung zu gehen wie in den anderen Ländern (vgl. *Itzwerth/Winkelvoss* 1980).

Lokal/Regional:

Analog dem National Clearing House gibt es auch mehrere *lokale* Selbsthilfe-Informationszentren, z.B. in New York und Umgebung. In Deutschland sind in den vergangenen Jahren zahlreiche „regionale Arbeitsgemeinschaften Selbsthilfgruppen" entstanden; diese haben allerdings – genau wie die „Deutsche Arbeitsgemeinschaft" – mehr den Charakter einer Koordinationsstelle als den eines Zusammenschlusses von Selbsthilfegruppen. Die Kontaktpersonen sind oft professionelle Helfer und /oder Wissenschaftler.

In England ist das Bild der lokalen Koordinationsstellen („Local Intermediary Bodies") besonders umfang- und nuancenreich: local voluntary councils, rural community councils, councils for voluntary service, community relations councils, community oder neighbourhood councils, – sie alle stellen Verflechtungen zwischen staatlich/professionellem System und verschiedenen „community groups" her. Einige dieser Zentren haben sich auch stark um Gesundheitsselbsthilfegruppen bemüht, z.B. das Mutual Aid Centre in London oder der Nottingham Council for Voluntary Service.

Ein neueres Modell der vorwiegend materiellen Unterstützung sind lokale „Resource Centers", z.B. in Brighton oder das „Manchester Area Resource Center" (vgl. *Wolfenden* 1978, S. 100ff, *Taylor* 1980, amerikanische Beispiele bei *Badelt* 1979).

Die „Resource Centers" sind insofern besonders interessant, weil sie fast ausschließlich materielle Hilfen wie Herstellung von Broschüren etc. sowie Beratung anbieten. Solche Hilfen würden sonst in Form von Geld gewährt werden.

Direkt an die Gruppen gezahlte Gelder fördern jedoch deren Bürokratisierung und oft auch Professionalisierung. Die Resource Centers stellen also einen Versuch dar, Selbsthilfegruppen materiell zu unterstützen, ohne ihnen direkt finanzielle Mittel zukommen zu lassen. Inwieweit die Resource Centers auch ein Element sozialer Kontrolle darstellen, läßt sich zur Zeit nicht beurteilen.

Lokale Koordinationszentren haben in den angelsächsischen Ländern eine deutlich längere Tradition und ebenso deutlich weitere Verbreitung als in der Bundesrepublik. Aus dem uns zugänglichen Material können wir kaum Anhaltspunkte für staatliche oder professionelle Mißbrauchsversuche dieser Koordinationsstellen entnehmen. Dabei muß man sich auch vor Augen halten, daß die Berufsideologie bestimmter Professioneller, z.B. von community workers (Gemeinwesenarbeitern) durchaus mit den Interessen von Bürgerinitiativen und Selbsthilfegruppen übereinstimmen kann.

Mehrere der englischen Modelle sind von einem Teammitglied (C.D.) besucht worden, um Anregungen zu bekommen, wie die unserem Projekt angegliederte Koordinations- und Informationsstelle für Selbsthilfegruppen auch nach Auslaufen des Forschungsprojektes weiterbestehen könnte.

d) *Vereinigungen von Selbsthilfezusammenschlüssen*

Auch diese gibt es auf lokaler/regionaler und nationaler Ebene. Zusammenarbeit mit Professionellen findet im wesentlichen in derselben Weise wie bei einzelnen Selbsthilfegruppen statt: durch sporadische Hinzuziehung oder durch Mitgliederschaft der Professionellen (vgl. aber auch Abschnitt 3.4.). Relativ häufig kommt es in diesen Vereinigungen zur Koalitionsbildung mit Professionellen, um dann gemeinsam bestimmte Forderungen gegenüber dem Staat zu vertreten.

e) *Vereinigungen von Professionellen*

Die Unterstützung von Selbsthilfezusammenschlüssen kann auch von Professionellen ausgehen. Im Gegensatz zum Allwissenheitsanspruch vieler traditioneller Standesverbände handelt es sich aber bei der Deutschen Gesellschaft für soziale Psychiatrie oder auch in den psychosozialen Arbeitsgemeinschaften um Professionelle mit einem weitaus bescheideneren Selbstverständnis. Die Bereitschaft zu gleichberechtigter Zusammenarbeit bezieht sich nicht nur auf Angehörige unterschiedlicher Berufsgruppen im Gesundheitswesen, sondern auch auf Laien bzw. Selbsthilfegruppen. Formal wird dies schon daraus ersichtlich, daß diese Vereinigungen auch für Nicht-Professionelle offen sind, die sich um eine Verbesserung der psychosozialen Versorgung bemühen.

Eine ähnliche Entwicklung wie in der Psychiatrie scheint nach dem Gesundheitstag 1980 in Berlin auch im übrigen Medizinbereich in Gang gekommen zu sein. Auf dem Gesundheitstag berichteten nicht nur Professionelle unterschiedlicher Berufe, sondern auch Selbsthilfezusammenschlüsse aus ihrer Arbeit (vgl. *Dokumentation des Gesundheitstages,* 1980).

f) Gemeindenahe Institutionen der Gesundheitsversorgung als Koordinationsstellen

Solche Ansätze sind bisher quantitativ noch unbedeutend, werden aber u. E. mit Sicherheit rasch an Wichtigkeit gewinnen.

Sozialstationen. Über Sozialstationen als Versuch der Verknüpfung professioneller und nicht-professioneller Hilfen wird an anderer Stelle in diesem Band ausführlich berichtet (B. 1.). In Österreich gibt es für manche „Sozialsprengel" auch Gemeinwesenarbeiter, die die Kooperation von behördlichen Stellen und existierenden Gruppen organisieren (*Badelt* 1979, S. 131).

Gesundheitszentren. In Gesundheitszentren, teilweise auch in Gruppenpraxen arbeiten überwiegend Professionelle mit besonderen berufsbezogenen und politischen Einstellungen. Innerhalb ihrer beruflichen Orientierung spielt die Förderung von und die Zusammenarbeit mit Selbsthilfegruppen eine wichtige Rolle. In den Gesundheitszentren Berlin-Gropiusstadt und Riedstadt wurde eine Zusammenarbeit mit verschiedenen Selbsthilfegruppen und jeweils einem Patientenkomitee für das betreffende Zentrum aufgebaut (vgl. *Stattbuch* 2, 1980, S. 438).

Ambulante sozialpsychiatrische Einrichtungen. Die ausdrückliche Absicht der Förderung von und Zusammenarbeit mit Selbsthilfegruppen findet sich vor allem in Modellprojekten (vgl. a. Artikel B.2. in diesem Band). Beispiele *staatlich* geförderter Modelle sind: die Psychosoziale Kontaktstelle „Der Lotse" in Hamburg-Wilhelmsburg; die Beratungsstelle des Sozialpsychiatrischen Dienstes der Klinik Häcklingen in Uelzen; die Kontaktstelle „Treffpunkt Waldstraße" in Berlin und das „Dezentrale Angebot teilstationärer und ambulanter Dienste" in Hannover (vgl. *BMJFG* 1979, S. 329–336).

Die neue Auflage des *Berliner Stattbuches* (1980) enthält eine größere Anzahl *selbstorganisierter Modellprojekte*, die ebenso wie die vorher genannten als bessere Alternativen zur herkömmlichen Versorgung gemeint sind, jedoch auf andere Weise finanziert werden (meist mehrere der folgenden Quellen: bezahlte Nebenarbeit in anderer Stellung, Gelder für Arbeitsbeschaffungsmaßnahmen u. ä., aus Spenden und Mitgliedsbeiträgen an einen selbstgegründeten Verein, privatwirtschaftliche Therapieeinnahmen, Honorarsätze von Krankenkassen und Behörden etc.).

Als Träger mehrerer solcher Einrichtungen ist die „Gesellschaft für soziale Psychotherapie und Beratung" zu nennen. Ihr Kommunikationszentrum „Komm Rum" soll ein „Organisations- und Informationsmittelpunkt für therapeutische Selbsthilfegruppen werden" (S. 468).

Eine Reihe selbstorganisierter Modellprojekte ist auch aus der Frauenbewegung hervorgegangen; Frauengesundheitszentren und Frauenhäuser in verschiedenen Städten sind direkte Beispiele für den Versuch, Selbsthilfe mit staatlichen Geldern – jedoch ohne direkte staatliche Kontrolle – zu institutionalisieren.

Die Beispiele gemeindenaher Institutionen als Koordinationsstellen für die Verflechtung von professionellen Diensten mit Selbsthilfegruppen haben gezeigt, daß praktisch alle ambulanten Einrichtungen diese Aufgabe übernehmen können, sofern die „richtigen" Professionellen (vgl. Abschn. 3.2.) in ihnen arbeiten. Die Gefahr einer negativ zu bewertenden Abhängigkeit von professionellen Helfern scheint uns in diesen Beispielen allerdings auch besonders groß zu sein.

Beurteilungskriterien für institutionalisierte Verflechtung

Weil sie so neu sind oder weil empirische Untersuchungen fehlen, lassen sich die geschilderten Beispiele institutionalisierter Verflechtung nur schwer beurteilen. Trotzdem läßt sich u. E. aus der Übersicht erkennen, welches die wichtigsten Dimensionen sind, die bei einer Evaluation berücksichtigt werden müßten.

1. Zwar ist die Annahme plausibel, daß die bloße *Nähe zum staatlichen Apparat* schon ein Kriterium ist, das anzeigen könnte, wie groß die Gefahr ist, daß die Selbsthilfe durch institutionalisierte Verflechtung vereinnahmt und ihres ursprünglichen Charakters beraubt wird. Man muß jedoch auch beachten, daß Nähe zum Staatsapparat die positive Funktion haben kann, diesen im Sinne der Selbsthilfegruppen zu beeinflussen. Das eigentliche Kriterium scheint uns zu sein, in *welchem Maße Unterstützung durch den Staat in anderer Weise als finanziell erfolgt.* Die direkte Gabe von Geld an die Gruppen bietet dem Staat die besten Möglichkeiten, soziale Kontrolle auszuüben und stellt gleichzeitig die größte Gefahr dar, daß Selbsthilfegruppen sich eine verrechtlichte, monetarisierte und bürokratisierte Arbeitsweise analog den Staatsinstanzen zu eigen machen.

2. Auch die bloße Mitarbeit von Professionellen in Institutionen mit dem Ziel einer Verflechtung von Selbst- und professioneller Hilfe scheint uns – für sich genommen – ein wenig aussagekräftiges Kriterium für die Frage, ob Gruppen sich ihre Autonomie und die damit verbundenen Vorteile erhalten können. Das eigentlich entscheidende Kriterium ist u. E. das *Selbstverständnis der Professionellen,* die mit Selbsthilfezusammenschlüssen zusammenarbeiten. Es gibt offenbar Professionelle, die sehr viel stärker auf die Autonomie von Selbsthilfezusammenschlüssen achten als die Mitglieder selbst.

Zweifellos gibt es noch weitere Kriterien, die für die Beurteilung institutionalisierter Verflechtung bedeutsam sind. Aufgrund unseres noch zu geringen Wissensstandes wäre eine ausführliche Diskussion darüber momentan aber allzu spekulativ.

3.7. Zusammenfassende Überlegungen zum Verhältnis von Selbsthilfezusammenschlüssen und professionellen/staatlichen Instanzen

Abschließend möchten wir die drei eingangs gestellten Fragen noch einmal aufgreifen. Dabei ist uns bewußt, daß unsere Antworten auch nach den vorangegangenen Einblicken in die Verflechtung zwischen professionellen und nichtprofessionellen Hilfen noch als *sehr vorläufig* anzusehen sind.

Bedeuten Selbsthilfeinitiativen eine Konkurrenz für die Professionellen? Die Frage stellt sich vor allem für Selbsthilfegruppen, die sich die Bewältigung von Krankheiten und (meist psychischen) Lebensproblemen als Ziel gesetzt haben. – Bei Gruppen mit organischen Krankheiten (z. B. Herzinfarkt, Brustkrebs) stellt die Selbsthilfegruppe anscheinend im wesentlichen eine Ergänzung der Rehabilitation dar und wird in dieser Weise sowohl von den *Ärzten im stationären Bereich* als auch den Gruppenmitgliedern wahrgenommen. Es gibt allerdings Hinweise darauf, daß *niedergelassene Ärzte* solche Selbsthilfegruppen als Konkurrenz erleben (z. B. Aussagen der hiesigen kassenärztlichen Vereinigung über die „Selbsthilfe nach Krebs"). Diese Befürchtung hat u. E. insofern ein realistisches Moment, als Bedürfnisse nach Beratung und Medikamentenverschreibungen durch Selbsthilfegruppen verringert werden könnten. Ebenso wäre allerdings auch denkbar, daß Selbsthilfegruppen bestehende Ängste vor der Inanspruchnahme professioneller Dienste nehmen und so zur Erhöhung ärztlicher Leistungen beitragen.

Bei Gruppen mit mehr psychischen Problemen scheint eine Konkurrenz zu Professionellen, insbesondere zu Psychotherapeuten, viel eher wahrscheinlich. Diese Annahme wird empirisch vor allem durch die Untersuchung *Stübingers* (1977) gestützt, in der gleich gute Therapieerfolge bei psychotherapeutischen Selbsthilfegruppen und professionell geleiteten Therapiegruppen festgestellt wurden. Andere empirische Ergebnisse sprechen allerdings eher dafür, daß Selbsthilfegruppen auch in diesem Bereich ergänzende, nicht aber ersetzende Funktionen haben: *Halves* und *Binder* (1981) berichten, daß von 11 Frauen aus psychosozialen Frauenselbsthilfegruppen 10 gleichzeitig professionelle Therapie in Anspruch nahmen, obwohl alle ausnahmslos ihre Erfahrungen in Selbsthilfegruppen positiv beurteilten.

Auch für die Berufsgruppe der Sozialarbeiter stellt sich die Frage: Konkurrenz oder Ergänzung?

Arbeitslosengeld- und Sozialhilfeempfänger, Behinderte und andere traditionelle Klienten der Sozialarbeiter gehören zu den ersten und aktivsten Selbsthilfegruppengründern (vgl. z. B. *Henkel* 1981). Obwohl die Sozialarbeit auf analogen Arbeitsmethoden wie Medizin und Psychologie aufbaut (Einzelfallhilfe und soziale Gruppenarbeit), scheint uns die Konkurrenzangst bei Sozialarbeitern geringer zu sein. Dazu trägt wohl vor allem bei, daß der „Hilfe-zur-Selbsthilfe"-Slogan in der Sozialarbeit durchgängig anerkannt ist, und daß die Methode der

Gemeinwesenarbeit die Zusammenarbeit mit Selbsthilfeinitiativen und die Aktivierung von Bürgern geradezu gebietet. Auch in dieser Berufsgruppe wird eine nicht konkurrierende Kooperation mit Selbsthilfegruppen aber letztlich sehr stark vom Selbstverständnis des einzelnen Professionellen abhängen. Im Bereich der Sozialarbeit kann es allerdings häufiger als bei Ärzten und Psychologen zu Interessenkonflikten zwischen Sozialarbeitern in ihrer Rolle als Vertreter staatlicher Interessen und den durch Selbsthilfegruppen artikulierten Bürgerinteressen kommen.

Ganz sicher gibt es Professionelle, die Selbsthilfegruppen als Konkurrenz erleben und sich in ihrem Allmachts- bzw. Zuständigkeitsanspruch bedroht fühlen; wahrscheinlich sehen aber noch mehr Professionelle die eigentliche Bedrohung in der Kritik, die Selbsthilfegruppen am professionell (und staatlich) normierten Leistungssystem und an der Qualität der Leistungserbringung üben.

Inwieweit Selbsthilfegruppen professionell erbrachte Leistungen ersetzen können, ist eine weitgehend empirische Frage, für deren Beantwortung bisher jedoch kein Material vorliegt. Es sieht so aus, als ob Selbsthilfegruppen ganz überwiegend entweder dort Leistungen erbringen, wo die Professionellen kaum etwas anzubieten hatten (z.B. Behandlung von Abhängigkeiten, psychosoziale Rehabilitation) oder aber sich als Kontrolleure und Lobby für eine verbesserte (aber weiterhin professionelle) Versorgung verstehen. Diese (unsere momentane) Sichtweise könnte Sozialleistungsträger und staatliche Instanzen enttäuschen: Wenn Selbsthilfegruppen keine Konkurrenz zu professionellen Leistungen darstellen, können sie auch nicht zur Verbilligung der Versorgung führen. Wichtiger Trost dabei bleibt jedoch, daß Selbsthilfegruppen sehr wahrscheinlich einer Verteuerung der sozialen Sicherung vorbeugen, indem sie das weitere Vordringen Professioneller in neue Bereiche überflüssig machen.

Die Berufsgruppe, deren weitere Ausbreitung am meisten durch Selbsthilfegruppen behindert wird, sind u. E. die Psychologen. Anzeichen dafür, daß große Teile dieser Berufsgruppe zur Zeit ihr Selbstverständnis zu erneuern versuchen (in Richtung einer „Gemeindepsychologie" analog zur Gemeinwesenarbeit) zeigen die Stellungnahmen mehrerer großer Psychologenverbände zum „Psychotherapeutengesetz" (vgl. a. *Keupp/Zaumseil* 1978, *Sommer/Ernst* 1977). Mit dieser Neuorientierung vieler jüngerer Psychologen wird nach unserer Einschätzung ein offener Kampf mit Selbsthilfegruppen um die „Pfründe" vermieden und die Möglichkeit fruchtbarer Kooperation begünstigt.

Bedeutet Verflechtung mit dem professionellen/staatlichen System letztlich Vereinnahmung der Selbsthilfegruppen? Vereinnahmung wird hier als negativer Begriff verstanden, der vor allem eine Verfälschung des ursprünglichen Charakters oder der ursprünglichen Ziele von Selbsthilfegruppen beinhaltet. Die Frage ist besonders deswegen schwierig zu beantworten, weil viele der Gruppen auch *ohne* das Zutun Professioneller ihre wesentlichen Merkmale und Ziele verändern. Das Vorhandensein einer Einflußnahme professioneller oder staatlicher Instanzen schließt also nicht aus, daß eine Veränderung *selbstbestimmt* war.

Die in Abschnitt 4 dargestellte Veränderung von informellen Gruppen zu formell organisierten Trägervereinen zeigt, daß die Wandlung von Gruppen zu Dienstleistungsorganisationen zwar Nachteile (wie Professionalisierung, Verrechtlichung, Bürokratisierung), aber durchaus auch Vorteile mit sich bringt. Für die betroffenen Eltern in dem Beispiel könnten die Vorteile dabei überwiegen. Es ist denkbar, daß in einer Situation, in der eine Gruppe über die Annahme staatlicher Gelder entscheiden muß, die professionellen Mitglieder die zwangsläufigen negativen Folgen einer Finanzierung deutlicher sehen und problematisieren als die übrigen Mitglieder, die die Gewährung finanzieller Unterstützung oft bedenkenlos als Erfolg zu verbuchen bereit sind.

Vereinnahmung bedeutet im extrem negativen Fall eine Instrumentalisierung der Selbsthilfegruppen für Ziele, die nicht ihre eigenen, sondern die des professionellen bzw. staatlichen Systems sind. Wir halten Gruppen und Organisationen im allgemeinen für stark und mündig genug, sich nicht in diesem Sinne vereinnahmen zu lassen!

In welcher Weise Verflechtung mit dem professionellen/staatlichen System zur Veränderung von Selbsthilfegruppen führt und wie sich dieser Vorgang von anderen Veränderungsprozessen im einzelnen unterscheidet, läßt sich zur Zeit mangels empirischer Untersuchungen nicht beantworten.

Gerät die Entwicklung von Verflechtungen zum Nachteil für die Betroffenen? Diese Frage ist eng mit der vorangegangenen verbunden. Die Entwicklung einer Gruppe von Eltern, die sich gegenseitig bei der Betreuung ihrer behinderten Kinder helfen, *kann* durch Wandlung zum Trägerverein eines Behindertenhortes Nachteile für die Betroffenen mit sich bringen, sie muß es aber nicht. Es kommt darauf an, wie gut die Eltern ihre Aufgabe wahrgenommen haben im Vergleich mit den (professionellen) Mitarbeitern des Kinderhortes. Die oben gestellte Frage wird meistens also nur empirisch zu beantworten sein.

In Abschnitt 3.6. wurden Formen institutionalisierter Verflechtung beschrieben, wie z.B. „Clearing Houses". Es steht unseres Erachtens außer Zweifel, daß Professionelle, meist finanziert durch staatliche Instanzen, maßgeblich zur Verbreitung von Selbsthilfegruppen beigetragen haben. Uns sind keine Beispiele bekannt, wo die Förderung von institutionalisierter Verflechtung für Betroffene nachteilig gewesen wäre. Daß die wenigen bestehenden Einrichtungen in großem Umfang genutzt werden (z.B. 3000 Anfragen in Gießen bei der Deutschen Arbeitsgemeinschaft Selbsthilfegruppen allein in einem Jahr), zeigt u. E., daß sie sinnvolle und nötige „Instrumente" sind. Diese positive Beurteilung aufgrund unserer augenblicklichen Kenntnisse schließt allerdings nicht die Einsicht aus, daß jedes „Instrument" zweckentfremdet und mißbraucht werden kann: Institutionen, die der Verflechtung von Selbsthilfegruppen untereinander und mit dem professionellen System dienen, könnten leicht zu Institutionen sozialer Kontrolle entarten. Im Extrem könnten hier Informationen über kritische Gruppen für eine Disziplinierung oder polizeiliche Verfolgung beschlagnahmt werden (wie es bei selbstorganisierten Vereinen in der Drogenszene vorgekommen ist), oder es können vertrauliche Angaben über Krankheiten und psychische Probleme an Stellen wie Arbeitgeber etc. gelangen. In Hamburg wurde z. B. zeitweise darüber geklagt, daß innerhalb verschiedener behördlicher Stellen vertrauliche Informationen aus dem kommunalen Sozialpsychiatrischen Dienst bekannt waren.

Solche Mißbrauchsgefahren dürften generell bestehen, da es wahrscheinlich für jeden relativ einfach wäre, sich in Selbsthilfegruppen „einzuschleichen".

Die Frage, ob institutionalisierte Verflechtung *zur Zeit* zum Nachteil für die Betroffenen gerät, läßt sich wohl eindeutig verneinen. Um aber einen Mißbrauch solcher Institutionen auszuschließen, sollten sie finanziell unabhängig und soweit wie möglich außerhalb des Einflusses der staatlichen Administration angesiedelt sein. Die Instrumentalisierung solcher Einrichtungen durch Professionelle ist im Prinzip zwar möglich, würde aber stark dem Selbstverständnis derjenigen Professionellen widersprechen, die wir bisher in diesem Bereich kennengelernt haben.

Die drei Fragen, die wir hier (vorläufig!) zu beantworten versucht haben, sind so oder in ähnlicher Weise von außen an uns herangetragen worden und auch innerhalb der Projektgruppe immer wieder aufgetaucht. Die Formulierung der Fragen deutet hin auf zwei Extrempositionen in der Sichtweise von Selbsthilfegruppen, die abschließend noch kurz explizit angesprochen werden sollen.

Die erste Frage, ob Selbsthilfegruppen eine Konkurrenz für die professionellen Helfer darstellen, impliziert tendenziell eine *Überschätzung* bzw. Idealisierung der Selbsthilfegruppen: die einen fürchten, die anderen hoffen, daß Selbsthilfegruppen den professionellen Experten von seinem Sockel stürzen und sie selbst statt seiner diesen Platz einnehmen könnten. Unseres Erachtens sind Befürchtung und Hoffnung gleichermaßen unrealistisch; den weitaus meisten Selbsthilfegruppen geht es um gleichberechtigte Kooperation auf *einer* Ebene, und/oder Verbesserung der professionellen Versorgung und/oder „friedliche Koexistenz" mit Professionellen.

Hinter den beiden anderen Fragen verbirgt sich die entgegengesetzte Extremposition: eine *Unterschätzung* der Selbsthilfegruppen. Wer Zusammenarbeit von Selbsthilfegruppen mit professionellen/staatlichen Stellen nicht anders als „Vereinnahmung" oder „Korrumpierung des Selbsthilfegedankens" sehen kann, verrät, für wie schwach er die Mitglieder von Selbsthilfegruppen hält. Bezeichnenderweise kennen wir diese Angst auch vor allem von uns selbst und anderen (wohlmeinenden) Professionellen, nicht aber aus den Selbsthilfegruppen. Wir Professionellen, die Selbsthilfegruppen vor Vereinnahmung bewahren wollen, müssen uns davor hüten, den Betroffenen als unmündigen Patienten zu sehen, der seine Interessen nicht selbst vertreten kann.

Literaturverzeichnis:

Badelt, C.: Selbstorganisation: Alternative zur Bürokratie. Ein Forschungsbericht zu Erfahrungen und sozioökonomischen Perspektiven. Wien 1979.

Badelt, C.: Sozioökonomie der Selbstorganisation, Beispiele zur Bürgerselbsthilfe und ihre wirtschaftliche Bedeutung. Frankfurt/New York 1980.

Badura, B.: Volksmedizin und Gesundheitsvorsorge. WSI-Mitteilungen 10 (1979) S. 542–548.

Badura, B. u. a.: Grundlagen einer konsumentenzentrierten Gesundheitspolitik. Ein Forschungsprogramm. Konstanz 1979.

Behrendt, J. U. u. a.: Gesundheitsselbsthilfegruppen: Entstehung, Entwicklung, Arbeitsweise, Effektivität. (Anhang zum Zwischenbericht), (Ms.) Hamburg, Juni 1980.

BMJFG (Hrg.): Stellungnahme der Bundesregierung zum Bericht der Sachverständigen-Kommission über die Lage der Psychiatrie in der Bundesrepublik Deutschland – Zur psychiatrischen und psychotherapeutisch/psychosomatischen Versorgung der Bevölkerung – unter Berücksichtigung der inzwischen eingetretenen Veränderungen. Drucksache 8/2565, Bonn 1979.

Borman, L. D. (ed.): Explorations in Self-Help and Mutual Aid. Center for Urban Affairs. Evanston/Illinois 1975.

Bremer-Schulte, M. A.: Unterstützungsgruppen: von der Polarisation zwischen Patienten und professioneller Versorgung zu einem neuen Gleichgewicht in der Gesundheitspflege der Niederlande. Gruppenpsychotherapie und Gruppendynamik. Sonderdruck 15 (1–2), (1980) S. 115–131.

Brück, G.: Allgemeine Sozialpolitik. Grundlagen – Zusammenhänge – Leistungen. Köln 1976.

Bundesarbeitsgemeinschaft ‚Hilfe für Behinderte‘ (Hrg.) Die Bundesarbeitsgemeinschaft „Hilfe für Behinderte“ und ihre Mitgliedsverbände, Struktur und Aufgabenanalyse. Neuburgweier/Karlsruhe 1973.

Claflin, B.: Alcoholics Anonymous: One Million Members and Growing. In: Gartner, A./Riessmann, F. (eds) 1976, S. 57–62.

Daum, K.-W.: Die Bedeutung der Selbsthilfegruppen für den niedergelassenen Arzt. (Manuskript eines Vortrags) Gießen 1979.

Dokumentation des Gesundheitstages 1980 Bd. I: Medizin und Nationalsozialismus. Bd. II: Macht gesund, was Euch kaputt macht! Bd. III: Bankrott der Gesundheitsindustrie. Bd. IV: Selbstbestimmung in der Offensive. Bd. V: Ziehen wir die weißen Kittel aus! Bd. VI: Rebellion gegen das Valium-Zeitalter. Bd. VII: Befreiung und Gesundheit. Bezugsquelle: Medizinisches Informations- und Kommunikationszentrum Gesundheitsladen Berlin e. V.

Ferber, Chr. v.: Volks- und Laienmedizin als Alternative zur wissenschaftlichen Medizin. In: Soziale Sicherheit 7 (1975) S. 203–220.

Froland, C./Parker, P./Bayley, M.: Relating Formal and Informal Sources of Care: Reflections on Initiatives in England and America. (Manuskript eines Vortrages) Brüssel 1980.

Fry, J.: A New Ypproach to Medicine. Priorities and Principles of Health Care. Baltimore 1978.

Funke, E.: Aktivierung der Selbsthilfe Behinderter und ihrer Familien durch Selbsthilfeorganisationen. In: Krankenpflege 32 (3), (1978) S. 88–90.

Gartner, A./Riessmann, F.: The Service Society and The Consumer Vanguard. New York 1974.

Gartner, A./Riessmann, F. (eds): Self-Help and Health: A Report. New Human Services Institute. Queens College, CUNY, New York 1976.

Gartner, A./Riesmann, F.: Directory of Self-Help Groups. In: Gartner, A./Riessmann, F. (eds) 1977.

Gartner, A./Riessmann, F. (eds): Self-Help in the Human Services. San Francisco/London/Washington 1977.

Grunow, D.: Formen sozialer Alltäglichkeit. Selbsthilfe im Gesundheitswesen. In: Selbsthilfe im Gesundheitswesen, 1981.

Gussow, Z./Tracy, G.S.: Die Rolle von Selbsthilfegruppen bei der Bewältigung chronischer Krankheiten und Behinderungen. In: Trojan, A./Waller, H. (Hrg.) 1980a, S. 194–206.

Hatch, St. (ed): Mutual Aid and Social Health Care. ARVAC Pamphlet No 1, London 1980.

Houpt, J.L., u.a.: Wiedereingliederungsgruppen: Eine Brücke zwischen Krankenhaus und Gemeinde. In: Trojan, A./Waller, H. (Hrg.) 1980b, S. 213–224.

Itzwerth, R./Winkelvoos, H.: Selbsthilfegruppen im Gesundheitswesen – Eine Übersicht über den Stand der Gesundheitsselbsthilfegruppen-Bewegung. In: Forum für Medizin und Gesundheitspolitik 14 (1980) S. 34–43.

Kappus, W. u.a.: Selbsthilfegruppen zur Veränderung der Ernährungsgewohnheiten und zur Gewichtsabnahme. Agrarsoziale Gesellschaft e.V., ASG-Materialsammlung Nr. 143, Göttingen 1979.

Kegler, R.: Bestandaufnahme von Selbsthilfegruppen im Hamburger Raum und Befragung von Gruppenmitgliedern ausgewählter Gruppen. Beschreibung einzelner Selbsthilfegruppen und der Versuch neue Erkenntnisse und Theorien über die Gruppen, ihre Strukturen, Probleme und Arbeitsweisen zu gewinnen. (Psych. Dipl. Arb.) Hamburg 1980.

Kickbusch, I.: Laiensystem und Krankheit. Konzepte und Befunde aus den USA und Großbritannien. In: MMG 4 (1979) S. 2–8.

Kickbusch, I.: Selbsthilfe im Gesundheitswesen: Autonomie oder Partizipation? In: Nelles, W./Oppermann, R. (Hrg.) 1980.

Kickbusch, I./Trojan, A. (Hrg.): Gemeinsam sind wir stärker! Selbsthilfegruppen und Gesundheit. Frankfurt/M. 1981.

Krasemann, E.O. (Hrg.): Beiträge zur Kardiologie. Herzinfarkt-Rehabilitation. Erlangen 1978.

Krasemann, E.O.: Prävention der koronaren Herzkrankheit. In: MMW 121/Nr. 11 (1979) S. 373–374.

Levy, L.H.: Self-Help Groups viewed by Mental Health Professionals. In: AJCP 4 (1978) S. 305–313.

Liebermann, M.A./Borman, L.D.: Self-Help Groups for Coping with Crisis. San Francisco/Washington/London 1979.

Marewski, B.: Ziele und Arbeit des Feministischen Frauengesundheitszentrums. In: Kickbusch, I./Trojan, A. (Hrg.) 1981.

Matthes, J.: Gesellschaftspolitische Konzeptionen im Sozialhilferecht. Stuttgart 1964.

Massing, H.A.: Das Thema von morgen: Selbsthilfegruppen. In: Der Praktische Arzt 26, (1979) S. 3439–3440.

Mellet, J.: Self-Help, Mental Health and Professionals. In: Hatch, St. (ed) 1980.

Möller, M.L.: Selbsthilfegruppen. Reinbek 1978.

Mowrer, O.H.: The ‚Self-Help' or Mutual-Aid Movement: Do Professionals Help or Hinder? In: Gartner, A./Riessman, F. (eds) 1976, S. 47–55.

Nelles, W./Beywl, W.: Bürgerinitiativen und Selbsthilfegruppen. Erscheint in: Handbuch der Psychologie, Bd. 13 Marktpsychologie, hrg. v. Irle, M. Göttingen 1981.

Nelles, W./Oppermann, R. (Hrg.): Partizipation und Politik. Göttingen 1980.

Robinson, D./Henry, S.: Self-Help and Health. Mutual Aid for Modern Problems. London 1977.

Schafft, S.: „Ich bin die Kontaktstelle, denn irgendwo müssen die Fäden zusammenlaufen ..." Ein Bericht über die Frauenselbsthilfe nach Krebs. In: Kickbusch, I./Trojan, A. (Hrg.) 1981.

Stattbuch 2 – Ein alternativer Wegweiser durch Berlin. Hrg. v. Arbeitsgruppe West-Berliner Stattbuch Berlin 1980.

Steinman, R./Traunstein, D. M.: Redefining Deviance: The Self-Help Challenge to the Human Services. In: J. of Appl. Behab. Sci. Vol 12/3 (1976) S. 347–362.

Taylor, M.: Street Level. Two Resource Centres and Their Users. Community Projects Foundation, London 1980.

Thorbecke, R./Peters, B.: Self Help of Persons with Epilepsy. Ms. o. O. 1980.

Trojan, A./Waller, H. (Hrg.): Gemeindebezogene Gesundheitssicherung. Einführung in neue Versorgungsmodelle für medizinische und psychosoziale Berufe. München 1980a.

Trojan, A./Waller, H. (Hrg.): Sozialpsychiatrische Praxis. Eine Einführung für medizinische und psychosoziale Berufe. Wiesbaden 1980b.

Wolfenden Committee (ed): The Future of Voluntary Organisations. London 1978.

Wolfensberger, W.: Die dritte Stufe in der Entwicklung von freien Vereinigungen zugunsten geistig Behinderter. Hrg. vom Landesverband Hessen der Lebenshilfe Marburg, o. J.

Wolff, U.: Von Feministinnen, Hexen, Kräutern und Gynäkologen. In: Deutsches Ärzteblatt 7 (1979) S. 454–457.

4. Formen sozialer Alltäglichkeit: Selbsthilfe im Gesundheitswesen[1]

Dieter Grunow

4.1. Vorbemerkung: Zur Begründung der Fragestellung

Das Thema „Selbsthilfe im Gesundheitswesen“ hat in den letzten Jahren nicht zuletzt deshalb zunehmende wissenschaftliche und praktische Beachtung gefunden, weil es vielen unterschiedlichen Interessen dienen kann. Die Hauptursachen für diese Interessen dürften einerseits in der großen Bedeutung von „Gesundheit“ für die allgemeine Lebenszufriedenheit der Bevölkerung und andererseits in den enormen gesellschaftlichen Ressourcen zu sehen sein, die gegenwärtig für Gesundheit bzw. gegen Krankheit aufgewendet werden. Interesse an „Selbsthilfe im Gesundheitswesen“ ist dementsprechend unterschiedlich motiviert und formuliert:

a) Ein großer Teil der Überlegungen ist der Frage gewidmet, ob mit der Selbsthilfe nicht Kosteneinsparungen bei der organisierten Fremdhilfe zu erzielen sind.

b) Die Furcht vor solchen Einsparungen, die z. T. mit Einkommenseinbußen der professionellen Helfer verbunden sind, hat zur Frage geführt, warum Teile der Bevölkerung keinen Arzt aufsuchen oder sich nicht an die Anweisungen der Ärzte halten (Compliance-Forschung).

c) Andere Interessen (Apotheker und Pharmaindustrie) sind von dieser Art von „Selbsthilfe“ solange nicht betroffen, wie die sog. Selbstmedikation und damit der rezeptfreie Konsum von Medikamenten weiter steigt; wie das sicherzustellen ist, wird seit Jahren mit erheblichem Forschungsaufwand untersucht.

[1] Dieser Beitrag entstand im Rahmen eines vom BMFT geförderten empirischen Projektes über „Selbsthilfe im Gesundheitswesen“. Die in den Ausführungen dominierenden konzeptuellen Überlegungen sind somit vorläufige Bausteine für eine empirisch fundierte Theorie des gesundheitsbezogenen und krankheitsbewältigenden Verhaltens der Bevölkerung aus alltagsweltlicher Sicht. Vorliegende empirische Studien zur Selbsthilfe im Gesundheitswesen werden in diesem Beitrag nur von Fall zu Fall erwähnt. Eine ausführliche Darstellung des diesbezüglichen internationalen Forschungsstandes haben wir an anderer Stelle gegeben (*Breitkopf* u. a. 1980).

d) Von der Selbsthilfediskussion profitieren auch solche Personengruppen, die – falls Fremdhilfe doch einmal unumgänglich sein sollte – alternative gesundheits- und krankheitsbezogene Dienste anbieten: Heilpraktiker, Chiropraktiker, Sympathieheiler, Gesundbeter, Astrologen u.a.m.

e) Schließlich sind auch jene Gruppen zu berücksichtigen, die in der Selbsthilfe im Gesundheitswesen, gerade im Affront gegenüber der medizinischen Profession, einen wichtigen Ansatzpunkt zur Aufhebung von Technokratie und Expertokratie und zur Entwicklung alternativer Lebensformen sehen.

Unabhängig davon, wie man die verschiedenen *Interessenstandpunkte* bewertet, ergibt sich für die wissenschaftliche Analyse das Problem, ideologische Scheinargumente von solchen Überlegungen abzugrenzen, die als konzeptuell überzeugend und/oder empirisch valide gelten können. Besonders schwierig wird dies angesichts der Tatsache, daß das Interesse und die Bedürfnisse von Bürgern bzw. Klienten oder Patienten ständig bemüht werden (oder bemüht werden können), um die Domänen der verschiedensten Akteure (Ärzte, Apotheker, Krankenhäuser, Krankenkassen, Wohlfahrtsverbände, Pharmaindustrie u.a.m.) zu verteidigen oder zu vergrößern.[2]

In diesem undurchsichtigen Diskussionszusammenhang ist es einerseits schwierig, für die von uns angestellten Überlegungen und beabsichtigten Forschungen eine *„besondere"* alltagsweltliche Perspektive der „Selbsthilfe im Gesundheitswesen" zu reklamieren, und andererseits liegt die Gefahr nahe, im Sinne einer ideologischen Schwarzweißmalerei zur Immunisierung der vorgetragenen Argumente kurzerhand einem der Interessenstandpunkte zugeordnet zu werden. Trotzdem muß der Versuch, eine solche *alltagsweltliche Perspektive* zu formulieren, unternommen werden, da es bisher *nicht* gelungen ist, den sog. „Konsumenten" medizinischer Dienstleistungen (i.w.S.) eine ihrer faktischen Bedeutung im Prozeß der Gesunderhaltung und Krankheitsbewältigung ent-

[2] Allerdings liefern die *Reaktionen* auf die Selbsthilfebewegung im Gesundheitswesen deutlichere Hinweise, wie es mit der Sensibilität gegenüber den Klienten-/Patienteninteressen tatsächlich aussieht. Besonders erhellend ist dabei die Behauptung, die Selbsthilfebewegung würde die notwendigen Reformen im institutionellen Medizinsystem verhindern bzw. die Bürger seien nicht die richtigen Adressaten für die notwendige Perspektivenveränderung. Dabei wird dann unterstellt, daß man die Institutionen von sich heraus ändern müsse bzw. ändern könne: die „Strukturen" seien zu verändern – wobei so getan wird, als sei dies ohne Perspektivenveränderung bei Personen (seien es die Bürger oder die Politiker oder die Funktionäre verschiedener Interessenverbände) möglich. Zugleich wird implizit behauptet, die „Verweigerung gegenüber dem etablierten Medizinsystem" i.S. von Selbsthilfe habe keine Auswirkungen auf die Strukturen dieses Systems, obwohl man aus der Geschichte der Arbeiterbewegung oder der amerikanischen Bürgerrechtsbewegung weiß, daß gerade die „Verweigerungen" (i.S.v. Streiks, Boykottmaßnahmen u.ä.) wirksam waren. Um hiesige Empfindlichkeiten nicht zu berühren, sei hier nur auf die amerikanische Diskussion hingewiesen: *Kronenfeld* 1979, *Katz* 1979, *Lusky/Ingman* 1979, *Katz/Levin* 1980.

sprechende Mitwirkung zu sichern.[3] *Das faktische Gewicht bzw. die eigenständige Perspektive der Bevölkerung* ergibt sich u.E. aus den folgenden unwidersprochenen Sachverhalten:

– Nach vorliegenden Schätzungen werden zwei Drittel bis drei Viertel aller Krankheitsepisoden (ohne Inanspruchnahme professioneller Hilfe) in Familie, Verwandtschaft, Nachbarschaft, Selbsthilfegruppen u.a.m. bewältigt; in diesem Sinne sind die betroffenen Personen nicht nur *Ko*-Therapeuten, sondern selbst die Therapeuten mit Bezug auf ihre Beschwerden, Krankheiten oder Behinderungen (vgl. *Kickbusch* 1979; empirische Belege z.B. bei *Alonzo* 1979).

– Die kostenaufwendige Intensivierung und Technisierung der Akut- und Intensivmedizin bei gleichzeitigem Anstieg der chronisch-degenerativen Krankheiten und der Behinderungen hat den objektiven und subjektiv empfundenen Gesundheitszustand der Bevölkerung allenfalls auf gleichem Niveau (wie etwa vor 20 Jahren) gehalten (vgl. *Helberger* 1977, S.731f.).

– Besonders bei der Prävention und bei der Rehabilitation haben sich die an das institutionelle Medizinsystem gerichteten Erwartungen trotz zunehmenden finanziellen Aufwandes nicht erfüllt; es stellt sich damit die grundsätzliche Frage nach der Organisierbarkeit und dem Ausmaß der Professionalisierbarkeit dieser Aufgabenbewältigung (vgl. hierzu z.B. *Stone* 1979, *Mudra* 1978).

Insbesondere der letztgenannte Gesichtspunkt macht von vornherein deutlich, daß „Selbsthilfe im Gesundheitswesen" nur teilweise als „Konkurrenzunternehmen" zum institutionalisierten Medizinsystem angesehen werden kann, weil letzteres nur peripher das alltägliche Präventivverhalten und die Rehabilitationsprozesse in der Bevölkerung beeinflussen kann (empirische Belege z.B. bei *Harris/Guten* 1979).

Eine ähnliche Aussage läßt sich auch für die psychosozialen Begleitumstände oder Folgen von Akuterkrankungen formulieren. Angesichts der zeitlichen und sozialen Dominanz der Selbsthilfe in solchen Lebensphasen und Problemlagen

[3] Mit dieser Aussage soll keineswegs die Bedeutung der vorliegenden medizinsoziologischen und sozialmedizinischen Erkenntnisse heruntergespielt werden. Man muß jedoch feststellen, daß sich weder in der Ausbildung der Mediziner noch in der Praxis der medizinischen Versorgung diese Erkenntnisse bisher haben umsetzen lassen (vgl. hierzu z.B. die Beiträge von *v. Ferber/v. Ferber* 1978, bes. Kap. VII). Beispielhaft für den gegenwärtigen Diskussionsstand ist die Zusammenfassung bei *Timm* (1980), in der viele wichtige Gesichtspunkte zusammengetragen werden, aber keine konzeptuellen empirischen oder praktischen Zugangsweisen zur Entwicklung eines „sozialen Gesundheitswesens" aufgezeigt werden. Als Konsequenz aus der Problemanalyse wird nur folgende Aussage formuliert (S.220): „Der politische und der Dienstleistungsansatz der Rehabilitation könnten Teil einer Gesamtkonzeption eines sozialen Gesundheitswesens werden, wenn sie a) inhaltlich und organisatorisch auf die Lebensformen und Alltagswelten der Bevölkerung bezogen sind und wenn sie b) einen Beitrag leisten zu dem Entwurf einer gesellschaftspolitischen und als soziokulturelle Entwicklung verstandene Primärprävention. Systematisch betrachtet wäre dann die Dienstleistungsstrategie der Tertiärprävention, die politische Rehabilitationsstrategie der Primärprävention zuzuordnen."

ist es u. E. gerechtfertigt, die Betroffenen selbst sowie ihre Angehörigen als die wichtigsten Akteure bei der Problembewältigung zu sehen, den Vertretern des Medizinsystems dagegen die Rolle von Beratern oder *Ko*-Therapeuten zuzuschreiben. Damit wird gleichzeitig die Vermutung ausgesprochen, daß die vielfach festgestellten Probleme im Verhältnis von Medizinsystem und Bevölkerung vor allem aus der *unzureichenden Berücksichtigung gesundheits- und krankheitsbezogenen Alltagshandelns* der Bevölkerung durch das Medizinsystem resultieren. Um der „Selbsthilfe im Gesundheitswesen" ein eigenständiges Gewicht in diesem Problemfeld zuordnen zu können, ist es vor allem notwendig, sie aus der Sichtweise eines *nicht*-professionellen Residuums, eines Anhängsels an das Medizinsystem, herauszulösen. Dies ist allerdings nur möglich, wenn es gelingt, einen konzeptuellen Gesamtzusammenhang zu formulieren, der in der Anwendungsbreite ähnlich groß ist wie das Spektrum medizinischer Definitionsprozesse. Dabei muß es sich jedoch nicht primär um konkurrierende Konzepte handeln: *Selbsthilfe als soziale Alltäglichkeit* schließt das professionelle Medizinsystem größtenteils aus und umgekehrt; gegenseitige Ergänzung und Möglichkeiten der Verknüpfung sind daher wichtige Untersuchungsthemen.

Für die folgenden Überlegungen lassen sich daraus zwei Fragestellungen ableiten: 1. Welches sind die Elemente und Prozesse dieses Alltagshandelns? 2. Unter welchen Bedingungen wird dieses Handeln „erfolgreich" im Sinne der Krankheitsverhütung oder ggfs. der Krankheitsbewältigung angewendet?[4]

[4] Im Hinblick auf die Wirkungen der „Selbsthilfe im Gesundheitswesen" sind ebenso wie an die Dienstleistungen des Medizinsystems objektive wie subjektiv empfundene Bezugspunkte als Maßstäbe zu setzen; dabei können die jeweiligen Hilfen realer und/oder symbolischer Natur sein (sog. Placebo-Effekt). Selbst bei einem solch einfachen Bewertungsraster wird man eine sachgerechte Wirkungseinschätzung i. d. R. an die *Kombination der vier Bewertungsgesichtspunkte* binden müssen und damit bereits 81 Bewertungskonstellationen zu berücksichtigen haben, die sich nicht eindimensional aufreihen lassen:

Bewertungsmaßstab \ Form der Hilfe	Symbolische Hilfe	Reale Hilfe
objektiv (-vergleichend) gemessen	positive Wirkung	positive Wirkung
	keine Wirkung	keine Wirkung
	negative Wirkung	negative Wirkung
subjektiv empfunden	positive Wirkung	positive Wirkung
	keine Wirkung	keine Wirkung
	negative Wirkung	negative Wirkung

4.2. Der Alltag als Gegenstand sozialwissenschaftlicher Konzeptualisierung[5]

Es gibt kaum eine neuere Publikation zur Soziologie des Alltags (vgl. z. B. *Hammerich/Klein* 1978, *Thurn* 1980), die nicht den Mangel an sozialwissenschaftlichen (konzeptuellen und empirischen) Beiträgen zu diesem Thema beklagt, obwohl aus vielfältigen Quellen Überlegungen hierzu herangezogen werden können.[6] Diese *reservierte Haltung der Sozialwissenschaftler* läßt sich wahrscheinlich darauf zurückführen, daß mit dem Alltagsbegriff (im 18. und 19. Jahrhundert) das „Durchschnittliche", „Unwichtige", „Gewöhnliche", „Gemeine" des menschlichen Lebens assoziiert wurde (*Thurn* 1980, S. 9ff.); möglicherweise ist sie aber auch durch Schwierigkeiten der Soziologie bedingt, mit diesem Thema die Professionalisierung der Disziplin voranzutreiben (vgl. z. B. die unterschiedliche Akzeptanz von *Parsons* einerseits und *Schütz* und *Elias* andererseits). Im 20. Jahrhundert wird zwar einerseits die negative Sichtweise des Alltags in Form der Kritik von Alltags*zwängen* fortgesetzt (insbesondere *Lefebvre* 1972, 1974/75), andererseits gewinnt aber der Alltags-Begriff größeres konzeptuelles Gewicht im Rahmen der Arbeiten von *Schütz, Goffman, Heller* und anderen.

In den folgenden Ausführungen werden zwar auch Überlegungen zur Wirksamkeit der Selbsthilfe berücksichtigt, im Vordergrund steht jedoch die Frage, welche *Aktivitäten der Bevölkerung* zur „Selbsthilfe im Gesundheitswesen" zu rechnen sind und wie sie in das Alltagsleben eingebunden sind. Angesichts der vielfach nachgewiesenen Begrenzungen und Defizite des Medizinsystems liegt im übrigen kein Grund dafür vor, daß sich die „Selbsthilfe im Gesundheitswesen" – noch bevor sie sich selbst entfaltet hat – an Effizienzkriterien orientiert, die auch vom Medizinsystem nicht erfüllt werden (vgl. dazu die Diskussion um die Selbsthilfegruppen bei *Moeller* 1975, *Marieskind* 1976, *Fichter* 1977).

5 Die Wahl der im folgenden dargestellten Begrifflichkeiten und Konzepte mag es nahelegen, die Überlegungen zur „Selbsthilfe im Gesundheitswesen" umgehend einer „konzeptuellen Schublade" (Interaktionismus, Ethnomethodologie, phänomenologischer Ansatz) zuzuordnen. Entgegen diesen durchaus üblichen Tendenzen ist hier jedoch zu betonen, daß wir ein pragmatisch-utilitaristisches Verhältnis zu vorliegenden Konzepten, Theorieansätzen etc. haben; d.h. es wird geprüft, welche Konzepte u. E. (!) den plausibelsten Zugang zu dem betrachteten *inhaltlichen Problem* erlauben. Dafür ist kein „Glaubensbekenntnis" zu einem konzeptuellen Ansatz, sondern eine Begründung für die Auswahl dieses Ansatzes im Hinblick auf das inhaltliche Interesse notwendig. Zudem ist zu berücksichtigen, daß eine Reihe anderer Konzepte (z. B. aus der Familiensoziologie, der Freizeitsoziologie, der Zeitbudgetstudien, der Biographieforschung u. a. m.) in die weitere Entwicklung unseres Konzeptes einbezogen werden (vgl. zu diesem Vorgehen *Grunow* 1978).

6 Eine detaillierte Auseinandersetzung mit den einzelnen wichtigen Autoren (z. B. *Schütz* 1932, *Simmel* (1908) 1968, *Schütz/Luckmann* 1979, *Goffman* 1974, *Heller* 1970, *Berger/Luckmann* 1970) ist an dieser Stelle aus Platzgründen nicht möglich. Im folgenden beziehen wir uns vor allem auf die neuere Arbeit von *Thurn* (1980), in die die wichtigsten Überlegungen dieser Autoren eingehen.

Ohne daß es „den Alltag“ oder „den Alltagsbegriff“ gibt, können die damit angedeuteten Sachverhalte in dem Sinne als *Universalität* gelten, daß sie die *Unabdingbarkeit kontinuierlicher (individueller und sozialer) Lebensgestaltung* signalisieren.

> „Der Begriff der Alltäglichkeit ist mithin wissenschaftlich einzig als Kategorie der Modalität verwendbar. Mittels ihrer wird die Art und Weise erforscht, in der sich alltägliche Daseinsgestaltung vollzieht. Sie hilft, die Beschaffenheit des Alltagslebens in ihren natürlichen, kulturellen, sozialen, ökonomischen und weiteren Komponenten aufzudecken. Die auf die Alltäglichkeit gerichtete Kernfrage ist nicht diejenige nach dem was, sondern jene nach dem wie. Sie zielt auf die Lebenstechniken, denen der Alltag sein so und so geartetes Erscheinungsbild verdankt. Dabei wird kein Gegenstandsbereich, keine Vitalsphäre, als etwa der Alltäglichkeit unzugänglich, von vornherein ausgeklammert. Vielmehr wird Alltäglichkeit als ein zumindest tendenzielles Universalphänomen angesehen. Alles kann alltäglich werden oder sein; latent ist nichts vor dem Gestaltungszugriff der Alltäglichkeit sicher, kein Gegenstand, weder Tier noch Pflanze, kein Mensch, keine Verrichtung, keine soziale Beziehung. Soziologisch verengt sich die diesbezügliche Perspektive auf die Suche nach den Modalitäten, unter denen Alltäglichkeit das soziale Leben mitformt. Daß diese sich in zwischenmenschlichen Beziehungen aller Art festsetzen kann, sie ermöglichend, fördernd, verhindernd oder wie auch immer, ist Bestandteil des Wissens der Menschen selbst um ihren Alltag, um dessen Freund und Leid. ...“
> (*Thurn* 1980, S. 27/28)

Die Universalität, die Kontinuität und die vielfach unbewußte Selbstverständlichkeit der im Alltag ablaufenden Handlungsprozesse bzw. Interaktionssequenzen machen ihren Nachweis schwierig. Oft werden solche Prozesse erst durch Vergleiche (mit anderen Epochen, anderen Gesellschaften oder mit „Subkulturen“ der eigenen Gesellschaft) deutlich. Die Identifikation *typischer Formen sozialer Alltäglichkeit,* die im folgenden (unter Rückgriff auf Konzepte von *Simmel, Elias* und *Thurn*) als *Figuration* bezeichnet werden, ist zudem durch ihre *situative Bindung oder auch Variation* erschwert. Als grundlegende Spezifikation bietet sich zunächst die persönliche (raumzeitliche) Anwesenheit oder Abwesenheit der beteiligten Personen an (ähnlich erfolgt auch die Definition „einfacher Sozialsysteme“ – vgl. *Luhmann* 1972). Anhand dieses Kriteriums lassen sich *primäre und sekundäre Figurationen* unterscheiden:

> „... In jeder Figuration drückt sich die reale „Verflechtung der Handlungen einer Gruppe interdependenter Individuen“ aus. Dementsprechend geht die Figurationsanalyse von dem Grundtatbestand aus, daß sich die Handlungen der beteiligten Menschen immer in der einen oder anderen Weise, direkt oder indirekt, aufeinander beziehen. Schärfer noch als bei Elias werden infolgedessen zwei Aktualitätstypen von Figurationen zu unterscheiden sein. Zum einen jene Gefüge, in denen direkte Beziehungen unter den Mitwirkenden obwalten und in denen mithin ein unmittelbares Geben und Nehmen von Zeichen, Gesten, Gefühlsbekundungen und Verstandesäußerungen stattfindet; hinsichtlich ihrer wird von Primärfigurationen zu sprechen sein. Beispiele für diesen Typus bieten der tägliche Einkauf ebenso wie die spontane Begrüßung zweier einander begegnender Bekannter, die gemeinsame Mahlzeit nicht minder als die regelmäßig miteinander spielenden Kinder. Zum anderen werden von diesen Erscheinungsformen jene Gebilde gesondert werden müssen, in denen die Teilnehmer in bloß indirekte Beziehungen zueinander treten und in

denen infolgedessen jeder Austausch von Informationen, Gefühlswerten und Geisteshaltungen einer Vermittlung durch Zwischeninstanzen unterworfen wird; bezüglich ihrer wird man von Sekundärfigurationen reden können. Exempel für derartige Fälle stellen die mehr oder weniger regelmäßigen Kontakte dar, die raumzeitlich voneinander getrennte Freunde, Ehepartner oder Geschäftsleute per Brief, Telefon oder Drittpersonen pflegen. Welcher der beiden Typen im Alltag häufiger vorkommt, ob mehr primäre oder mehr sekundäre Figurationen gelebt werden, mag im konkreten Einzelfall ganz verschieden sein und von den abweichendsten Umständen abhängen. In der Normalpraxis wird wahrscheinlich eine ständig wiederkehrende Durchmischung beider Figurationsarten stattfinden; ..."

(*Thurn* 1980, S. 79/80)

Als wichtige Fragestellung läßt sich daraus der Übergang von primären zu sekundären Figurationen (und umgekehrt) ableiten. Fragt man nach den Voraussetzungen für solche Übergänge, so ist zu berücksichtigen, daß Figurationen immer im Rahmen zeitlicher, räumlicher und kulturell-sachlicher Gegebenheiten verwirklicht werden, also an vorgegebene Rahmenbedingungen geknüpft sind. Dabei ist jedoch nicht zu unterstellen, daß Figurationen stets an alle situativen Rahmenbedingungen gebunden sind: So mögen einige Figurationen (z. B. Austausch von Zärtlichkeiten zwischen zwei Personen) zwar *örtlich* gebunden sein (z. B. nur in der eigenen Wohnung), aber *nicht zeitlich* – und umgekehrt.

Es kann nun festgehalten werden: *Alltäglichkeit bezeichnet den Modus der auf Wiederholung angelegten Figuration und ihre situative Gebundenheit.* Soziale Alltäglichkeit umfaßt die Beziehungsgeflechte mit den nahestehenden Personen, die Muster der Figurations-Situations-Zuordnungen, die Anwendung verständlicher, für die Figuration intersubjektiv nachvollziehbarer Symbole (insbes. der Sprache), die Anwendung von erprobten Lebenstechniken (Handlungsabfolgen) u. a. m.

Die alltägliche, erprobte und erfolgreiche Anwendung dieser Zuordnungen und Techniken verleiht den Figurationen eine *hohe Erwartungssicherheit und Stabilität,* was zugleich zu einer bestimmten Selektivität gegenüber anderen Situationen und Figurationen führt. Die durch erlernte und erfahrene/erprobte Figurationen festgelegten „konventionellen" Lebensformen und Sinnangebote des primären sozialen Kontextes (Familie, Freundeskreis etc.) können aber auch überschritten werden, führen zur Antizipation anderer, neuer Figurationen, die man zu verwirklichen gedenkt. Dabei wird (meist unbewußt) an *Konstruktionsprinzipien* der eigenen positiven Erfahrungen mit spezifischen Figurationen angeknüpft:

„... Die Versatzstücke dieser Strategie sind wissensmäßig in jener praktischen Theorie gespeichert, welche den Alltagsmenschen in seinem Denken, Fühlen und Handeln lenkt. Auf einer konzeptionellen Zwischenebene unterhalb alltagsüberschreitender Objektivität und oberhalb einer sich selbst unzugänglichen Subjektivität erlaubt sie ihm, theoretische Kalkulationen mit praktischen Erfordernissen so zu verschmelzen, daß das eigenpersönliche Denken, Fühlen und Handeln mit den Sozialansprüchen der Alltagspartner zu situationsgerechter Deckung gelangt. Figuratives Tun ist bewußtseinsmäßig immer in diese alltagsspezifische praktische Theorie eingelagert. Sobald die persönliche praktische Theorie eines Einzelnen auf Soziales Bezug nimmt, richtet sie sich und ihn figurativ aus. ... (*Thurn* 1980, S. 106)

Die *praktische Theorie* ermöglicht oder erleichtert auch die alltagsbezogene „Verarbeitung" von externen Bedingungen und Restriktionen (räumlicher, technischer, zeitlicher Art) sowie von Innovationen, die der raschen technischen und gesellschaftlichen Entwicklung entstammen und trotz der Stabilität bzw. der Innovations- bzw. Experimentierscheu der Figurationen aufgenommen werden (müssen). Die zurückhaltende bzw. abwartende Haltung des Alltagsmenschen basiert u. a. auf der Vorstellung, daß die Innovationen oder die Streitpunkte der Alltagsgestaltung zunächst außerhalb der eigenen Figurationen entwickelt und entschieden werden sollten. So können für die Fortentwicklung der praktischen Theorie auch andere Maßstäbe als die eigenen Erfahrungen im Alltagsleben maßgeblich sein. Dabei ist es nicht verwunderlich, daß spezifische Gruppen in der Gesellschaft (z. B. Jugendliche, Künstler, Studenten etc.) eine dominierende Rolle in der Erprobung innovativer Figurationen übernehmen (z. B. neue Formen des Zusammenlebens): ihr Alltag ist durch externe und interne Zwänge nicht in gleichem Maße verfestigt wie bei der erwerbstätigen Bevölkerungsmehrheit. Trotzdem wird die Binnenstruktur aller Figurationen *grundsätzlich* von außen beeinflußt und damit in vielfältigen Anpassungsprozessen dynamisch fortentwickelt.

Aufgabe der *Figurationsanalyse* ist es daher,

a) die wichtigsten Merkmale sozialer Alltäglichkeit zu bestimmen, wie z. B. den Personenbestand; die Beziehungsgeflechte; die situativen (räumlich, zeitlich, sachlich) Bedingungen; die intersubjektiven Sinnsysteme; die Lebenstechniken;
b) die wichtigsten externen Einwirkungen (technischer, ökonomischer, ökologischer Art) nachzuweisen;
c) die Verdichtung dieser Bezugspunkte zu einer praktischen Theorie des Alltagshandelns zu rekonstruieren und
d) die Reorganisationsbedingungen der praktischen Theorie und die Innovationspotentiale bei der Gestaltung von Figurationen zu untersuchen.

Besondere Bedeutung kommt dabei der Tatsache zu, daß Figurationen situativ gebunden sind, aber nicht statisch verharren: Sie haben den Charakter von Handlungsprozessen, die einerseits für sich abgrenzbar sind, andererseits aber in einen anderen Set von Handlungsprozessen übergehen (können); die *Übergänge* von einer Figuration zur nächsten (morgendliche Körperpflege – Frühstück in der Familie – Fahrt zur Arbeit mit der Fahrgemeinschaft) sind ebenfalls alltagsbezogen organisiert bzw. sogar routinisiert.

„Die soziale Alltäglichkeit tritt den Menschen konkret entgegen als das Ansinnen, ihre persönliche Situationsauslegung den Wegmarken der ritualisierten Kommunikation anzupassen. Ihren Praxisbezug erringen derartige Zumutungen aus der Reduktion abstrakter

Sozialbindung in unmittelbare Situationsanleitungen. Die so von der sozialen zur situativen verengte Alltäglichkeit tritt auf zweierlei Weise in Erscheinung. Zum einen als Definition, die sich auf den Rahmen einzelner Situationen beschränkt, als definitorische Vorbestimmtheit wiederkehrender Einzelsituationen. Jegliche derartige Auslegung ist ihrer Anlage nach modal, d. h. sie bezieht sich darauf, wie eine erwartbare Konstellation angegangen und durchgestanden werden soll, mit welchen Lebenstechniken, mit wieviel Einsatz von Gedanken und Gefühlen, in welchen Handlungsformen und mit welchen Strategien der Selbstdarstellung. Der sich aus solchen Empfehlungen für einzelne, jedoch in gewisser Regelmäßigkeit zu durchlaufende, Lebenslagen zusammensetzende Kanon zielt auf eine intrasituative Definition der alltäglich zu berücksichtigenden Daseinsmodalitäten. Hiervon sind zu unterscheiden all jene Wegweiser, die sich zum anderen um eine Klärung des Verhältnisses verschiedener Situationen zueinander bemühen. Derlei Ratschlägen wohnt eine intersituative Definition der bei Situationswechseln zu beachtenden Modalitäten inne. Sie visieren eine antizipatorische Hilfestellung beim alltäglichen Übergang von einer Situation in eine andere an. Auch ihr definitorischer Zugriff ist in erster Linie modal, d. h. er legt nahe, wie man möglichst reibungslos von einer Situation in die nächste hinüberkommt, mit welchen Methoden der transitorischen Selbstgestaltung, der Umordnung sozialer Beziehungen, mit wieviel und wie zu lagernder Denk-, Fühl- und Handlungsenergie und unter Zuhilfenahme welcher Sachmittel.

Diese intersituativen Definitionen sind den Menschen lebenspraktisch verfügbar in Gestalt einer Vielzahl von Passageriten, deren sie sich bei Situationswechseln aller Art bedienen. Je nach der Vermittlungsfunktion, die sie zu erbringen haben, erfahren diese gewohnheitsmäßigen Bräuche voneinander abweichende Ausprägungen. Entsprechend der weitverzweigten Einlagerung der Situationen, zwischen denen die Übergänge rituell geregelt werden müssen, in das breite Spektrum des Gesamtlebens benützt der Mensch insbesondere drei Typen von Passageriten. Deren erster leistet Vermittlungsdienste zwischen zwei oder mehreren Situationen, deren jede im Strom der alltäglichen Kontinuität dahinschwimmt. ...

Als zweiter Typus werden solche Passageriten verwendet, die ein Bindeglied schaffen zwischen Situationen, deren eine von alltäglicher Routine beherrscht wird, während die andere sich aus dem Fluß der Alltagskonventionalisierung heraushebt. ...

Eine noch angespanntere Obacht erzwingen all jene Lebensbereiche, in denen weder alltagsimmanente noch alltagstranszendierende Riten über sich auftuende Klippen hinweghelfen. Doch kann auch hier der Neuling Passageriten erlernen, die ihm durch Situationen hindurchhelfen, deren jede seinem alltäglich abgesteckten Lebensvollzug enthoben ist. Er erwirbt sie als alltagsentrückte Passageriten. Hierunter fallen Regelungen, die das behutsame Verhalten an unvertrauten Feiertagen, zumal in deren festiven Situationsketten, leiten. Oder Anleitungen, wie man sich als Ungeübter in alltagsentbundenen Lebenslagen wie längeren Krankheiten oder Dauerarbeitslosigkeit zu betragen habe. ..."
(*Thurn* 1980, S. 33/34)

Diese verschiedenen Typen von Passageriten gewinnen zunehmend an Bedeutung, weil die Mobilität und die Kommunikationsmöglichkeiten derart zunehmen, daß die Bevölkerung an immer mehr primären oder sekundären Figurationen teilnehmen kann. Dies gilt auch für die alltagsüberschreitenden Aktivitäten, die durch Differenzierungen und Spezialisierungen (nicht zuletzt auch im Hinblick auf das Gesundheitswesen) zunehmen, wobei zugleich die Wahrscheinlichkeit wächst, daß man spezifische alltagsentbundene Lebenslagen nur einmal oder zumindest sehr selten im Leben erfährt.

4.3. Figurationsanalyse der Selbsthilfe im Gesundheitswesen

Selbsthilfeaktivitäten der Bürger im Gesundheitswesen können u. E. als Formen sozialer Alltäglichkeit (im zuvor beschriebenen Sinne) angesehen werden. Dabei stehen solche Aktivitäten im Mittelpunkt der Analyse, die sich auf die Gesunderhaltung (Prävention) und die direkte oder indirekte Krankheitsbewältigung beziehen – sei es in Form der zeitweiligen Rehabilitation akuter oder in Form der dauerhaften „Normalisierung" chronischer Erkrankungen.[7]

Daß die „Selbsthilfe im Gesundheitswesen" sich als Form sozialer Alltäglichkeit erfolgversprechend analysieren und interpretieren läßt, wird dabei nicht nur für die „konkurrenzlosen" oder „ergänzenden" täglichen gesundheitsbezogenen Aktivitäten im primär-sozialen Umfeld des Bürgers (z. B. Hygiene, Ernährung, Bewegung, Schlaf, Ruhepausen u. ä.) behauptet, sondern durch Einbeziehung sekundärer Figurationen und alltagsüberschreitender Passageriten auch für das (z. T.) problematische Verhältnis von sozialer Alltäglichkeit und den Besonderheiten des Arztbesuches, der Vorsorgeuntersuchung oder des Krankenhausaufenthaltes.

Gegenstand der Figurationsanalyse sind demnach nicht nur die alltäglichen Handlungsroutinen in der Familie, im Freundeskreis oder am Arbeitsplatz, sondern auch die Übergänge zu *alltagsüberschreitenden* Situationen, die z. B. durch die seltene Inanspruchnahme medizinischer Dienste und Einrichtungen gegeben sein können. Nutzungsbarrieren werden in diesem Zusammenhang als fehlende Passageriten konzipiert, wodurch sich – angesichts des u. U. angsterzeugenden Charakters solcher Situationen – die Unsicherheit bzgl. des Interaktions- und Behandlungs*prozesses* verstärkend auswirkt. Andererseits ist auch der Frage nachzugehen, welche *alltäglichen* Handlungsroutinen als Orientierungshilfe für die alltagsüberschreitenden Situationen genutzt werden können.

Ein erster notwendiger Analyseschritt besteht darin, den Bereich der „Selbsthilfe" zu präzisieren, indem *Grobtypen alltagsweltlicher Figurationen* beschrieben werden. Hierzu reicht es u. E. *nicht* aus, von Netzwerken und Unterstützungssystemen (Support-System) zu sprechen. Empirische Untersuchungen über die Auswirkungen von „support systems" belegen zwar ihre große Bedeutung z. B. für die Krankheitsbewältigung (in Form von statistisch signifikanten

[7] Diese argumentationsbedingte Einschränkung bedeutet jedoch keine grundsätzliche Begrenzung des formulierten Konzepts. Es ist im Prinzip sogar unabdingbar zu zeigen, wie die Figurationen sozialer Alltäglichkeit zur Entstehung spezifischer Krankheiten etc. beitragen. (Als Beispiel sei hier nur die Arbeit von *Langenmayr* (1978) erwähnt, die zugleich deutlich macht, daß eine Beschränkung (der Figuration) auf Familien*strukturen* *keine* überzeugenden konzeptuellen und empirischen Resultate zu formulieren erlaubt.) Implizit ist das Problem der Krankheitsverursachung insofern Gegenstand unserer Überlegungen, als das Vorhandensein oder Fehlen einzelner präventiver Alltagsroutinen Auswirkungen auf die Krankheits*entstehung* haben kann.

Zusammenhängen) (*Finlayson* 1976, *Henderson* u.a. 1978, *Henderson* 1980, *Pearlin/Johnson* 1977, *Roy* 1978), tragen aber damit zur *Erklärung* des Zustandekommens der beobachteten Phänomene wenig bei. Hierzu sind detaillierte Figurationsanalysen erforderlich. Dementsprechend unterscheiden wir zunächst zwischen den folgenden *Grob*typen von Figurationen, die durch die beteiligten Personen und die Modi ihrer jeweiligen Beziehungen zu kennzeichnen sind.[8] Als Formen *„primär-sozialer Selbsthilfe mit Bezug auf Gesundheitserhaltung und Krankheitsbewältigung"* können gelten:

1. *Individuelle Handlungssequenzen für sich selbst bzw. an sich selbst:* Hierzu gehören alltägliche Routinen der Hygiene, der Ernährung, der Ruhezeiten, der ausgleichenden körperlichen Aktivitäten sowie Figurationen individueller Krankheitsbewältigung: Verbandswechsel, Selbstmedikation, Diät u. a. m. Charakteristisch ist dabei, daß diese Handlungen *von der einzelnen Person für sich selber/an sich selber ausgeführt werden.* Gleichwohl sind die Handlungsabläufe sozial geprägt, sei es in Form internalisierter Sozialisationsprozesse, konkreter alltäglicher Erwartungen des primär-sozialen Umfeldes (insbes. der Familie) oder auch in Antizipation *nicht*alltäglicher Figurationen (z. B. Theaterbesuch und die dafür notwendige Sauberkeit und Körperfrische; oder Selbstmedikation im Krankheitsfall).[9]

2. *Figurationen im Familienkreis (bzw. innerhalb des Haushalts):* Hierzu gehören Routinen gegenseitiger Hilfe, Beobachtung, Beeinflussung und Kontrolle im Hinblick auf Gesunderhaltung und Krankheitsbewältigung durch Haushaltsmitglieder. *Räumliche Nähe und situative Erreichbarkeit* sind hierfür ebenso charakteristisch wie die Grundlage der sozialen Beziehungen (Ehe, eheähnliche Partnerschaft, Verwandtschaft ersten Grades). Die große Bedeutung der Familie bzw. des Haushalts für die soziale Alltäglichkeit ergibt sich bereits aus den großen Zeitanteilen, die die Haushaltsangehörigen in diesem Kontext/an diesem Ort verbringen.[10]

[8] Von „Grobtypen" wird also deshalb gesprochen, weil hier nur zwei Komponenten der Figurationsanalyse in sehr allgemeiner Form als Differenzierungskriterien eingeführt werden: die Zusammensetzung der Mitglieder und die dominierende Konstitutionsform ihrer sozialen Beziehungen.

[9] In dieser wie in den folgenden sieben Anmerkungen werden jeweils einige wenige Hinweise darauf gegeben, in welchem *quantitativen* Ausmaß die jeweils beschriebenen Grobtypen von Figurationen in der Bevölkerung der Bundesrepublik auftreten. Im Hinblick auf die *individuelle* Selbsthilfe liegen Daten für die verschiedensten punktuellen (!) Aktivitäten vor: gesundheitsfördernde Lebensgewohnheiten, Kontrolle des Körpergewichts (regelmäßig etwa ein Drittel der Bevölkerung), Kauf von *nicht*-verschriebenen Medikamenten (im letzten Monat haben dies 13% der Bevölkerung getan) und (z. B.) Einnahme nicht-verschriebener Schmerzmittel (im Verlauf eines Jahres ca. die Hälfte des befragten repräsentativen Bevölkerungsdurchschnitts) u. a. m. (vgl. im Detail die Zusammenfassungen in *Breitkopf* u.a. 1980, Kap. 3).

[10] Gegenseitige Hilfen im Familienkreis zur Gesunderhaltung und Krankheitsbewältigung dürften *quantitativ* dominieren: Neben den Ärzten sind es insbes. die Ehepartner

3. *Figurationen im Rahmen der Verwandtschaft:* Diese Figuration ist nur teilweise Bestandteil der sozialen Alltäglichkeit: wenn die Verwandten am Ort wohnen oder gut erreichbar sind und regelmäßige Kontakte vorhanden sind. Von großer Bedeutung sind dagegen die sekundären Figurationen, d.h. lockere Formen der Kontaktpflege, die jedoch im Rahmen vorgeprägter Passageriten (z.B. bei spezifischen gravierenden Erkrankungen eines Verwandtschaftsmitgliedes) zur Krankheitsbewältigung aktiviert werden können.[11]

4. *Figurationen im Freundeskreis:* Freundschaftsbeziehungen setzen – im Gegensatz zu Familie und Verwandtschaft – einen reziproken Auswahlprozeß voraus, durch den i.d.R. eine größere Affinität auf kognitiver und/oder affektiver und/oder konativer Ebene vorauszusetzen ist; allerdings sind diese Beziehungen gefährdet, wenn sie nicht durch soziale Alltäglichkeit kontinuierlich bestätigt werden (können). Durch den Auswahlprozeß können auch die Beziehungsinhalte eingeschränkt sein (Freunde für gemeinsame Sportaktivitäten, Geschäftsfreunde u.ä.); primär-soziale Selbsthilfe mit Blick auf Gesunderhaltung und Krankheitsbewältigung ist. u.U. kein Bestandteil der Freundschaftsbeziehungen; die Reziprozität kann z.B. durch Krankheit sogar gefährdet werden. Figurationen dieses Typs dürften sich daher meist nur auf wenige Aspekte gesundheits- und krankheitsbezogener Alltäglichkeit beziehen (z.B. Freundschaften zwischen jungen Müttern, die bei Problemen der Mutterschaft und der Kinderaufzucht wirksam sind, müssen dies nicht auch im Falle der Erkrankung eines Ehepartners sein).[12]

5. *Figurationen unter Einbeziehung von Arbeitskollegen oder der Nachbarschaft:* Figurationen gesundheits- und krankheitsbezogener Selbsthilfe können auch solche Personen(gruppen) einbeziehen, die eine *meist fremdbestimmte räumliche Nähe* aufweisen. Falls keine zusätzliche Auswahl oder eine andere Beziehungsgrundlage (z.B. Freunde unter den Arbeitskollegen) hinzukommt, ist die Entwicklung gesundheits- bzw. krankheitsbezogener Figurationen nur im

und die Mütter, die als Ratgeber befragt werden (vgl. hierzu insbes. *Elliot-Binns* 1973); dabei sind jedoch die unterschiedlichen Familienstrukturen und -zyklen in ihren Auswirkungen zu berücksichtigen. Die empirische Datenlage für die Bundesrepublik Deutschland ist sehr schlecht; die mangelnde Verknüpfung medizinsoziologischer und familiensoziologischer Fragestellungen wird seit Jahren beklagt (vgl. *Litman* 1974).

11 Über die sonstige Verwandtschaft und ihre Beiträge zu gesundheitsbezogenen alltäglichen Figurationen ist kaum etwas bekannt. Bei der Untersuchung von *Elliot-Binns* (1973) haben Verwandte im Hinblick auf erteilte Ratschläge eine nur wenig geringere Bedeutung als die Ehepartner oder die Freunde. Verwandte werden nach *Thorbecke* (1975) auch nur bei längeren und schwerwiegenden Krankheiten aktiv.

12 Freundeskreise sind zwar wichtige Bestandteile des primär-sozialen Netzwerkes, doch die Hilfen beziehen sich überwiegend auf Hinweise und Vermittlungsleistungen zum professionellen Medizinsystem; diese „technischen Ratschläge" (vgl. *Salloway/Dillon* 1973) werden allerdings häufiger auch befolgt als Ratschläge anderer primär-sozialer Gruppen.

Rahmen von Reziprozität oder gleicher Betroffenheit (z. B. gleiche Betroffenheit von Unfallrisiken; gegenseitige Kontrolle kontinuierlicher Schutzmaßnahmen u. ä.) sowie bei Ausnahmesituationen (z. B. Alkoholabhängigkeit eines Arbeitskollegen führt zum Unterlassen jeglichen Alkoholkonsums am Arbeitsplatz) zu erwarten.[13]

6. *Figurationen als oder im Rahmen von Selbsthilfegruppen:* Selbstselektion, gleiche Betroffenheit und Reziprozität des Hilfeprozesses sind charakteristische Merkmale dieses Figurationstyps. Allerdings dürften viele der existierenden Gesundheitsselbsthilfegruppen nicht den Stand sozialer Alltäglichkeit erreichen: sie sind zu kurzlebig und fluktuieren stark im Hinblick auf die Teilnehmer. Berücksichtigt man die große Zahl solcher Initiativen, so ist es wahrscheinlich unangemessen, einfach von „gescheiterten" Versuchen der Bildung solcher Gruppen zu sprechen. Es muß also auch nach der Rolle der „kurzlebigen" Selbsthilfegruppen im Hinblick auf andere gesundheits- bzw. krankheitsbezogene Figurationen gefragt werden. So könnten diese Versuche Vorläufer einer Neugestaltung von Figurationen im Familien- oder Freundeskreis sein u. ä.[14]

Wenngleich die folgenden Figurationen nicht dem Bereich primär-sozialer Selbsthilfe zur Gesunderhaltung und Krankheitsbewältigung zuzurechnen sind, so spielen sie doch für das Thema insgesamt eine wichtige Rolle:

7. *Sekundäre und/oder alltagsüberschreitende Figurationen im Rahmen von Selbsthilfeorganisationen;*[15]

8. *sekundäre und/oder alltagsüberschreitende Figurationen bei der Inanspruchnahme von institutionalisiertem Medizinsystem, paramedizinischem System und alternativem Medizinsystem.*[16]

Diese beiden Figurationstypen zeichnen sich i. d. R. dadurch aus, daß sie alltagsüberschreitend sind, formal organisierte und/oder professionelle Fremdhilfe einbeziehen. Als Grenzbereich für unser Thema sind diese Figurationen insofern von Interesse, als a) die primär-sozialen Sinnsysteme und Lebenstechniken nicht

[13] Repräsentative Studien über die Rolle von Arbeitskollegen bei der alltäglichen Gesundheitsselbsthilfe liegen u. W. nicht vor; hier wird unsere eigene Studie erstmals diesbezügliche Daten liefern.

[14] Auch über die Selbsthilfegruppen gibt es vorläufig nur regionale oder örtliche Beteiligungsangaben. Folgt man amerikanischen Schätzungen (vgl. *Lieberman* 1979), so kann man etwa mit 5 % der Bevölkerung als Teilnehmer an einer Selbsthilfegruppe rechnen.

[15] Hierzu liegen z. Zt. keine repräsentativen Bevölkerungsdaten vor; auch hier wird unsere eigene Untersuchung empirische Basisdaten erbringen.

[16] Für die Nutzung des institutionellen Medizinsystems liegt bekanntlich der größte Teil aller empirischen Studien vor (vgl. als Zusammenfassung *Pflanz* 1979); nach Untersuchungen von *Allensbach* (1976) haben jedoch auch „alternative" medizinische Praktiker und Praktiken (z. B. die Akupunktur) erheblichen Zulauf: etwa die Hälfte der Bevölkerung hält demnach Naturheilmittel für wirksam; ein Drittel der Bevölkerung hat schon einmal einen Heilpraktiker aufgesucht, ein Zehntel der Bevölkerung ist demnach „anfällig für Hexenglauben". Auch hier stehen allerdings zuverlässige quantitative Daten noch aus.

unwesentlich von den organisierten und professionellen Systemen beeinflußt werden, b) die Inanspruchnahme und aktive Mitwirkung in diesen Systemen nicht unwesentlich von den Figurationen sozialer Alltäglichkeit abhängen und c) die alltagsüberschreitenden Passageriten zu den wichtigsten Mechanismen einer wirksamen Nutzung verschiedener Formen und institutioneller Systeme der Gesundheitserhaltung und Krankheitsbewältigung gehören.

Die vorangegangenen Kurzbeschreibungen zeigen, daß die Analyse der Formen und der Wirksamkeit primär-sozialer Selbsthilfe zur Krankheitsbewältigung und Gesunderhaltung eine breite und zugleich detaillierte Erfassung der diesbezüglichen primären Figurationen, ausgewählter sekundärer Figurationen und die (zur Aktivierung letzterer) notwendigen Passageriten voraussetzt. Erst durch entsprechend nuancierte empirische Untersuchungen kann jedoch überprüft werden, ob und in welchem Maße die zuvor unterschiedenen „Grobtypen" von Figurationen alternative Lösungen bzw. Lösungen für unterschiedliche Probleme der Gesunderhaltung und Krankheitsbewältigung eröffnen. Besonders wichtig ist dabei die Frage, welchen Grad der Verallgemeinerung die Aussagen über die Wirkungsweise unterschiedlicher Figurationen für die Gesunderhaltung und die Krankheitsbewältigung erreichen können. Zunächst könnte die Vermutung bestehen, daß einzelne Figurationen höchst individuelle Gebilde sind. Allerdings wirken vielfältige externe Einflüsse im Sinne der Vereinheitlichung auf die soziale Alltäglichkeit ein (z.B. Arbeitszeiten, Schulzeiten, Ladenöffnungszeiten, Abfolgen der Nahrungsaufnahme u.a.m.). Berücksichtigt man die individuelle und gesellschaftliche Bedeutung der hier betrachteten Figurationen (vgl. Abschn. 1.), so wäre selbst eine wenig generalisierte Figurationsanalyse auch dann von Interesse, wenn sie *wirksame Wege* zur Prävention und Rehabilitation aufzeigen kann. Die empirische Vorgehensweise ist daher eher induktiv-vergleichend als deduktiv-hypothesentestend. Es werden also unterschiedliche Figurationen und Passageriten im Hinblick auf ihre positiven und negativen Wirkungen für Gesunderhaltung und Krankheitsbewältigung (vergleichend) untersucht und bewertet.

Trotz dieses induktiven Vorgehens werden Untersuchungs- und Analysegesichtspunkte benötigt, die aus den Anforderungen an eine *Figurationsanalyse* abgeleitet werden müssen; hierzu gehören u.E.:

- die *Personenzahl und Personentypen, die an der Figuration beteiligt* sind: Alter, Geschlecht, soziale Stellung in der (sozialen) Primärgruppe, Entwicklungsphase der Gruppe (z.B. Lebenszyklus des Einzelnen, Familienzyklus, Entwicklungsstadium der Selbsthilfegruppe u.ä.);
- die *Qualität der Beziehungen zwischen den beteiligten Personen:* Kontakthäufigkeit und -symmetrie, Kohäsion, Reziprozität, Kontinuität und Stabilität u.ä.;
- die *Elaboriertheit und die „Selbstverständlichkeit"* des gemeinsamen Sinn- und Symbolsystems (cognitive map; gemeinsame Sprache u.a.m.);

- die *Schematisierung und Routinisierung von Lebenstechniken,* d.h. eingeschliffene Problembearbeitungstechniken;
- die *situativen Einbindungen,* die durch eine alltagspraktische Theorie fixiert sind und sich in räumlichen und zeitlichen Kontexten jeweils nachweisen lassen;
- die *äußeren Bedingungen/Unabdingbarkeiten* der Figurationsgestaltung und -veränderung.

Bereits dieser Katalog von Untersuchungsgesichtspunkten macht deutlich – und dies ist in der gegenwärtigen wissenschaftlichen Diskussion allgemein anerkannt –, daß zur empirischen Erfassung andere, i.d.R. eher *qualitative Forschungsmethoden* angewendet oder entwickelt werden müssen als die bisher – insbesondere mit der Umfrageforschung – dominierenden Vorgehensweisen (ein solches Forschungsdesign ist von uns an anderer Stelle beschrieben und begründet worden: vgl. *Breitkopf* u.a. 1980, Kap. 1). Zunächst kann nur anhand von Einzelgesichtspunkten aus der aktuellen Diskussion um die „Selbsthilfe im Gesundheitswesen" die Plausibilität und die weitgehende Anwendbarkeit der vorgetragenen Untersuchungs- und Konzeptualisierungsdimensionen belegt werden.

4.4. Konzepte und Ergebnisse der Selbsthilfe-Forschung im Rahmen der alltagsweltlichen Betrachtungsweise

Im gegenwärtigen Entwicklungsstadium einer Alltagstheorie der Selbsthilfe im Gesundheitswesen kann es noch nicht um eine grundlegende Bewertung des konzeptuellen Rahmens gehen, sondern allenfalls um Fragen der Plausibilität, der heuristischen Problemstrukturierung und der Hilfestellung bei der Anleitung empirischer Forschungen. Mit Blick auf diese Gesichtspunkte läßt sich die Leistungsfähigkeit des alltagsweltlichen Ansatzes zur Erfassung und Erklärung der Selbsthilfe im Gesundheitswesen folgendermaßen skizzieren:

– Das Konzept beschränkt sich nicht auf die Analyse von jeweils isolierten Sachverhalten wie z.B. das medizinische Wissen der Bevölkerung, die Überlegungen zur Inanspruchnahme von Vorsorgeuntersuchungen oder die Motive für einen Arztbesuch, sondern formuliert selbst ein interdependentes Gefüge von alltäglichen und alltagsüberschreitenden Figurationen, das nicht mehr oder weniger eklektizistisch ist oder sein muß als der Wissenskanon der Schulmedizin für die jeweils anstehenden Problemkonstellationen.

– Der Kanon alltagsweltlicher Wissensbestände und Erfahrungen wird im Rahmen praktischer Alltagstheorien verdichtet, die eine eigenständige Rolle in den gesellschaftlichen (lebensweltlichen) Bemühungen um Gesundheitserhaltung und Krankheitsbewältigung beanspruchen können. Die Aussagekraft des Ansatzes wird dadurch vergrößert, daß Figurationen nicht nur auf die Gesundheitsselbsthilfe zu beziehen sind, sondern den gesamten Alltag der Bevölkerung konzeptuell und empirisch zu erfassen erlaubt. Damit kann man relativ leicht der Gefahr entgehen, den Themenbereich Gesundheit und Krankheit als alltagsweltliches Problem zu überschätzen.

– Der Ansatz hebt die in der Wissenschaft dominierende, sachlich aber unangemessene Individualisierung des Gesundheits-/Krankheitsthemas auf; das Konzept der Figuration macht die sozialen Konstruktionsbedingungen des Selbsthilfeverhaltens deutlich. Zugleich wird es hiermit möglich, nicht nur einen Teil bzw. einen Typ von Aktivitäten zu untersuchen, sondern von der individuellen Selbsthilfe bis hin zur Gründung und Arbeitsweise von Selbsthilfegruppen alle Formen der sozialen Alltäglichkeit zu berücksichtigen.

– Besonders wichtig ist dabei die Tatsache, daß Selbsthilfe im Gesundheitswesen als eigenständiger, alltagsweltlicher Bereich definiert ist, der *nicht* durch die *Negation* von professionalisierter, organisierter oder hauptberuflicher Tätigkeit bestimmt wird.

– Schließlich ist der Ansatz insofern auch weitreichend, als er die Beschränkung auf spezifische Phasen der Gesunderhaltung und Krankheitsbewältigung aufhebt. Die meisten sog. Modelle, die die Erklärung des Gesundheits- bzw. Krankheitsverhaltens zum Ziel haben, beziehen sich oft auf sehr kleine Ausschnitte des Verhaltensspektrums: z.B. auf die Motivation zum Arztbesuch, auf das Einnehmen von verordneten oder nichtverordneten Medikamenten oder auf die Teilnahme an einer Selbsthilfegruppe. Das hier vorgetragene Konzept ermöglicht dagegen das Einbeziehen der verschiedenen Aspekte und Prozesse des gesundheits- und krankheitsbezogenen Verhaltens: Sowohl Prävention als auch Rehabilitation; sowohl direkte Unterstützung als auch indirekte (psychosoziale) Unterstützung; sowohl Entstehungsbedingungen als auch Folgen der Erkrankung können im Rahmen dieses Konzeptes berücksichtigt werden.

An zwei Beispielen sollen die zuvor formulierten Aussagen kurz illustriert und erläutert werden: zunächst durch Rückgriff auf die umfangreiche Diskussion des sog. „Stress-Support-Modells", das in den letzten Jahren erhebliche Aufmerksamkeit und vielfältige Forschungsinitiativen auf sich gezogen hat (*Finlayson* 1976, *Henderson* u.a. 1978, *Henderson* 1980, *Pearlin/Johnson* 1977, *Roy* 1978). Das diesem Modell gewidmete Interesse ist insofern überraschend, als sich dahinter zunächst nur eine Trivialität verbirgt: Umweltanforderungen an einzelne Personen oder soziale Gruppierungen führen nur dann in besonderem Maße zu individuell oder kollektiv empfundenen Belastungen, wenn keine oder nur geringe Filterungen, individuelle Bewältigungskapazitäten oder soziale Unterstützungsleistungen vorhanden sind.[17]

[17] Wenngleich trivial, so ist die Feststellung und der empirische Nachweis auch für die alltagsweltliche Konzeptualisierung der beschriebenen Sachverhalte insofern wichtig, als die *soziale* Dimension der kompensierenden Unterstützungsleistungen ein besonderes

Allerdings bleibt sowohl die Frage offen, warum in spezifischen Situationen unterschiedliche Unterstützungsintensitäten sozialer Art vorhanden sind bzw. gar nicht vorhanden sind; es bleibt auch unklar, wie sich solche Unterstützungssysteme entwickeln und worin speziell ihre Leistungsfähigkeit besteht. Darüber hinaus zeigen die verschiedenen empirischen Untersuchungen, daß mit diesem Konzept hauptsächlich Beiträge zur Entstehung von (insbes. psychischen) Erkrankungen geleistet werden (vgl. z.B. *Cobb* 1976, *Lin* u.a. 1979) sowie Hinweise auf die kompensatorischen Wirkungen der sozialen Unterstützung bei der Bewältigung von Umweltanforderungen und ggfs. auch bei der Bewältigung von Folgeproblemen faktischer Erkrankungen. Bisher ist weder erkennbar, daß mit diesem Konzept relevante Aussagen zum Präventivverhalten der Bevölkerung (und seiner Ursachen) gewonnen werden können, noch ist zu erwarten, daß aus diesem Modell Anhaltspunkte für die Konstitutionsbedingungen und Wirksamkeit von Selbsthilfeaktivitäten im Gesundheitswesen gewonnen werden können. Insgesamt läßt sich also feststellen, daß zwar durch die diesbezüglichen Untersuchungen die Relevanz des Faktors „soziale Unterstützung" nachgewiesen wurde, daß jedoch *keine Erklärungen* für diesen Sachverhalt geliefert werden können und auch kaum Anhaltspunkte für eine „erfolgreiche" Gestaltung von unterstützenden Figurationen zu gewinnen sind.

Als zweites Beispiel sei die multivariate Analyse von mehreren sog. erklärenden Variablen für das gesundheitsbezogene und krankheitsbewältigende Verhalten der Bevölkerung erwähnt (vgl. zusammenfassend *Voigt* 1978, *Mechanic* 1978, S.248ff.). Im Gegensatz zu dem zuvor beschriebenen „Stress-Support-Modell" ist hier von vornherein ein größerer Kreis sehr unterschiedlicher Variablen in die Analyse einbezogen. Dieser reicht von den globalen Hintergrundsmerkmalen (wie Schichtangehörigkeit, Bildungsstand, Alter und Geschlecht usw.) über die spezifischen krankheitsbezogenen Belastungen, Familienstrukturen bis hin zu individuellen Dispositionen (Hoffnungslosigkeit als Grundeinstellung; Einschätzung der Prognose für die Krankheitsentwicklung bzw. für die Krankheitsbewältigung; medizinisches Wissen u.a.m.). Solche komplexen Variablenmodelle, die z.T. auch eine spezifische Ausrichtung und Konzentration erfahren haben (z.B. im Rahmen des sog. Health-Belief-Modells – vgl. z.B. *Haefner* 1974, *Rosenstock* 1974, *Kirscht* 1974), wurden in großer Zahl, jedoch ohne erkennbaren Zugewinn an Erkenntnissen und Erklärungskraft durchgeführt. Der Hauptmangel solcher Vorgehensweisen – unabhängig von der geringen, statistisch feststellbaren Erklärungskraft (erklärte Varianz) – besteht u.E. in der Theorielosigkeit und damit in dem fehlenden Zusammenhang der berück-

Gewicht hat. Dies bestätigt implizit die Bedeutung von Figurationen für die Milderung und/oder Bewältigung von gesundheitsbezogenen Umweltanforderungen. Allerdings gibt die damit verbundene Erkenntnis (nach dem Motto: geteiltes Leid ist halbes Leid) wenig Anhaltspunkte zur *Erklärung* dieser Sachverhalte.

sichtigten Variablen (*Pflanz* 1979). Diese „zusammengewürfelten" Komplexe von Analysegesichtspunkten ergeben i.d.R. kein kohärentes und realitätsbezogenes Muster von Sachverhalten, d.h. hier werden möglicherweise keine Realtypen des gesundheitsbezogenen und krankheitsbewältigenden Verhaltens rekonstruiert, sondern bestenfalls Idealtypen. Dies schließt jedoch keinesfalls aus, daß die entsprechenden statistisch als erklärungskräftig nachgewiesenen Variablen auch im Rahmen einer alltagstheoretischen Betrachtungsweise Berücksichtigung finden bzw. integriert werden müssen.

In diesem Sinne ist es bereits in dem vorliegenden Stadium der konzeptuellen Entwicklung einer Alltagstheorie des Gesundheitsverhaltens sinnvoll, verfügbare einzelne empirische Daten zur Erläuterung und/oder Begründung des vorgeschlagenen begrifflichen Instrumentariums einzusetzen. Im folgenden werden einige relevante empirische Ergebnisse beschrieben. Zunächst läßt sich die grundsätzliche *alltagsweltliche Relevanz* des Themas Gesunderhaltung und Krankheitsbewältigung daran ablesen, daß der größte Teil der Bevölkerung kontinuierlich die Krankheit als die größte Bedrohung und Gefahr für ihre Lebenssituation bezeichnet (vgl. die Zusammenfassung bei *Grunow* 1979, S. 12ff.). Die Bezüge, die sich daraus für ein „gesundes Leben" (aus der Sicht der Bürger) ergeben, sind deutlich *alltagsorientiert.* Bei diesbezüglichen repräsentativen Bevölkerungsbefragungen ergeben sich meist folgende Aktivitätsschwerpunkte (*Jahrbuch* 1974, S. 18):

- viel Obst essen, Obstsäfte trinken – 68%
- viel Gemüse essen – 54%
- nicht so fett essen – 49%
- nicht oder wenig rauchen – 46%
- viel spazierengehen – 41%
- viel schlafen – 40%
- kein oder wenig Alkohol – 40%.

(Zu ähnlichen Ergebnissen kommen auch *Harris/Guten* (1979) für die USA.)

Demgegenüber werden die Aktivitäten „sich regelmäßig vom Arzt untersuchen lassen" und „zur Kur fahren" nur von einem Drittel der befragten Personen überhaupt genannt. Arztbesuche und Kuraufenthalte sowie andere Angebote des institutionellen Medizinsystems stellen für die Alltagssituation eher Ausnahmeerscheinungen dar; in der oben entwickelten Terminologie wird man besser von alltagsüberschreitenden Figurationen sprechen, wenn man auf diese Sachverhalte Bezug nimmt. Während diese und vergleichbare Ergebnisse nur deutlich machen, daß die Kontakte mit dem institutionellen Medizinsystem für den Bürger zunächst einmal außerhalb seiner Alltagsfigurationen stehen, zeigen die oben schon erwähnten Untersuchungen zum „Stress-Support-Modell" oder zum „Health-Belief-Modell", daß Figurationen i.S. *sozialer* Alltäglichkeit von besonderer Bedeutung sind, z.B. gegenüber individuellen Aspekten der Problembewältigung. Im Rahmen entsprechender empirischer Untersuchungen hat sich gezeigt, daß bei der gleichzeitigen Berücksichtigung von Individualdaten (individuelle Einstellungen, Erfahrungen, Dispositionen usw.) und Merkmalen der Figuration (z. B. Familienstruktur und ihr Zusammenhalt etc.), letztere Faktorenbündel die größere relative Erklärungskraft besitzen. Das bedeutet tendenziell, daß die gesundheitsbezogenen und krankheitsbewältigenden Verhaltensweisen von Individuen primär durch die soziale Umgebung, durch die Figuration beeinflußt werden (vgl. die Nachweise bei *Harris/Guten* 1979, *Gorton* u.a. 1979, *Osterweis/Bush/Zuckerman* 1979).

Ebenfalls im Einklang mit unseren konzeptuellen Überlegungen stehen auch solche empirischen Ergebnisse, die die *unterschiedliche* Aktivierbarkeit der von uns beschriebenen groben Typen von Figurationen belegen. Dabei zeigt sich, daß sowohl die verschiedenen Strukturenmerkmale als auch die spezifischen Kohäsionsgrade der Figurationstypen je spezifische Leistungen (in besonderen Situationen für die betroffenen bzw. mit den betroffenen Personen) erbringen. Dies bedeutet u. a., daß man diese Typen von Figurationen auch nicht ohne weiteres gegenseitig austauschen bzw. ersetzen kann. So zeigen sich beispielsweise deutliche Unterschiede zwischen Figurationen, die die Familienmitglieder und den Familienalltag umfassen (z. B. praktische alltägliche Hilfen bei der Bewältigung von Behinderungen und pflegebedürftigen Erkrankungen) und den Figurationen, die primär den Freundeskreis einbeziehen; hier werden wesentlich häufiger Ratschläge, Informationen und nützliche Hinweise über Hilfeangebote ausgetauscht (vgl. hierzu *Hayes-Bautista* 1979, *Salloway/Dillon* 1973).

Schließlich zeigt sich auch im Rahmen der vorliegenden empirischen Ergebnisse, daß das Erklärungsmodell für solche Figurationen und ihre Wirkungsweisen relativ komplex strukturiert sein muß. So haben Untersuchungen bereits gezeigt, daß die einzelnen Strukturmerkmale des sozialen Netzwerkes von großer Bedeutung sind, jedoch nicht in direkter Weise auf die Krankheitsbewältigung und Gesunderhaltung einwirken. Neben der Anzahl der beteiligten Personen müssen zusätzlich, z. B. im Hinblick auf den Haushalt, die Verteilung der Geschlechter und der Generationen sowie der Familienzyklus Berücksichtigung finden, ergänzt um Maße der Integration bzw. Kohäsion dieses Netzwerkes (diesbezügliche empirische Belege faßt *Litman* 1974 zusammen; vgl. auch *Pratt* 1976). Nur wenn man Alltagsroutinen rekonstruiert, die sich auf der Basis dieser komplexen Mikrostrukturen ergeben haben, lassen sich auch zuverlässige Aussagen über den Anwendungs- und Wirkungszusammenhang der Selbsthilfe im Gesundheitswesen formulieren. So hat sich in einzelnen Fällen bereits nachweisen lassen, daß die Kohäsion der Familie keinesfalls direkt zu einer größeren innerfamiliären Selbsthilfebereitschaft und -fähigkeit führt. Die engen Beziehungen innerhalb der Figuration führen statt dessen zu einer erheblichen Belastung durch eine Veränderung bei der Erkrankung eines Familienmitgliedes. Die große Stabilität einer solchen alltäglichen Figuration führt zu entsprechenden Schwierigkeiten bei ihrer Umgestaltung; demgegenüber sind Figurationen mit geringer Kohäsion leichter umzugestalten, da die Beziehungen zwischen den beteiligten Personen nicht so eng und nuanciert definiert sind (vgl. *Mauksch* 1974).

Diese wenigen empirischen Einzelbeispiele zeigen bereits, daß kaum einfache, aus wenigen Variablen bestehende Figurationen gesundheitsbezogener Selbsthilfe identifizierbar sein werden. Die Schwierigkeiten der Medizinsoziologie und der Sozialmedizin bei der Interpretation und/oder Erklärung von Präventionsverhalten und Krankheitsbewältigungsverhalten sowie die meist fehlschlagenden praktischen Maßnahmen zur Gesundheitsaufklärung und -erziehung machen dies mehr als wahrscheinlich. Unabhängig von den Erfordernissen und Schwierigkeiten einer komplexen empirischen Figurationsanalyse bleibt jedoch die Feststellung, daß dieser konzeptuelle Zugriff auf das Thema „Selbsthilfe im Gesundheitswesen" die Einarbeitung des größten Teils der vorhandenen empirischen Ergebnisse ermöglicht und daß die Daten somit die Plausibilität des alltagsbezogenen Ansatzes verstärken.

Literaturverzeichnis

Die Abkürzungen der Zeitschriftentitel sind den internationalen Regeln angepaßt, vergl.: *Leistner, O.:* Internationale Titelabkürzungen Osnabrück, 2. Aufl. 1977.

Allensbach, Institut für Demoskopie: Anwendung von Naturheilmitteln weit verbreitet. In: Allensbacher Berichte Nr. 8 (1976) S. 1–11.

Alonzo, A. A.: Everyday illness behavior: A situational approach to health status deviations. In: Soc Sci Med., 13 A.Jg. (1979) S. 397–404.

Berger, P. L./Luckmann, Th.: Die gesellschaftliche Konstruktion der Wirklichkeit: Eine Theorie der Wissenssoziologie. Frankfurt/M., 3. Aufl. 1970.

Breitkopf, H. u.a.: Selbsthilfepotential in der Gesundheitsversorgung der Bundesrepublik Deutschland: Einstellungen, Motivation und strukturelle Rahmenbedingungen. Zwischenbericht zum BMFT-Projekt „Selbsthilfe im Gesundheitswesen". Bielefeld (Vervielf. Mskr.) 1980.

Cobb, S.: Social support as a moderator of life stress. In: Psychos Med 38. Jg. (1976) S. 300–314.

Elliott-Binns, C. P.: An analysis of lay medicine. In: J Roy Coll Gen Pract, 23. Jg. (1973) S. 255–264.

v. Ferber, Chr./v. Ferber, L.: Der kranke Mensch in der Gesellschaft. Reinbek 1978.

Fichter, M.: Kollektive Selbsthilfe: Alternative Modelle in Selbstorganisation. In: Sommer, G. u. a.: Gemeindepsychologie: Therapie und Prävention in der sozialen Umwelt. Fortschritte der klinischen Psychologie. Bd. 11, München 1977, S. 132–146.

Finlayson, A.: Social networks as coping resources: Lay help and consultation patterns used by women in husbands' post-infarction career. In: Soc Sci Med, 10. Jg. (1976) S. 97–103.

Goffmann, E.: Frame analysis: An essay on the organization of experience. New York 1974.

Gorton, T.: u. a.: Intrafamilial patterns of illness reports and physician visits in a community sample. In: J Hlth Soc Beh, 20. Jg. (1979) S. 37–44.

Grunow, D.: Alltagskontakte mit der Verwaltung. Bürger und Verwaltung, Bd. III. Frankfurt/M./New York 1978.

Grunow, D.: Einstellungen und Erwartungen der Bürger im Hinblick auf Fragen und Instanzen der Sozial- und Gesundheitsverwaltung. In: Hegner, F.: Bürgernähe, Sozialbürgerrolle und soziale Aktion. Schriftenr. d. Forschungsgruppe Sozialplanung u. Sozialverw., Bd. 5. Bielefeld: 1979, S. 1–35 (II).

Haefner, D.: The health belief model and preventive dental behavior. In: Hlth Educ Monogr, 2. Jg. (1974) S. 420–432.

Hammerich, K./Klein, M. (Hrg.): Materialien zur Soziologie des Alltags. Sonderheft 20 der KZfSS. Opladen 1978.

Harris, D./Guten, S.: Health-protective behavior: An exploratory study. In: J Hlth Soc Beh, 20. Jg. (1979) S. 17–29.

Hayes-Bautista, D.: Coaches, arbitrators, and access to medical care. In: J Hlth Soc Beh, 20. Jg. (1979) S. 52–60.

Helberger, C.: Ziele und Ergebnisse der Gesundheitspolitik. In: Zapf, W.: Lebensbedingungen in der Bundesrepublik: Sozialer Wandel und Wohlfahrtsentwicklung. Frankfurt/M. 1977, S. 677–742.

Heller, A.: Alltag und Geschichte: Zur sozialistischen Gesellschaftslehre. Neuwied 1970.

Henderson, S.: A development in social psychiatry: The systematic study of social bonds. In: Brit J Psychiat., No. 168 (1980) S. 63–69.

Henderson, S. u. a.: The patient's primary group. In: Brit J Psychiat., No. 132 (1978) S. 74–86.

Jahrbuch der öffentlichen Meinung 1974, hrg. v. Noelle, E./Neumann, E. P., Allensbach 1975.

Katz, A.: Self-help health groups: Some clarifications. In: Soc Sci Med., 13 A. Jg. (1979) S. 491–494.

Katz, A./Levin, L.: Self-care is not a solipsistic trap: A reply to critics. In: Int J Hlth Serv, 10. Jg. (1980) S. 329–336.

Kickbusch, I.: Laiensystem und Krankheit: Konzepte und Befunde aus den USA und Großbritanien. In: MMG 4. Jg. (1979) S. 2–8.

Kirscht, J.: The health belief model and illness behavior. In: Hlth Educ Monogr, 2. Jg. (1974) S. 387–408.

Kronenfeld, J.: Self care as a panacea for the ills of the health care system: An assessment. In: Soc Sci Med, 13 A. Jg (1979) S. 263–267.

Langenmayr, A.: Familienkonstellation, Persönlichkeitsentwicklung, Neurosenentstehung: Hilfen zur Beurteilung der Auswirkungen familiärer Umweltdaten für Pädagogen, Sozialpädagogen, Berater und Mediziner. Göttingen 1978.

Lefebvre, H.: Das Alltagsleben in der modernen Welt. Frankfurt/M. 1972.

Lefebvre, H.: Kritik des Alltagslebens. München 1974–75.

Lieberman, M.: Help seeking and self-help groups. O.O. (Unveröff. Mskr.) 1979.

Lin, N. u. a.: Social support, stressful life events, and illness: A model and an empirical test. In: J Hlth Soc Beh, 20. Jg. (1979) S. 108–119.

Litman, T.: The family as a basic unit in health and medical care: A social-behavioral overview. In: Soc Sci Med, 8. Jg. (1974) S. 495–519.

Luhmann, N.: Einfache Sozialsysteme. In: Z f Soz, 1. Jg. (1972) S. 51–65.

Lusky, R./Ingman, S.: The pros, cons and pitfalls of „self-help" rehabilitation programs. In: Soc Sci Med, 13 A. Jg. (1979) S. 113–121.

Marieskind, H.: Helping oneself to health. In: Soc Pol, 7. Jg. (1976) H. 2 S. 63–66.

Mauksch, H.: A social science basis for conceptualizing family health. In: Soc Sci Med, 8. Jg. (1974) S. 521–528.

Mechanic, D.: Medical sociology. New York, 2. Aufl. 1978 (1. Aufl. 1968).

Moeller, M.: Selbsthilfegruppen in der Psychotherapie. In: Prax Psychother, 20. Jg. (1975) S. 181–193.

Mudra, W.: Präventive Gesundheitspolitik: Über das Verhältnis von Gesundheitssicherung und medizinischer Versorgung. In: WSI Mitt, 31. Jg. (1978) S. 566–573.

Osterweis, M./Bush, P./Zuckerman, A.: Family context as a predictor of individual medicine use. In: Soc Sci Med, 13 A. Jg. (1979) S. 287–291.

Pearlin, L./Johnson, J.: Marital status, life-strains and depression. In: Am Soc R, 42. Jg. (1977) S. 704–715.

Pflanz, M.: Medizinsoziologie. In: König, R.: Handbuch der empirischen Sozialforschung, Bd. 14: Religion, Bildung, Medizin. Stuttgart, 2. Aufl. 1979, S. 238–344.

Pratt, L.: Family structure and effective health behavior: The energized family. Boston 1976.

Rosenstock, I.: The health belief model and preventive health behavior. In: Hlth Educ Monogr, 2. Jg (1974) S. 354–386.

Roy, A.: Vulnerability factors and depression in women. In: Brit J Psychiat, No. 133 (1978) S. 106 ff.

Salloway, J./Dillon, P.: A comparison of family networks and friend networks in health care utilization. In: J Comp Fam Stud, 4. Jg. (1973) S. 131–142.

Schütz, A.: Der sinnhafte Aufbau der sozialen Welt: Eine Einleitung in die verstehende Soziologie. Wien 1932.

Schütz, A./Luckmann, R.: Strukturen der Lebenswelt. Frankfurt/M. 1979.

Simmel, G.: Soziologie: Untersuchungen über die Formen der Vergesellschaftung. Berlin, 5. Aufl. 1968 (1. Aufl. 1908).

Stone, G.: Patient compliance and the role of the expert. In: J Soc Iss, 35. Jg. (1979) S. 34–59.

Thorbecke, R.: Bewältigung von Krankheitsepisoden in der Familie. In: Ritter-Röhr, D.: Der Arzt, sein Patient und die Gesellschaft. Frankfurt/M. 1975, S. 52–111.

Thurn, H.: Der Mensch im Alltag: Grundrisse einer Anthropologie des Alltagslebens. Stuttgart 1980.

Timm, W.: Ansätze für ein „soziales Gesundheitswesen". In: N Prax, 10. Jg. (1980) S. 208–224.

Voigt, D.: Gesundheitsverhalten: Zur Soziologie gesundheitsbezogenen Verhaltens. Hypothesen, Theorie, empirische Untersuchungen. Stuttgart 1978.

5. Sozialpolitik und Selbsthilfe aus traditioneller und aus sozialepidemiologischer Sicht

Bernhard Badura

Wer sich heute mit dem System der sozialen Sicherung und der staatlichen Sozialpolitik insgesamt kritisch auseinandersetzt, tut dies in einer Situation, die sich seit den bislang richtungweisenden Beiträgen Eduard Heimanns und Hans Achingers weitgehend gewandelt hat. Um dies zu verdeutlichen, sollen die Positionen *Heimanns* und *Achingers* noch einmal kurz zusammengefaßt und einer sich in Entwicklung befindenden neuen Perspektive gegenübergestellt werden. Den folgenden Überlegungen liegt die These zugrunde, daß die veränderten gesellschaftlichen Bedingungen wie auch die Strukturwandlungen sozialstaatlichen Handelns die damit befaßten Sozialwissenschaften zu einer Erweiterung ihrer Problemstellung, ihrer analytischen Instrumente und theoretischen Hypothesen zwingen. Vor allem das empirisch-kausalanalytische und das mikrosoziologische Defizit traditioneller deutscher Sozialpolitiklehre muß systematisch abgebaut und eine Verknüpfung konkreter Hypothesen mit gesamtgesellschaftlichen Fragestellungen wieder angestrebt werden.

5.1. Von Heimann zu Achinger

Bei Heimann ging es noch um sehr Grundsätzliches, um die Frage, ob und wie Sozialpolitik zur Überwindung kapitalistischer Produktions- und Herrschaftsformen beitragen könne. Heimann selbst glaubte Ende der 20er Jahre fest an diese Möglichkeit, ausgehend von einer dialektischen Betrachtung der sozialpolitischen Entwicklung, von seiner Einsicht in ihr „konservativ-revolutionäres Doppelwesen“ (*Heimann* 1929; 1980², S. 172).

Heimann versteht unter Sozialpolitik die „Summe von Maßregeln zum Schutz und zur Förderung des arbeitenden Menschen“ (S. 167). Als solche ist sie zugleich „Fremdkörper“ und „Bestandteil im kapitalistischen System“. Die kapitalistische Gesellschaftsorganisation ist für ihren Erhalt auf eine Sozialpolitik angewiesen, deren Entwicklung, so Heimann, zugleich zur Überwindung des Kapitalismus führt. Heimann lehnt also die liberale Kritik der Sozialpolitik ab, sofern sie in ihr nur einen „Fremdkörper“ oder einen „Giftstoff“ des Kapitalismus sieht. Er distanziert sich zugleich aber auch von einer marxistischen Kritik, die Sozialpolitik nur als „Bestandteil", als „Mitträger des Kapitalismus" begreift (S. 168). Zu den sozialpolitischen Maßnahmen im strengen Sinne zählt Heimann nur solche, denen eine „antikapitalistische Dynamik" innewohnt. Als Beispiel nennt er insbesondere Maßnahmen der betrieblichen Sozialpolitik, die zur Umverteilung der Gewinne und zur Eindämmung der unternehmerischen Herrschaftsgewalt beitragen. Heimann versteht unter antikapitalistischer Dynamik nicht eine Dynamik, die zur revolutionären Umwälzung führt, sondern er versteht darunter schrittweise Veränderungen, er versteht darunter eine „Kette von Teilsiegen statt eines entscheidenden Schlages" (S. 315). Von dieser Sozialpolitik im engeren Sinne unterscheidet Heimann einerseits kapitalismuskonforme Maßnahmen, wie z.B. die Arbeitsschutzgesetzgebung, wo die „Staatshilfe dem Arbeiter auch ohne die Selbsthilfe der sozialen Bewegung zuteil wird" (S. 193), andererseits Maßnahmen der „öffentlichen Fürsorge", weil diese sich seiner Meinung nach überhaupt nicht auf die Arbeiter oder die Arbeitswelt beziehen lassen, und damit für den Motor der gesamten sozialpolitischen Entwicklung: die soziale Bewegung ohne Belang sind. Die Zuordnung der Sozialversicherung fällt Heimann „sehr schwer". Zwar sei ihre Entstehung aus der „sozialen Dynamik" unübersehbar; zugleich stelle die sie begründende „Zielrichtung des obrigkeitsstaatlichen Eingreifens" und ihr den Arbeitern fremder, weil „verwickelter und unübersichtlicher Charakter" sie an den „alleräußersten Rand der echten Sozialpolitik" (S. 242). Heimann fragt, „ob die Sozialversicherung mit ihrem kolossalen Apparat auf die Dauer mehr leistet als ein anderes, auf Freiwilligkeit beruhendes System" (S. 247) und er stellt fest: „Überzeugende Belege dafür, daß in Deutschland vor dem Krieg der Gesundheitszustand besser gewesen sei als in anderen Ländern ohne Zwangsversicherung, aber mit im übrigen vergleichbaren Sozialverhältnissen, sind jedenfalls nicht beigebracht worden" (S. 247). Auf der anderen Seite könne jedoch nicht ausgeschlossen werden, „daß eine etwaige Abschaffung der Sozialversicherung zum Anlaß für einen Versuch negativer Sozialpolitik gemacht werden könnte" (S. 247). Im übrigen biete sie „Aufstiegsmöglichkeiten für Zehntausende von Menschen aus der Arbeiterschaft in die Selbstverwaltungsbürokratie", und dieses Moment dürfte keinesfalls unterschätzt werden, weil dies „eine breite Gelegenheit zur Ausbildung administrativer Talente und zur geschäftlichen Schulung bietet, insofern also die Kraft der sozialen Bewegung unzweifelhaft stärkt" (S. 247). Die damit jedoch wiederum verbundenen Tendenzen der „Zentralisierung und Bürokratisierung" seien, wenn es auf den revolutionären Schwung der Arbeitermassen ankomme, die größten Feinde der Arbeiterbewegung (S. 304).

Die Diskussion der Nachkriegs-Sozialpolitik fand dann unter weitgehend gewandelten Prämissen statt. Einher mit Tendenzen der Institutionalisierung und teilweisen Monopolisierung sozialpolitischer Willensbildung und Bedürfnisartikulationen gingen Tendenzen der Institutionalisierung und teilweisen Monopolisierung der Erfolgskontrolle sozialstaatlicher Maßnahmen und Programme auf seiten ihrer Anbieter und/oder Verwalter. Ein zunächst noch kriegsbedingtes Wachstum sozialstaatlicher Interventionen, anhaltender sozialpolitischer Entscheidungsdruck von seiten der Gewerkschaften, die Entdeckung der Sozialpolitik als Wahlpolitik von seiten der Politiker, fragmentierte Entscheidungs- und Implementationsstrukturen und ein über Jahrzehnte andauerndes Wirtschaftswachstum hatten dann ein System der sozialen Sicherung entstehen lassen, das duch seinen schieren Umfang ebenso hervorstach wie durch seine Schwerfälligkeit. Einen dementsprechenden Stellenwert nahmen in der Diskussion dann Organisationsprobleme sozialpolitischer Institutionen ein. Mit der Ausweitung ihres Verständnisses von der Sozial- zur Gesellschaftspolitik und einer entsprechenden Ausweitung ihrer Aufgaben und Zielgruppen einher ging – paradoxerweise, müssen wir aus heutiger Sicht sagen – eine tendenzielle Vernachlässigung gesamtgesellschaftlicher und eine zunehmende Bedeutung binnenstruktureller Probleme und Gestaltungsprinzipien. Die Gesellschaftsordnung als solche stand nicht mehr zur Disposition: weniger die Ursachen gesellschaftlicher Probleme als vielmehr die Formen ihrer Bewältigung und deren sekundäre Konsequenzen standen im Zentrum sozialwissenschaftlicher Analyse und Kritik.

Fiel Heimanns Arbeit über die „soziale Theorie des Kapitalismus" an das Ende der ersten Entwicklungsphase staatlicher Sozialpolitik, so enthält Hans *Achingers* Studie über „Sozialpolitik als Gesellschaftspolitik" die für diese zweite Phase wichtigste theoretische Weichenstellung. Achinger nahm die „Institutionalisierung des Klassengegensatzes" (*v. Ferber* 1967) als unproblematische Gegebenheit hin; an die Stelle der Heimannschen Trias „Kapitalismus", „soziale Bewegung", „Sozialpolitik" trat die der „Verrechtlichung", „Zentralisierung", „Monetarisierung".

Achinger versteht unter Sozialpolitik eine „Masse von Institutionen und Apparaturen des Rechts und der Verwaltung, die durch eine gemeinsame Einwirkungstendenz zum Schutz der Arbeitnehmer und ihrer Angehörigen verbunden sind" (*Achinger* 1959, S. 39). Grundlegend für seine Überlegungen ist die These, Sozialpolitik sei nicht mehr ein „Remediens", sondern ein „Konstituens" entwickelter Industriegesellschaften. „Das Spiel mit dem ‚Wegdenken'" sei deshalb nicht mehr möglich (*Achinger* 1971, S. 138), ebensowenig die „Herleitung der heute für die Sozialpolitik entscheidenden Maßstäbe aus der Arbeiterfrage" (S. 8). Quantitative Veränderungen in der Vergangenheit seien in qualitative umgeschlagen, die Sozialpolitik damit gesellschaftlich eine „Determinante erster Ordnung" (S. 9) und weit davon entfernt, im „Gigantenkampf" zwischen Arbeit und Kapital „den Sanitäter zu spielen" (S. 46). An die Stelle der sozialen Bewegung als Haupttriebkraft zur praktischen Weiterentwicklung der Sozialpolitik seien „Verbände" und „Fachleute" getreten, „mit eigener Sprache" (S. 105), die „an die Stelle der schwer übersehbaren sozialen Wirklichkeit" getreten sei (S. 96). Hauptproblem staatlicher Sozialpolitik ist nicht mehr ihr eigenes finanzielles und politisches Unvermögen gegenüber der Eigendynamik kapitalistischer Konkurrenzwirtschaft, sondern eher ihre Omnipotenz, ihre Verselbständigung und eine dadurch bedingte Eigenselektivität gesellschaftlicher Probleme und sozialer Bedürfnisse, die Entwicklung einer weder sich selbst noch die gesellschaftliche Wirklichkeit mehr grundsätzlich in Frage stellenden herrschenden Lehre und einer dementsprechenden „Versteinerung“ (S. 114) sozialpolitischer Institute und ihre „Distanz zu den Sozialwissenschaften“ (S. 139). Nach Achinger läge deshalb der Verdacht nahe, „daß hier ein Ausschnitt von sozialen Phänomenen und Aufgaben festgehalten“ wird, „der weder dem Personenkreis noch dem Bereich der Tatbestände, die heute faktisch relevant sind, ganz gerecht wird“ (S. 142). Diese „Selbstsicherheit“ und „Naivität“ der Sozialbürokratie könne nach Achinger nicht mehr gleichsam „von unten“, d. h. durch eine soziale Bewegung, sondern nur noch „von oben“ durch Intensivierung sozialwissenschaftlicher Forschung und durch verstärkte Nutzung ihrer Ergebnisse im Rahmen der Sozialplanung überwunden werden. Die in den Schriften Achingers enthaltene Erwartung an die Sozialwissenschaften geht sehr weit; Sozialwissenschaftler sollten der Sozialpolitik offenbar nicht nur Daten, sondern auch Maßstäbe ihres Handelns liefern.

Ohne auch nur einmal beim Namen genannt zu werden, ist Heimann doch in Achingers Schriften allgegenwärtig, so etwa wenn er davor warnt, den „Zusammenhang zwischen Arbeiterbewegung und Sozialpolitik zu eng“ zu fassen, und davor, z.B. Konsum- und Produktivgenossenschaften oder die Gewerkschaften als Teil der Sozialpolitik zu begreifen (S. 56).

Auf der einen Seite scheint mir unbestreitbar, daß vielem von dem, was beide – Heimann und Achinger – gedacht und geschrieben haben, heute noch eine höchst aktuelle Bedeutung zukommt. Das zeigen etwa die andauernden Bemühungen wissenschaftlicher und praktischer Art zur „Humanisierung des Arbeitslebens“, für eine „bürgernahe Sozialpolitik“ und zur Demokratisierung des Sozialstaats durch Stärkung der Selbstverwaltung der Sozialversicherung. Auf der anderen Seite sollte aber auch nicht übersehen werden, daß viele der Probleme, mit denen wir heute zunehmend konfrontiert sind, von beiden entweder gar nicht oder nur am Rande behandelt werden.

Heimann wie Achinger konzentrieren ihre Überlegungen letztlich auf das Verhältnis zwischen Marktrationalität und Planrationalität, das selbst Achinger noch zu einer dialektischen Formulierung greifen läßt, wenn er behauptet, daß „die Sozialpolitik täglich Partei“ nimmt „gegen die bestehende Ordnung, in die sie sich doch als königstreue Opposition einfügt“ (S. 132). Das Vorhandensein eines dritten Sektors, in dem sozialpolitisch relevante Leistungen erstellt werden, und der weder nach den Prinzipien des Markt-Preis-Systems organisiert ist noch sich nach den Prinzipien der Verrechtlichung, Bürokratisierung und Professionalisierung richtet, sondern für den das Prinzp der Reziprozität und der Selbsthilfe oder der gegenseitigen Hilfe Gültigkeit besitzt, wird zwar von beiden nicht bestritten, aber auch nicht ausführlich thematisiert – bei Heimann nur am Rande, weil sein Hauptaugenmerk den politischen Kräften und dem Thema Sozialpolitik und Kapitalismus galt, bei Achinger überhaupt nicht, weil für ihn die Tendenz zur „Entpersönlichung des Geschäfts der gegenseitigen Hilfe" (S. 134) als kaum reversibel erachtet wird. Achinger spricht von den „zwingenden Umständen . . ., die im Industriezeitalter ältere Sicherungen vernichtet oder obsolet" gemacht hätten. Die „primären Gebilde" müßten „nunmehr künstlich über Wasser gehalten werden", lebten „sozusagen aus zweiter Hand" (S. 136). An anderer Stelle spricht er von der „Zerstörung des Mikrokosmos" – Achinger denkt hier vor allen Dingen an die Familie – als Folge der Industrialisierung; und er wirft einer Sozialpolitikkonzeption, die wie diejenige Heimanns am Kapitalverhältnis und an der Arbeiterfrage ansetzt, vor, sie verdecke „sehr wichtige" und „immer wichtiger werdende Elemente der Lage, auf die die Sozialpolitik in einer weiteren Entwicklung abzielen" müsse (S. 56). Daher rührt auch seine Forderung nach Ausbau der sozialen und Gesundheitsdienste als einem notwendigen Substitut für ehemals informell erbrachte Leistungen, als professionalisiertem Ersatz entfallener nicht-professionalisierter Hilfe und Unterstützung.

Neben der Fixierung auf den überkommenen ordnungspolitischen Gegensatz: Markt bzw. Kapitalismus versus (Sozial-)Staat und der dadurch bedingten Vernachlässigung eines dritten Sektors zwingen uns heute auch eine Vielzahl neuer Probleme, z.B. die Zunahme chronischer Krankheiten, nicht nur nach neuen Bewältigungsformen zu suchen, sondern auch die bislang angebotenen Kausalhypothesen neu zu überdenken, rigoros zu überprüfen und – möglicherweise – durch neue zu ersetzen. Fraglich scheint mir schließlich auch, ob das bei Achinger implizierte Menschenbild vom passiven Dauerklienten sozialstaatlicher Totalbetreuung unserer gegenwärtigen Situation und unseren Vorstellungen und Werten tatsächlich entspricht. Auch Heimanns Vorstellung vom Einzelnen als bloßem Teil eines permanent um Menschheitsbeglückung ringenden Kollektivs kommt dafür kaum noch in Betracht.

Inzwischen hat die von Achinger geforderte quantitative Ausweitung und Professionalisierung personenbezogener sozialer Dienste stattgefunden; zugleich häufen sich aber auch die Hinweise für eine nach wie vor große, ja wachsende soziale Bedeutung nicht-professioneller Aktivitäten und Interaktionen, häufen sich die Hinweise für die Bereitschaft der Bürger, zur Befriedigung ihrer Bedürfnisse und zur Vertretung ihrer Interessen politisch initiativ zu werden oder praktische (Selbst-)Hilfe zu leisten (*Badura* 1978). Wie Ergebnisse der vergleichenden familiensoziologischen Forschung zeigen, kann in entwickelten Industriegesellschaften von einer „Zerstörung" des Mikrokosmos keine Rede sein, ja vermutlich nicht einmal von einem Funktionsverlust, allenfalls von einer Funktionsverlagerung (z.B. *Shanas* 1973). Auch die Bemühungen angelsächsischer Sozialepidemiologen bei der Erforschung sozialer Bedingungen von Krankheit und Gesundheit verdienen in diesem Zusammenhang verstärkte Beachtung.

Die Beziehungen zwischen den Trägern und Leistungen des modernen Wohlfahrtsstaates und deren informeller oder organisierter Umwelt scheinen vielfältiger, komplexer und überraschungsreicher, als die Vertreter der Substitutionsthese ursprünglich vermuteten. Aus der Sicht des Autors besteht ein Hauptmangel bisheriger Sozialpolitik darin, daß sie die wohlfahrtsfördernde Bedeutung nicht-professionalisierter und unentgeltlicher sozialer Leistungen und Hilfen unterschätzt und das Geflecht der diese Leistungen erbringenden sozialen Netzwerke und Organisationen zumeist kaum beachtete, berücksichtigte oder aktiv förderte: staatliche Sozialpolitik verstand sich bisher zu oft als Ersatz außerstaatlicher Leistungen und zu selten als deren Voraussetzung oder Ergänzung.

Diese Interventionsphilosophie verdient eine grundlegende Revision angesichts der großen Zahl chronisch Kranker und Behinderter mit ihren je situations- und personenspezifischen Bedürfnissen und Problemen und angesichts dessen, daß die Hauptlast ihrer Versorgung von den Familien- und anderen informellen Versorgungsnetzen getragen werden muß. Wenn die in diesem Zusammenhang immer häufiger genannte Maxime der „Hilfe zur Selbsthilfe" keine ideologische Formel bleiben soll, bedürfen wir sehr viel präziserer Kenntnisse über die Entstehung und Verteilung sozialer Belastungen und über die Qualität und die Verteilung nicht nur institutionalisierter, sondern vor allem auch informeller Ressourcen oder Potentiale; wo informelle Ressourcen oder Potentiale nicht vorhanden sind, bedürfen sie vor einer Inanspruchnahme zunächst der Förderung und Entwicklung, benötigen wir – ökonomisch gesprochen – Investitionen in die soziokulturelle Infrastruktur, bedarf es der Knüpfung und Unterstützung „kleiner Netze" und Hilfegemeinschaften.

5.2. Gewandelte Problemstellungen

Daß sich mit dem Wachstum des modernen Sozialstaats auch seine binnenstrukturellen Probleme häufen, darf kaum verwundern. Schon bemerkenswerter ist die Tatsache chronischer Ineffektivität unserer Maßnahmen zur Bekämpfung materieller Armut. Bemerkenswerter ist ferner, daß die vor nunmehr über 50 Jahren von Heimann geäußerten Zweifel an der Effektivität unserer Gesundheitsversorgung erst heute zu vereinzelten Bemühungen um eine systematische Standardisierung und Erfolgskontrolle medizinischer Leistungen führen. Als angesichts der gewandelten Problemlandschaft ganz und gar unverständlich anmuten muß schließlich, was ich die „Reparaturwerkstatt-Mentalität" und die „Zuteilungsdoktorin" unserer verantwortlichen Planer und Produzenten sozialer Leistungen nennen möchte. Was würden wir wohl davon halten, wenn der Verkehrsminister dem Ausbau von Autoreparaturwerkstätten höchste Priorität gäbe und die Entwicklung neuer Personentransportkonzepte, die Verkehrssicherheit, den Straßenbau und alles übrige vernachlässigen würde? Wie würden wir wohl reagieren, wenn die Verantwortlichen einer wachsenden Zahl von Autofahrern die Fähigkeit zur Fahrzeugbenutzung absprechen und statt dessen den Bürgern die Dienste staatlich lizenzierter und öffentlich finanzierter Sozialchauffeure offerieren würde? Mit Blick auf unsere Gesundheitsversorgung, bei der mehr als 90% aller Finanzmittel in die Akutbehandlung Kranker fließen, Mitwirkungs- und Gestaltungschancen der Bürger so gut wie gar nicht (mehr) gegeben sind, dem Patienten völlige Inkompetenz unterstellt und ihm daher nur eine weitgehend passive Rolle zugeteilt wird – mit Blick auf eine solche Situation klingt dies alles auf einmal gar nicht mehr so weit hergeholt, unrealistisch oder absurd, wird ähnliches bisher mehr oder weniger unwidersprochen hingenommen. Prävention, Rehabilitation, Partizipation und Selbsthilfe bilden denn auch Interessengebiete alljener, die sich heute mit Möglichkeiten einer Weiterentwicklung und Reform unseres Gesundheitswesens beschäftigen. Die sich hierbei stellenden Schwierigkeiten liegen nicht nur in der Sache, sie liegen auch in der Theorie.

Gemessen an der Geschlossenheit und naturwissenschaftlichen Fundiertheit des medizinischen Lehrgebäudes haben Sozialwissenschaftler in der Tat bisher nur wenig zu bieten. Auf der anderen Seite indiziert die rasche Verbreitung einer Reihe, das Krankheitspanorama mittlerweile dominierender, Zivilisationskrankheiten, daß es der klassischen Schulmedizin, trotz eines weltweiten z. T. exorbitanten Forschungsaufwandes, bisher nicht gelungen ist, „Killern" wie dem Herzinfarkt oder dem Krebs beizukommen. Insgesamt betrachtet zwingt nicht zuletzt auch die prekäre Finanzsituation unserer Gesundheitseinrichtungen eine Reihe von Annahmen, Regelungen und Prozeduren – möglicherweise sehr grundsätzlich – neu zu überdenken. Hierzu gehören:

1. die gesellschaftlichen Bedingungen der Verursachung und Bewältigung von Krankheit;
2. Mängel und Lücken unserer institutionalisierten Gesundheitsversorgung;
3. Unterstützung und Aktivierung informeller Versorgungsformen.

Im folgenden möchte ich einige soziale Faktoren erläutern, von denen wir annehmen dürfen, daß ihnen möglicherweise bei der Entstehung und Bewältigung von Krankheit eine erhebliche Bedeutung zukommt. Das bedeutet, daß ich mich weitgehend auf eine Erläuterung einzelner Elemente einer sozialwissenschaftlichen Theorie der Krankheit beschränken möchte und an dieser Stelle auf die Betrachtung der Punkte 2 und 3 weitgehend verzichten muß. Auch das übrige kann hier nur kursorisch behandelt werden. Der Zweck der Erörterung liegt zum einen im Versuch einer Begründung für den angedeuteten sozialpolitischen Theoriebedarf, zum zweiten im Versuch einer Begründung für die These vom dualen System der Gesundheitsversorgung. Diese These besagt, daß Erhaltung von Gesundheit und Bewältigung von Krankheit das Ergebnis zahlreicher auch außermedizinischer (und nichtsomatischer) Bedingungen und Aktivitäten ist, deren systematische empirische Erforschung erst in den Kinderschuhen steckt. Um welche Bedingungen es sich hierbei handelt und in welchem Umfang sie für den Gesundheitszustand verantwortlich zu machen sind, diese Fragen haben für die wissenschaftliche und praktisch-politische Beschäftigung mit sozialpolitischen Problemen hohe Bedeutung, führen jedoch über das bei Heimann oder Achinger entwickelte analytische Instrumentarium hinaus, insofern sie die situationsspezifischen und personenspezifischen Aspekte sozialer Problemlagen zu erfassen suchen. Auf der anderen Seite besteht aber die Notwendigkeit der Verknüpfung derartiger Mikrovariablen mit den eher traditionellen Variablen deutscher Sozialpolitikforschung wie den Produktions- und Herrschaftsverhältnissen und dem System der sozialen Ungleichheit – auch dies ist ein Punkt, den ich nur ansprechen, nicht aber ausführlicher behandeln kann. Der programmatisch-explorative Charakter der folgenden Überlegungen sollte damit hinreichend unterstrichen sein.

5.3. Zur sozialepidemiologischen Perspektive: „coping" und „social support"

Die Annahme, sozial bedingte Belastungen seien mitverantwortlich für die Entstehung chronischer Krankheiten und für eine erhöhte Verwundbarkeit durch mikrobiologische Erreger, erfreut sich wachsender Anerkennung. Psychoanalyse, Streßforschung und psychosomatische Medizin, aber auch Soziologie und Sozialpsychologie haben zu diesem Verständniswandel und zur Entstehung eines neuen Forschungszweiges beigetragen, für den sich die Bezeichnung Sozialepidemiologie durchzusetzen beginnt. Sozialepidemiologen beschäftigen sich im wesentlichen mit den folgenden zwei Problemkomplexen:

1. Der systematischen Erforschung unterschiedlicher Belastungen, insbesondere am Arbeitsplatz und innerhalb der Familie;
2. mit psychischen Dispositionen, mit persönlichen, sozialen und institutionalisierten Ressourcen, die die Entstehung einer (psychischen oder somatischen) Krankheit verhindern oder ihre Bewältigung erleichtern.

In diesem Zusammenhang von besonderer Bedeutung sind neben dem Konzept der „Belastung" (stressor), das Konzept des „Bewältigungsverhaltens" (coping) und das der „sozialen Unterstützung" (social support). Abgesehen davon, daß diese Konzepte zum Teil recht unterschiedlich definiert und gemessen werden, und ihre systematische Verknüpfung bislang selten versucht wurde, fehlt es auch an Untersuchungen, die die relative Bedeutung persönlicher, informeller und institutionalisierter Hilfen, etwa für die Bewältigung chronischer Leiden, genauer zu bestimmen suchen. Diese Probleme vor Augen, begannen wir im Sommer 1979 in Konstanz mit einer Studie über die sozialen Determinanten der Herzinfarktrehabilitation, deren analytisches Gerüst im folgenden kurz umrissen werden soll.

Belastungen

Die sozialwissenschaftliche Belastungsforschung hat bereits eine längere Tradition. Im Vordergrund stand hier zunächst der „Life-event-Ansatz", die Annahme also, *belastende Lebensereignisse*, wie der Verlust des Arbeitsplatzes, ein Umzug oder ähnliches, hätten eine erhebliche, krankheitsfördernde oder -mitverursachende Bedeutung. Nachdem dieser Ansatz über ein Jahrzehnt hinweg einer wachsenden Anzahl von Sozialepidemiologen höchst plausibel und zum Teil aufwendiger Untersuchungen wert erschien, macht sich mittlerweile eine starke Ernüchterung breit. Zum einen liegen bislang kaum ermutigende Befunde über die tatsächliche Krankheitsrelevanz solcher „belastender Lebensereignisse" vor. Die diesbezüglich höchst kritischen Kommentare von *Rabkin* und *Struening* aus dem Jahr 1976 dürften auch heute noch Gültigkeit beanspruchen. Gewichtige Einwände wurden auch vorgebracht gegen die zumeist allzu objektivistische, von Wahrnehmungen und Wertungen der Betroffenen abstrahierende Art der Konzeptualisierung und Gewichtung von „events". Ungeklärt blieb schließlich die Frage, ob belastenden Ereignissen eine krankheitsunspezifische oder eine kranheitsspezifische Bedeutung zukommt. Demgegenüber vielversprechender erscheint ein Vorgehen, in dem einzelne Lebensereignissen als Belastungsart neben anderen angesehen wird und das, neben psychosozialen Belastungen, auch psychosozialen Schutzfaktoren einen potentiellen Einfluß bei Gesundheitserhaltung oder Krankheitsentstehung zuschreibt.

Die arbeitsplatzbezogene Gesundheitsforschung beschäftigt sich bereits seit geraumer Zeit mit *chronischen Belastungen*, wie andauernden Arbeitsüberlastungen, Rollenkonflikten oder Rollenambiguität (*Pfaff* 1981). Permanente Erschwernisse in Arbeit, Ehe und Familie verdienen in der zukünftigen Gesundheitsforschung eine verstärkte Aufmerksamkeit (vgl. auch *Pearlin/Schooler* 1978). Zum einen geht es hierbei um die Frage, wieweit chronische (oder akute) Belastungen in dem einen Lebensbereich, z.B. der Arbeit, zu entsprechenden Belastungen in einem anderen, z.B. in der Ehebeziehung, führen oder umgekehrt; zum anderen geht es um die Frage nach den spezifischen (oder unspezifischen) Zusammenhängen mit dem psychischen oder somatischen Befinden, mit einzelnen Krankheiten oder Todesursachen. Auch Lücken im persönlichen sozialen Netzwerk und eine dadurch bewirkte permanente Nichterfüllung bestimmter Zuwendungs- oder Anerkennungsbedürfnisse können, wie wir mittlerweile einer Reihe verläßlicher Untersuchungen entnehmen müssen, Befinden, Morbidität und Mortalität erheblich beeinflussen (*Badura* 1981, *Waltz* 1981).

John C. Cassel, dem jüngst verstorbenen amerikanischen Sozialepidemiologen, verdanken wir eine erste explizite Verknüpfung des Belastungs- mit dem Ressourcen-Konzept, von epidemiologischer und soziologischer Tradition, eine Verknüpfung, die für die zukünftige Gesundheitsforschung richtungweisend sein könnte (vgl. dazu die in der Einleitung zu diesem Bande gemachten Bemerkungen und die Beiträge in *Badura* 1981), und von deren Ertrag sich Cassel und eine wachsende Anzahl von Sozialepidemiologen eine zusätzliche Begründung für arbeits- und gemeindebezogene Maßnahmen versprechen. Die Krise der modernen Medizin ist nicht zuletzt auch eine Krise der traditionellen medizinisch-somatischen Gesundheitstheorie und einer auf diese Theorie fixierten gesundheitspolitischen Praxis.

Ressourcen

Die Ressourcenforschung muß als die neueste Entwicklung auf dem Gebiet der Sozialepidemiologie angesehen werden. Sie kann auf erhebliche Vorarbeiten in der Sozialpsychologie, Soziologie und Sozialmedizin zurückgreifen, was die rasche Zunahme ressourcenorientierter Forschungsarbeiten in den vergangenen fünf bis zehn Jahren sicherlich erheblich begünstigte. Die diesem Konzept zugrundeliegende Idee läßt sich vielleicht am einfachsten in Analogie zur Immuntheorie der klassischen Schulmedizin verdeutlichen. Wie die Ausgesetztheit gegenüber mikrobiologischen Erregern beim Menschen mit unterschiedlichem somatischem Immunsystem zu unterschiedlichen Körperreaktionen führt, wirkt sich – so die Grundhypothese – auch die Qualität des psychosozialen Immunsystems auf die Abwehr psychosomatischer, psychosozialer und anderer umweltbedingter Risiken aus. Je stärker das persönliche und soziale Immunsystem eines Menschen, um so belastbarer ist der Betreffende bzw. um so geringer ist seine allgemeine Krankheits- oder Unfallanfälligkeit. Diese Idee eines sozialen Immunsystems findet sich bereits in der am Ende des vergangenen Jahrhunderts erschienenen Selbstmordstudie von Emile Durkheim und sie wurde im vergangenen Jahrzehnt von amerikanischen Epidemiologen und Soziologen wieder aufgegriffen. Da darauf in der Einleitung zu diesem Band bereits eingegangen wurde, kann hier auf eine nochmalige Erörterung dieser Entwicklung verzichtet werden.

Für die Vermeidung oder Bewältigung von Krankheit zentral ist das Selbsthilfe- oder Bewältigungsverhalten des einzelnen. Unter Bewältigungsverhalten (coping) verstehen wir Aktivitäten und Interaktionen, die einzelne Menschen unternehmen, um Belastungen abzuwehren oder mit ihnen besser fertigzuwerden. Der einzelne ist aus dieser Sicht also durchaus nicht immer ein wehrloses oder passives Opfer gesellschaftlicher Probleme und Belastungen. Insbesondere im familiären und im Freizeitbereich besteht die Möglichkeit, belastende Situationen zu vermeiden. Wo dies nicht gelingt, kann die subjektive Bedeutung einer Belastung „heruntergespielt“ oder die Anpassungsleistung, in Grenzen, erhöht werden. Ein wichtiger Teilbereich des Copingverhaltens ist die Nutzung externer, sozialer oder institutionalisierter Ressourcen, also die Einsicht, Bereitschaft und Fähigkeit, unter bestimmten Bedingungen auf die Hilfe anderer zurückzugreifen. Eine jüngst erschienene Studie macht deutlich, daß individuellen Coping-Repertoires eine erhebliche Gesundheitsrelevanz zukommen kann, daß sie aber sozial ungleich verteilt sind und sich insbesondere in der Arbeitswelt als wenig effektiv erweisen. Statt individueller wären hier – so die Autoren – eher kollektive Aktionen angebracht, um chronische Belastungen zu mildern oder zu beseitigen. Effektives Coping bietet also bei besimmten Personen in bestimmten Lebensbereichen einen beachtlichen, gesamtgesellschaftlich gesehen jedoch nur einen vergleichsweise geringen Gesundheitsschutz; und Copingversagen darf bei der Vielzahl strukturbedingter Belastungen keinesfalls nur als persönliches Versagen gedeutet werden (*Pearlin/Schooler* 1978).

Das Copingkonzept steht in einer teils sozialpsychologischen, teils interaktionistischen Tradition. Noch tiefer in die soziologische Klassik, bis zurück zu den Arbeiten von Tönnies, Simmel, Durkheim und Cooley reicht die Vorgeschichte des Konzepts sozialer Unterstützung. Unter sozialer Unterstützung (social support) verstehen wir Fremdhilfen, die dem einzelnen durch Beziehungen und Kontakte mit seiner sozialen Umwelt zugänglich sind und die dazu beitragen, daß die Gesundheit erhalten bzw. Krankheiten vermieden, psychische oder somatische Belastungen ohne Schaden für die Gesundheit überstanden und die Folgen von Krankheiten bewältigt werden. Neben seinen persönlichen stehen dem einzelnen zur Bewältigung chronischer oder akuter Lebensbelastungen also auch zahlreiche soziale Ressourcen zur Verfügung. Ehepartner, Kinder, Verwandte, aber auch Freunde, Nachbarn, Arbeitskollegen bilden die traditionell wichtigsten Quellen informeller Hilfe und Unterstützung. Die folgende Typologie informeller Leistungen ist ein erster, weiter bearbeitungsbedürftiger Versuch einer systematischen Unterscheidung einzelner gesundheitsrelevanter Unterstützungsleistungen. Sie orientiert sich einerseits an Vorschlägen aus der Forschungsliteratur und beruht andererseits auf explorativen Interviews mit Herzinfarktpatienten. Sie eignet sich möglicherweise nicht nur für Rehabilitationsstudien, sondern auch für Untersuchungen zur Krankheitsentstehung.

1. Emotionale Unterstützung befriedigt das Bedürfnis nach Liebe, Zuwendung, Zugehörigkeit und Vertrauen und hilft, wo sie als echt bzw. authentisch empfunden wird, bei der Bewältigung sehr persönlicher Probleme; sie kann in Form sprachlicher Kommunikation vermittelt werden und durch Körperkontakt begleitet sein. Körperkontakt, Paralinguistik und Körpersprache spielen hier häufig eine ebenso große oder sogar größere Rolle als verbale Kommunikation. Neuere Entwicklungen in der modernen Interaktionsanalyse, Sprachsoziologie und Sozialpsychologie haben in den vergangenen Jahrzehnten gerade auf diesem Gebiet erhebliche Fortschritte gebracht, die zum Verständnis der Wirksamkeit dieses Supporttyps beitragen.

2. Soziale Unterstützung fördert das Selbstwertgefühl des einzelnen und hilft bei der Erhaltung und Entwicklung der sozialen Identität; sie wird gewährt in Form von Hinweisen, denen der einzelne entnehmen kann, daß seine Leistungen anerkannt werden, daß das was er tut, für andere von Bedeutung ist, und daß er deshalb als wertvolle Person geschätzt wird. Soziale Anerkennung und Erfolgserlebnisse hängen in unserer Gesellschaft sehr eng mit der Berufstätigkeit zusammen; sie können jedoch auch mit Freizeitaktivitäten in Organisationen und Vereinen oder innerhalb der Familie verbunden sein.

3. Praktische Hilfe kann aus Unterstützung bei der Bewältigung alltäglicher Aufgaben in Haushalt, in der Familie und im Beruf bestehen, kann Entlastung von diesen Aufgaben bei plötzlichen Krisensituationen bringen oder sie kann bei veränderten Lebensbedingungen zur Bewältigung (neuer) chronischer oder akuter Belastungen beitragen. Konkret handelt es sich hierbei um personenbezogene Hilfen, z.B. Hilfen beim Einkaufen, bei der Pflege und Erziehung von Kindern, um materielle Hilfe, z.B. Ausleihen eines Autos oder eines sonstigen Gerätes, aber auch um aufgabenbezogene Hilfen am Arbeitsplatz, etwa um Unterstützung durch Arbeitskollegen bei der Bewältigung besonders komplexer oder verantwortungsvoller Aufgaben oder bei durch Krankheit oder Alter geminderter Leistungsfähigkeit.

4. Finanzielle Unterstützung informeller Hilfesysteme spielt auch unter den Bedingungen eines hochentwickelten Wohlfahtsstaates mit seinem ausgebauten System der Einkommensumverteilung eine nicht zu unterschätzende Rolle. Informelle Geldtransfers können sowohl in Form von Geschenken als auch von persönlichen Krediten gewährt werden. In Anspruch genommen werden dafür zumeist gute Freunde oder Familienangehörige.

5. Informationen, „Tips“ und Hinweise spielen in einer Gesellschaft, in der das Angebot formaler Hilfen und Dienste selbst mittlerweile ebenso umfangreich wie undurchschaubar geworden ist, eine wachsende Rolle. Sie helfen aber auch bei der Mobilisierung informeller Ressourcen und bei der Knüpfung neuer Beziehungen. Als drittes können Informationen auch direkt bei der Verhaltensmodifikation zur Vermeidung oder Bewältigung eines Problems hilfreich sein – insbesondere in Verbindung mit engen Beziehungen und den dadurch gegebenen Möglichkeiten der Verhaltensorientierung und sozialen Kontrolle.

Soviel zum Bereich informeller Netzwerke und Hilfen. Sie sind die älteste und vielfach vermutlich immer noch verläßlichste, wenn auch nicht immer leistungsfähigste Form der Gesundheitsversorgung. Mit der durch den Prozeß der Industrialisierung ausgelösten strukturellen Differenzierung entstand daneben ein System institutionalisierter Expertendienste, entstanden neue Berufe, Karrieren, Professionen, neue Bürokratien und Verbände, deren sichtbare ökonomische und politische Bedeutung die weit weniger auffälligen, weil zumeist höchst selbstverständlichen informellen Hilfen und Dienste in den sozialpolitischen Schatten drängten. Bei dem weit überwiegenden Anteil chronischer Probleme oder unerwarteter Krisen stützen wir uns dennoch auch heute noch primär auf Hilfen und Dienste unseres persönlichen Netzwerks, auf Familienangehörige, auf Freunde, Nachbarn und Arbeitskollegen. Die spezialisierten Leistungen institutionalisierter Anbietersysteme werden aber insbesondere dort ihre Bedeutung behalten oder weiter an Bedeutung gewinnen, wo sie sich als wirksam, angemessen und nicht-substituierbar erweisen, wo ihr Potential als noch nicht ausgeschöpft gelten darf oder wo sich vorhandene materielle und personelle Ressourcen durch eine veränderte Zielsetzung und Organisation effektiver nutzbar machen lassen. Dazu, daß eine derartige Reform institutionalisierter Anbieterstrukturen auch tatsächlich stattfindet, können Aktionen beitragen, zu deren Verständnis wieder an Überlegungen Heimanns zur sozialpolitischen Bedeutung sozialer Bewegungen anzuknüpfen wäre (vgl. *Badura* 1980).

5.4. Selbsthilfe und Selbstorganisation als kollektive Aktion

Der Schwerpunkt der bisher behandelten Versorgungsformen und Aktivitäten liegt bei Bedingungen und Leistungen, die dem einzelnen die Bewältigung seiner akuten oder chronischen Belastungen erleichtern oder erschweren. Eine Beeinflussung der Umwelt – etwa mit dem Ziel einer aktiven Prävention oder einer effektiveren Organisation der Hilfe – beschränkt sich dabei auf eben jene (informellen) Strukturen, die auch heute noch, bei entsprechend solidarischem Verhalten oder bei entsprechender Aktions- und Innovationsbereitschaft einzelner Personen oder Gruppen (z.B. Selbsthilfegruppen) durch diese selbst wirksam kontrolllierbar und gestaltbar sind. Alle anderen gesundheitsrelevanten Lebensbedingungen, z.B. am Arbeitsplatz, in der produktionsbedingten physischen und biochemischen Umwelt, im Hilfesystem spezialisierter Experten, sind jedoch nur durch *kollektive Aktionen* veränderbar, deren primäre Ziele nicht auf persönliche Hilfe oder Unterstützung, sondern auf Umweltbeeinflussung gerichtet sind, darauf, die ökonomischen oder politischen Ursachen chronischer Probleme oder akuter Krisen zu beseitigen oder – wo dies nicht möglich ist – die materiellen und immateriellen Voraussetzungen ihrer Bewältigung zu verbessern. Hilfe und Stützungsaktionen lassen sich also unter dem Blickwinkel ihrer „Stoßrichtung" unterscheiden, einmal in solche, die sich primär auf die Intensivierung bzw. Förderung informeller Hilfe und Unterstützung richten und zum zweiten in solche, die primär eine politisch begriffene Veränderung der Arbeits- und Umweltbedingungen sowie existierender sozialstaatlicher Einrichtungen, etwa mit dem Ziel ihrer Humanisierung, anstreben. Als Träger dieser zuletzt genannten gesundheitspolitischen Aktionen im engeren Sinne in Betracht kommen: Selbsthilfegruppen, Bürgerinitiativen, Konsumentenschutzgruppen, Parteien, Gewerkschaften, Verbände.

Was unterscheidet also das sozialepidemiologische Vorgehen von dem der klassischen deutschen Sozialpolitiklehre? Im wesentlichen zweierlei: die empirisch orientierte, kausalanalytische Arbeitsweise und die an den konkreten Belastungen, Risiken, Bedürfnissen und Ressourcen des einzelnen ansetzende Fragestellung. So betrachtet, deckt das sozialepidemiologische Vorgehen das empirische und das mikrosoziologische Defizit bisheriger Sozialpolitikforschung und erweitert und präzisiert zugleich unser Verständnis über Entstehung und Bewältigung gesellschaftlicher Probleme. Die überwiegend polemisch oder spekulativ geführte Diskussion über die Vor- und Nachteile marktlicher oder staatlicher, professionalisierter oder informeller Versorgungsformen bleibt nicht mehr auf der Ebene ordnungspolitischer Globalannahmen; sie wird vielmehr mit Hilfe theoretisch begründeter Hypothesen konkretisierbar, und die benutzten Argumente werden im einzelnen empirisch überprüfbar.

Literaturhinweise:

Achinger, H.: Soziologie und Sozialreform. In: Verh. d. 14. deutschen Soziologentages, 1959, S. 39–52.

Achinger, H.: Sozialpolitik als Gesellschaftspolitik. Von der Arbeiterfrage zum Wohlfahrtsstaat, Frankfurt 1971, 2. Aufl.

Badura, B.: Volksmedizin und Gesundheitsvorsorge. In: WSI-Mitteilungen 31/10, 1978, S. 542–548.

Badura, B.: Heimanns demokratischer Sozialismus, eine Provokation moderner Sozialpolitik. In: Heimann, E. 1980, S. III–XXVII.

Badura, B. (Hrg.): Soziale Unterstützung und chronische Krankheit. Frankfurt 1981.

Badura, B.: Zur sozialepidemiologischen Bedeutung sozialer Bindung und Unterstützung. In: Badura, B. (Hrg.) 1981, S. 13–39.

Ferber, Chr. v.: Sozialpolitik in der Wohlstandsgesellschaft. Hamburg 1967.

Heimann, E.: Soziale Theorie des Kapitalismus. (Tübingen 1929) Frankfurt 1980, 2. Aufl.

Pearlin, L.I./Schooler, C.: The Structure of Coping. In: J. Health Soc. Behav., Vol. 19, (1978), S. 2–21.

Pfaff, H.: Arbeitsbelastung, soziale Beziehung und koronare Herzkrankheit, in: B. Badura (Hrg.), Soziale Unterstützung und chronische Krankheit. Frankfurt 1981, S. 120–167.

Rabkin, J.G./Struening, E.L.: Life Events, Stress, and Illness. In: Science, Vol. 194, (1976), S. 1013–1020.

Shanas, E.: Family-Kin Networks and Aging in Cross-Cultural Perspective. In: J. Marriage and the Family, August, 1973, S. 505–511.

Waltz, M.: Soziale Faktoren bei der Entstehung und Bewältigung von Krankheit – ein Überblick über die empirische Literatur, In: B. Badura (Hrg.), Soziale Unterstützung und chronische Krankheit. Frankfurt 1981, S. 40–120.

C. Gesundheitsvorsorge am Arbeitsplatz

1. Vorbemerkung

Fritz Böhle, Christian von Ferber, Erich Standfest

Betrachtet man die sozialpolitische Entwicklung nach dem Zweiten Weltkrieg und die Theorie der Sozialpolitik, so ist ein gemeinsames Merkmal auffallend: Der Schwerpunkt liegt auf sozialpolitischen Entwicklungen und Problemen außerhalb des Arbeitsbereiches. Soweit sozialpolitische Entwicklungen im Arbeitsbereich thematisiert wurden, geschah dies im Rahmen der Diskussion der Mitbestimmung in den 50er Jahren oder der Diskussion der Probleme des wirtschaftlichen Strukturwandels und der Anpassung der Arbeitskräfte an veränderte Qualifikationsanforderungen. Obwohl Ende der 50er Jahre auch die rapid ansteigenden Arbeitsunfälle sowie in den 60er Jahren negative Auswirkungen von Rationalisierung sozialpolitisch thematisiert wurden, setzte sich jedoch zunehmend die Vorstellung durch, daß im Zuge der fortschreitenden Mechanisierung und Automatisierung Arbeitsbedingungen allgemein verbessert werden (z. B. *Blauner* 1964) und daß durch die bestehenden gesetzlichen und tarifvertraglichen Regelungen die Arbeitskräfte ausreichend gegen Gefährdungen im Arbeitsbereich geschützt sind. Mittlerweile ist jedoch hinreichend sichtbar und auch bewußt geworden, daß diese Annahmen – zumindest in der unterstellten Allgemeinheit – unzutreffend und fragwürdig sind – und zwar in einer doppelten Weise:

Zum einen sind durch die Mechanisierung und Automatisierung keineswegs restriktive und belastende Arbeitsbedingungen generell beseitigt worden; zum Teil sind auch neue Belastungen und Gefährdungen im Arbeitsprozeß entstanden; ein besonderes Problem ist, daß die betriebliche Steigerung der Produktivität nicht allein durch den Einsatz neuer Technologien und neuer Produktverfahren erfolgte (und erfolgt), sondern vor allem auch durch die Erhöhung der Arbeitsintensität und somit durch steigende Leistungsanforderungen an die Arbeitskräfte.

Zum andern wurde auf diesem Hintergrund aber auch offensichtlich, daß die in der Vergangenheit herausgebildeten gesetzlichen und tarifvertraglichen Regelungen zum Schutz der Arbeitskräfte im Arbeitsprozeß keineswegs einen ausreichenden Schutz gegen Gefährdungen gewährleisten. Daraus ergibt sich auch eine kritische und skeptische Einschätzung der bisherigen Entwicklung sozialpolitischer Maßnahmen, ihrer Schwerpunkte und Erfolge.

Die Verlagerung sozialpolitischer Entwicklungen und Reformen auf die Bewältigung von Problemen außerhalb des Arbeitsbereiches hat nicht nur diesen als einen wichtigen – wenn nicht zentralen – Lebensbereich vernachlässigt, sondern hatte zwei weitere verhängnisvolle Folgen:

- Der Zusammenhang zwischen sozialpolitischen Problemen außerhalb des Arbeitsbereiches und den in der gesellschaftlichen Arbeit liegenden Ursachen für solche Probleme geriet außer Sicht, und
- die Auswirkungen sozialpolitischer Maßnahmen auf Entwicklungen im Arbeitsbereich wurden aus der politischen und wissenschaftlichen Auseinandersetzung mit der Sozialpolitik weitgehend ausgeklammert.

Erst in neuerer Zeit ist dieser Zusammenhang in einzelnen Ansätzen wieder bewußter geworden. In der politischen Auseinandersetzung hat dies z. B. seinen Ausdruck in der Erkenntnis gefunden, daß steigende Sozialleistungen und steigende Kosten sozialer Sicherung nicht zwangsläufig und ohne weiteres als ein Indikator für den „sozialen Fortschritt" gewertet werden können, da sich hierin auch negative Auswirkungen des Arbeitsprozesses niederschlagen, wie z. B. der Zwang zur vorzeitigen Pensionierung, Gefährdungen des allgemeinen Gesundheitszustandes, Arbeitsunfälle, Berufskrankheiten.

Im Arbeitsprozeß liegen nicht nur Ursachen sozialer Risiken und Probleme, sondern auch Hemmnisse für ihre Bewältigung. So zeigt sich etwa z. B. am Problem der Arbeitslosigkeit, daß belastende Arbeitsbedingungen, hohe Leistungsanforderungen und betriebliche Selektionskriterien nicht nur zur Entlassung leistungsgeminderter Arbeitskräfte führen, sondern daß sie auch zentrale Hemmnisse für die Wiedereingliederung von sogenannten Problemgruppen auf dem Arbeitsmarkt sind. Folglich bleiben hier auch arbeitsmarktpolitsche Maßnahmen zur Wiedereingliederung von Problemgruppen auf dem Arbeitsamrkt, die sich in ihrem Schwerpunkt auf das Verhalten und die Anpassung der Arbeitskräfte richten, weitgehend wirkungslos.

Solche Zusammenhänge werfen u. a. die Frage auf, ob es nicht zur Bewältigung der in den vergangenen Jahren aktuell gewordenen sozialpolitischen Probleme notwendig wäre, eine grundlegende Veränderung der Stoßrichtung von Sozialpolitik einzuleiten und zwar in Richtung einer stärker „arbeitsprozeßbezogenen, präventiven Sozialpolitik".

Betrachtet man die sozialpolitische Entwicklung seit Anfang der 70er Jahre, so zeigen sich durchaus einzelne Ansätze und Anzeichen dafür, daß die zunehmende Erkenntnis und politische Thematisierung von Belastungen nicht folgenlos geblieben ist. Zu nennen sind hier etwa die Novellierung des Betriebsverfassungsgesetzes, das Arbeitssicherheitsgesetz sowie auch das Programm zur Humanisierung der Arbeit. Die faktischen Auswirkungen dieser sozialpolitischen Reformen sind allerdings erst in Ansätzen sichtbar. Wir können daher für die Gegenwart eher nur programmatisch von einer „präventiven" Wende der Sozialpolitik sprechen. Dies gilt nicht zuletzt auch für die sozialwissenschaftliche Forschung.

Soweit bislang Probleme, Gefährdungen und Restriktionen im Arbeitsprozeß Gegenstand sozialwissenschaftlicher Untersuchungen waren, geschah dies vor allem im Rahmen industriesoziologischer Forschung und im Rahmen der Arbeitswissenschaften. In der Perspektive der Sozialpolitik sind hier jedoch – von einzelnen Ausnahmen abgesehen – vor allem zwei Mängel solcher Untersuchungen und Forschungsansätze zu nennen:

(1) Es werden die Auswirkungen von Arbeitsbedingungen oder Zusammenhänge zwischen Arbeitssituation und außerbetrieblichen Lebensbedingungen untersucht; es geschieht dies aber ohne Bezug auf die sozialpolitischen Konsequenzen. Es wird nicht danach gefragt, in welcher Weise die Auswirkungen der betrieblichen Arbeitsbedingungen sozialpolitisch relevante individuelle und gesellschaftliche Probleme hervorrufen, welche Folgerungen sich hieraus für die Wirksamkeit sozialpolitischer Maßnahmen zum Schutz der Arbeitskräfte ergeben und in welcher Weise die Arbeitsbedingungen und ihre Auswirkungen durch sozialpolitische Maßnahmen beeinflußt werden. Oder:

(2) Es werden zwar sozialpolitische Folgen von Arbeitsbedingungen und technisch-organisatorischen Veränderungen untersucht, aber nur unter Bezug und eingegrenzt auf *bestimmte* sozialpolitisch-definierte Probleme. So werden z. B. die *sozialen* Folgen des technischen Fortschritts vielfach nur unter dem Aspekt des Problems der Freisetzung und Arbeitslosigkeit untersucht; ferner wird auch hier nicht oder nur am Rande auf die Wirksamkeit sozialpolitischer Maßnahmen eingegangen.

Bei diesen Defiziten setzen die folgenden Beiträge ein. Sie machen deutlich, daß es nicht allein um die Vermehrung faktischen Wissens über Gesundheitsgefahren am Arbeitsplatz geht, sondern daß der Arbeitsschutz unter den gewandelten Arbeitsbedingungen sich auf ein adäquates begriffliches Instrumentarium gründen muß, das derzeit nicht zur Verfügung steht. Zum andern aber ist mit einem Zuwachs an „gesicherten arbeitswissenschaftlichen Erkenntnissen" die Frage der praktischen Umsetzung nicht beantwortet. Auf welche Weise die Institutionen des Arbeitsschutzes und die Sozialversicherungseinrichtungen aktiviert werden können, wie entgegenstehende Interessen überwunden werden können, bedarf eingehender Überlegungen, vor allem aber der Sammlung praktischer Erfahrung. Diese werden wir nicht allein aus Modellversuchen gewinnen können, daher ist die Auswertung ausländischer Erfahrungen eine unverzichtbare Aufgabe. Die vergleichende Gesellschaftsanalyse gehört leider zu den bisher viel zu wenig ausgeschöpften Methoden sozialwissenschaftlicher Forschung.

2. Gesundheitsvorsorge gegen arbeitsbedingte Krankheiten
Zur Zusammenarbeit von Betriebsärzten, Sicherheitsbeauftragten, Betriebsräten mit dem System Sozialer Sicherheit

Christian von Ferber, Erich Standfest

2.1. Pathogenität gesellschaftlicher Lebensbedingungen – Folge des Sozialen Wandels

Die Entdeckung der Epidemiologen und Sozialmediziner, daß weitverbreitete, nicht übertragbare Krankheiten durch die gesellschaftlichen Veränderungen in den entwickelten Industrieländern hervorgerufen und begünstigt werden, hat der Krankheitsforschung eine neue Dimension eröffnet: die der Pathogenität gesellschaftlicher Lebensbedingungen.

Der Begriff der Pathogenität gesellschaftlicher Lebensbedingungen faßt mehrere sozialmedizinische und epidemiologische Erkenntnisse aus den vergangenen beiden Jahrzehnten zusammen. Eine Systematisierung aus medizinsoziologischer Perspektive steht allerdings noch aus. Für unsere Überlegungen ist eine Unterscheidung nach gesellschaftlichen Dimensionen gesundheitlicher Gefahren hilfreich. In diesem Sinne werden dem technischen Fortschritt, dem ökonomischen Wohlstand und der zunehmenden Vergesellschaftung der Familie ein Einfluß auf das Erscheinungsbild der Krankheiten unserer Zeit zuerkannt.

Mit dem *technischen Fortschritt* haben sich gesundheitliche Gefahren verstärkt, wie Unfallgefahren im Straßenverkehr – betroffen sind vor allem Jugendliche und ältere Personen – oder es sind neue, bis dahin unbekannte Gefahren hinzugetreten, wie neue Arbeitsstoffe in der Güterproduktion – gefährdet sind vor allem Arbeiter in bestimmten Produktionsabteilungen.

Mit *zunehmendem Realeinkommen* haben sich Konsumgewohnheiten ausgebreitet, die auf lange Sicht das Auftreten chronisch-degenerativer Krankheiten begünstigen. – Betroffen sind in erster Linie die Männer im erwerbsfähigen Lebensalter jenseits des 35. Lebensjahres.

Mit *wachsender Abhängigkeit der kleinen Lebensgemeinschaften*, in denen wir mit uns nahestehenden Personen zusammenleben, für die wir planen und sorgen, mit denen wir uns identifizieren – mit wachsender Abhängigkeit dieser primären Lebensbereiche von der gesellschaftlichen Arbeitsteilung hat sich die Furcht vor nicht vorhersehbarer, nicht vorwegnehmbarer Gefährdung erhöht. Diese Furcht begegnet uns in sehr unterschiedlichen Erscheinungsformen: als generalisierte Lebensangst, als Resignation, als Streß oder – in bereits kompensierter Form – als Protest, als Suche nach weltanschaulicher Deutung, als Sucht. Die zunächst vielleicht überraschende Verknüpfung von wachsender gesellschaftlicher Abhängigkeit des primären Lebensbereiches mit individueller Lebensangst kommt über eine soziologisch gut begründbare Erfahrung zustande. (Vgl. *Elias* 1939, *v. Ferber* 1980).

Der Zunahme der Abhängigkeit von sozialen Institutionen entspricht auf seiten der kleinen Lebensgemeinschaften kein Zuwachs an Strategien, sich vorausschauend gegen überraschende Gefährdungen zu schützen. Mit zunehmender gesellschaftlicher Abhängigkeit entsteht daher ein Rationalitäts-, zumindest ein Deutungsdefizit. Dieses erzeugt Furcht vor nicht vorhersehbarer Gefährdung. Allgemeiner und damit mißverständlicher formuliert: zunehmende gesellschaftliche Abhängigkeit erzeugt Angst. Diese Angst verbindet sich in vielfältiger Weise mit dem Erscheinungsbild der Krankheiten in unserer Zeit.

Technischer Fortschritt, ökonomischer Wohlstand und zunehmende Vergesellschaftung der primären Lebensgemeinschaft haben die gesundheitlichen Gefährdungen in den entwickelten Industrieländern in einem nicht vorhergesehenen Umfang erhöht. Glaubwürdige Berechnungen kommen zu dem Ergebnis, daß der Soziale Wandel die Bevölkerung mehr an Lebensjahren gekostet hat, als durch den medizinischen Fortschritt der vergangenen vier Jahrzehnte hinzugewonnen werden konnte. (*Pflanz* 1971)

Einer solchen pessimistischen gesundheitsökonomischen Perspektive, in die die sozialmedizinische Entdeckung der Pathogenität gesellschaftlicher Lebensverhältnisse einmündet, steht jedoch eine optimistische Erwartung entgegen. Wir erheben die Forderung, daß die negativen Folgen des Sozialen Wandels durch die Sozialpolitik verringert oder doch zumindest gemildert werden können.

2.2. Strategien der Sozialpolitk

Parallel zum Sozialen Wandel der letzten beiden Jahrzehnte hat sich daher ein Ausbau der Sozialpolitik vollzogen. Er hat sich nicht darauf beschränkt, immer weitere Personengruppen in die soziale Sicherung einzubeziehen und die Standards der Sozialleistungen zu erhöhen. Vielmehr hat die Sozialpolitik drei Strategien entwickelt, um den gesundheitsgefährdenden Auswirkungen des Sozialen Wandels entgegenzuwirken: Maßnahmen der Rehabilitation, der Krankheitsfrüherkennung und der Gesundheitsvorsorge am Arbeitsplatz.

Die *Rehabilitationsmaßnahmen* wollen bereits eingetretene Schäden soweit als möglich kompensieren. Sie wurden schon mit der Rentenreform 1957 eingeführt und sollen einer drohenden Minderung der Erwerbsfähigkeit begegnen. Das Rehabilitationsangleichungsgesetz von 1974 sowie das Schwerbehindertengesetz aus dem gleichen Jahre haben diese Maßnahmen in ihrer Zielsetzung beträchtlich erweitert. Die Sozialpolitik will nicht nur einer Bedrohung der Erwerbsfähigkeit, sondern einer drohenden Behinderung überhaupt durch medizinische und soziale Maßnahmen entgegenwirken. Bei allen Rehabilitationsmaßnahmen liegt die Indikation für den sozialpolitischen Eingriff bei einem bereits fortgeschrittenen Stadium gesundheitlicher Beeinträchtigung. Es ist die weitere Ausübung des Berufes bzw. der Erwerbsarbeit gefährdet und damit der Sozialstatus bedroht, oder der Schweregrad gesundheitlicher Beeinträchtigung rechtfertigt die Bezeichnung „Behinderung". (Vgl. Tab. 1).

Tab. 1 Abgeschlossene Rehabilitationsmaßnahmen[1] 1977 nach dem Alter der Rehabilitanden und nach der Art der Maßnahme

Alter von ... bis unter ... Jahren	Insgesamt		Medizinische		Berufsfördernde		Medizinische u. Berufsfördernde	
			Rehabilitation					
Jahren	Anzahl	%	Anzahl	%	Anzahl	%	Anzahl	%
unter 20...	67082	7,3	9093	1,2	56635	34,8	1354	5,8
29–30 ...	78431	8,6	39199	5,4	35215	21,7	4017	17,3
30–40 ...	135954	149	103336	14,2	27371	16,8	5247	22,6
40–50 ..	234941	25,7	202719	27,8	25567	15,8	6565	28,2
50–60 ..	308,397	33,7	287526	39,5	15909	9,8	4962	21,3
60–65	65928	7,2	63901	8,8	1422	0,9	605	2,6
65 und mehr	23816	2,6	22981	3,2	343	0,2	492	2,1
Insgesamt	914549	100	728755	100	162552	100	23242	100

[1]) Ohne Rehabilitationsmaßnahmen, bei denen die Bundesanstalt für Arbeit als Mitträger beteiligt war,
Quelle: Statistisches Bundesamt Fachserie 13, Reihe 5.2, Rehabilitationsmaßnahmen 1977

Maßnahmen zur Krankheitsfrüherkennung dienen dazu, Frühstadien von Krankheiten oder Behinderungen zu entdecken und zu behandeln. Sie wurden mit dem Krankenversicherungsweiterentwicklungsgesetz 1971 eingeführt. Sie setzen in einem Stadium des Krankheitsprozesses ein, der in der Regel noch keine gesundheitlichen Beeinträchtigungen hervorruft. Die Wirksamkeit dieser Strategie ist jedoch von vornherein durch die Kriterien begrenzt, die für Maßnahmen der Krankheitsfrüherkennung erfüllt sein müssen.

Maßnahmen zur Verbesserung der Arbeitssicherheit und der Gesundheitsvorsorge im Betrieb setzen die lange und erfolgreiche Tradition der Berufsgenossenschaftlichen Unfallverhütung und der Vorbeugung gegen Berufskrankheiten fort. Ihr Schwerpunkt liegt in der Abwehr von Unfall- oder Gesundheitsgefahren durch Umweltgestaltung. Maßnahmen zur Verbesserung der Arbeitssicherheit und zur Gesundheitsvorsorge im Betrieb wollen den Gefahren begegnen, die durch technologische und organisatorische Veränderungen der Arbeitsprozesse entstehen. Sie greifen bei einer wichtigen Quelle des Sozialen Wandels in den entwickelten Industriegesellschaften zu: bei den betrieblichen Bedingungen der menschlichen Arbeit.

Im Unterschied zu den beiden genannten sozialpolitischen Maßnahmen sind sie auf die Umwelt selber bezogen, deren ständige Veränderung neue gesundheitliche Gefahren in sich birgt. Es sei denn, die Veränderung der Arbeitsprozesse würde ständig an den Kriterien gesundheitlicher Unbedenklichkeit gemessen. Genau diese Absicht wollen zwei wichtige sozialpolitische Gesetze verwirklichen: das Betriebsverfassungsgesetz, das dem Betriebsrat ein Mitbestimmungsrecht bei der Gestaltung der Arbeitsprozesse einräumt, und das Arbeitssicherheitsgesetz, das den Betriebsarzt und der Sicherheitsfachkraft eine Prüfungsverpflichtung auferlegen. Sie haben die Folgen arbeitsorganisatorischer Veränderungen zu prüfen und neugestaltete Arbeitsplätze abzunehmen. Dabei werden die Kriterien für die Beurteilung aus arbeitswissenschaftlichen Erkenntnissen abgeleitet oder bereits formulierten Arbeitsschutznormen entnommen.

Man mag die geringe Wirksamkeit der genannten drei sozialpolitischen Strategien bedauern. Sie sind insoweit konsequent angelegt, als sie die gesundheitlichen Gefahren, die aus den einschneidenden gesellschaftlichen Veränderungen unserer Zeit erwachsen, ernst nehmen, ernst genug, um ihnen mit den Mitteln staatlicher Organisation zu begegnen.

2.3. Gesundheitsvorsorge gegen „arbeitsbedingte" Krankheiten (ASiG § 3 III c)

Die Gesundheitsvorsorge am Arbeitsplatz sucht dem Sozialen Wandel direkt zu begegnen. Den Gefahren für Leben und Gesundheit, die aus der Veränderung der betrieblichen Arbeitsbedingungen hervorgehen können, sucht die Gesundheitsvorsorge schon im Entstehen vorzubeugen. Betriebsverfassungsgesetz und Arbeitssicherheitsgesetz haben Befugnisse der Kontrolle geschaffen und sie bei betrieblichen Positionen festgemacht: beim Betriebsrat, beim Betriebsarzt und bei der Fachkraft für Arbeitssicherheit. Bestimmte Personen sind also in eine persönliche Verantwortung gestellt, die betrieblichen Veränderungen der Arbeitsprozesse auf ihre gesundheitsgefährenden Auswirkungen hin zu überwachen.

Die Auslegung der konsequent angelegten Gesetzesbestimmungen führt in der Praxis in das folgende Dilemma. Einmal läßt sich die Gesundheitsvorsorge am Arbeitsplatz als eine Konkretisierung des seit jeher bestehenden Arbeitsschutzes der Berufsgenossenschaften verstehen. Betriebsrat, Betriebsarzt und Fachkraft für Arbeitssicherheit verstärken die Wirksamkeit der Vorschriften der Berufsgenossenschaften und der Arbeitsstättenverordnung, indem sie als Instanzen sozialer Kontrolle im Betriebe tätig werden. Allerdings wäre damit nur ein vergleichsweise kleiner Ausschnitt der gesundheitlichen Gefahren erfaßt, von denen die erwerbstätige Bevölkerung bedroht ist (Tab. 2).

Tab. 2 Abgeschlossene Rehabilitationsmaßnahmen 1977
Nach der Ursache der Behinderung der Rehabilitanden

Ursache der Behinderung	insgesamt v.H.	(zusammen)	männlich v.H.	(zusammen)	weiblich v.H.	(zusammen)
Angeborene Behinderung	5,8		6,3		4,9	
Krankheit	78,5		75,1		84,2	
Arbeitsunfall	7,8		9,7		4,6	
Verkehrs- und andere Unfälle	1,2	10,3	1,5	12,8	0,6	5,9
Berufskrankheit	1,3		1,6		0,7	
Kriegsdienst- und Wehrdienstbeschädigung	0,3		0,5		0,0	
Sonstige Ursachen	5,1		5,2		5,0	
insgesamt	100		100		100	
N =	931 667		590 695		340 972	

Quelle: Statistisches Bundesamt, Rehabilitationsmaßnhmen 1977, Fachserie 13, Reihe 5.2

Ausgehend von solchen Überlegungen können wir anderseits die Gesundheitsvorsorge am Arbeitsplatz auch als den Versuch ansehen, an einem herausragenden Ort des Sozialen Wandels, nämlich bei den Veränderungen der Arbeitsbedingungen anzusetzen, um den Gesundheitszustand der erwerbstätigen Bevölkerung zu verbessern. Betriebsrat, Betriebsarzt und Sicherheitsfachkraft hätten dann eine über den Betrieb hinausweisende Funktion zu erfüllen.

Sie wären nicht allein Ausführungsorgan der bestehenden Arbeitssicherheitsvorschriften, sondern sie wären – natürlich im Rahmen ihres gesetzlichen Auftrages – für die Zielgruppe der erwerbstätigen Bevölkerung tätig, um die bestehenden Möglichkeiten der Gesundheitsvorsorge auszuschöpfen.

Die Formulierungen des Arbeitssicherheitsgesetzes lassen beides zu:

- eine restriktive Auslegung. Sie beschränkt die Organe der Gesundheitsvorsorge am Arbeitsplatz in ihrer Tätigkeit auf die Vorschriften der Berufsgenossenschaften und der Arbeitsstättenverordnung, (*ASP 19.08*, 1980).
- eine Interpretation, die die Tätigkeit der genannten Organe für weitere Aufgaben der Gesundheitsvorsorge öffnet.

In dieser Hinsicht ermöglicht der Begriff der „arbeitsbedingten Krankheiten", den das Arbeitssicherheitsgesetz – wenn wir recht sehen – neu einführt, eine Weichenstellung.

Als Kriterien dafür, daß eine Krankheit als durch die Berufsarbeit hervorgerufen gilt, können die strengen Anforderungen gefordert werden, die das Recht der Berufskrankheiten formuliert hat. Oder aber der Einfluß der Arbeitsbedingungen auf Entstehung und Verlauf von Krankheiten kann als ein mit den Arbeitsbedingungen hinzutretendes Risiko definiert werden, so wie der Begriff des Risikofaktors durch die Epidemiologen und Sozialmediziner eingeführt worden ist. Danach besagt z.B. der Risikofaktor Zigarettenrauchen für die Entstehung des Bronchialkarzinoms oder der Herzkreislaufkrankheit, daß der Zigarettenraucher im Vergleich zum Nichtraucher häufiger an diesen Krankheiten erkrankt oder stirbt. Die Wahrscheinlichkeit des Nichtrauchers, an Bronchialkarzinom oder an einer Herzkreislaufkrankheit zu erkranken, wird der Theorie der Risikofaktoren entsprechend als „normal", als nicht durch das Zigarettenrauchen beeinflußt, definiert. (*Pflanz* 1973).

Für welche der beiden Interpretationen sich die Praxis letztlich entscheiden wird, hängt nicht zuletzt davon ab, ob es gelingen wird, für die zweite Alternative ein tragfähiges Konzept zu formulieren. Ob die Gesundheitsvorsorge am Arbeitsplatz sich zu einer Strategie entwickeln läßt, mit deren Hilfe die Gesundheitsrisiken der erwerbstätigen Bevölkerung verringert werden können, setzt eine Weiterentwicklung der sozialmedizinischen Theorie der Risikofaktoren voraus.

Denn um bei dem Vergleich mit dem Risikofaktor Zigarettenrauchen zu bleiben, es würde offensichtlich wenig zur Aufklärung der vermuteten Pathogenität der Arbeitsbedingungen beitragen, das Merkmal „Erwerbstätigkeit" dem Merkmal „Nicht-Erwerbstätigkeit" gegenüberzustellen. Gesucht wird vielmehr eine Differenzierung des globalen Merkmals der Erwerbstätigkeit nach Arbeitsbedingungen, die sich als Risikofaktoren im Erklärungsmodell abbilden lassen. Der Medizinsoziologe kann dabei auf einige bereits ausgearbeitete Konzepte zurückgreifen. Sie gliedern die Erwerbsbevölkerung nach Merkmalen ihrer Berufsarbeit (Übersicht 1).

Alle die in Übersicht 1 genannten Merkmale sind von den Epidemiologen in den vergangenen Jahrzehnten immer wieder verwendet worden, teils in deskriptiver, teils in kausal erklärender Absicht. Dabei machen sich die Epidemiologen die Vorleistungen anderer Wissenschaften zu Nutze, die die wissenschaftlichen Begründungen für die Klassifikationsmerkmale geben. Aussagen der sozialen Epidemiologie wie: „Die Verteilung des Bluthochdrucks zeigt signifikante Unterschiede nach Wirtschaftsbranchen und Berufen", sind daher in der Regel multidisziplinärer Art.

Für die Gesundheitsvorsorge am Arbeitsplatz ist das Konzept der betrieblichen Arbeitswissenschaft von besonderem Interesse. Denn die Kriterien, nach denen die gesundheitliche Unbedenklichkeit von arbeitsorganisatorischen Veränderungen beurteilt werden kann, leiten sich unmittelbar oder mittelbar aus der Ergonomie her. Auch haben die Arbeitswissenschaften in der jüngsten Zeit ei-

Übersicht 1 Gliederung der Erwerbsbevölkerung

Konzepte	Klassifikationsmerkmale (Wissenschaftliche Begründung)
Sozioökonomischer Status	Einkommen Sozialprestige (Soziologische Theorie der Stratifikation)
Stellung im Beruf	Arbeiter, Angestellte, Beamte (Arbeits- und Sozialrecht)
Qualifikation	Berufsausbildung Betriebliche Einstufung (Berufspädagogik, Industrie- und Betriebspädagogik)
Zugehörigkeit zu Wirtschaftssektoren	primärer, sekundärer, tertiärer Sektor (Volkswirtschaftliche Theorie)
Arbeitsplatz	Arbeitswissenschaftliche Tätigkeitsmerkmale (Betriebliche Arbeitswissenschaft)

nige bemerkenswerte Versuche unternommen, um die Tätigkeitsmerkmale zu präzisieren und deren Aussagefähigkeit für die psychophysiologische Beanspruchung des arbeitenden Menschen zu erhöhen. Es ist sicher nicht übertrieben, wenn wir behaupten, daß den Sozialmedizinern und Epidemiologen weit mehr an Klassifikationsmerkmalen zur Differenzierung der menschlichen Arbeit von seiten der damit befaßten Wissenschaften zur Verfügung stehen, als bisher ausgeschöpft werden konnten. (*v. Ferber/Slesina* 1980).

2.4. Gesundheitsrisiken der „sozialen Arbeitsumwelt"

Eine intensivere Ausschöpfung der arbeitswissenschaftlichen Forschung durch die Sozialmediziner und Epidemiologen würde allerdings eine Neuformulierung grundlegender Modellvorstellungen einleiten. Denn die vorgestellten arbeitswissenschaftlichen Konzepte beziehen sich – wenn überhaupt – nur zum geringeren Teil auf das Verhältnis des arbeitenden Menschen zu seiner physischen oder technischen Umwelt. Im Vordergrund des arbeitswissenschaftlichen Interesses stehen die Beziehungen des arbeitenden Menschen zu seiner gesellschaftlichen Umwelt. Sozioökonomischer Status, Stellung im Beruf, Zugehörigkeit zu den Sektoren der volkswirtschaftlichen Produktion sind gesellschaftliche Beziehungen. Sie beruhen auf sozialen Normsetzungen. Einkommen, Sozialprestige, Qualifikation, Stellung im Beruf, Anforderungen am Arbeitsplatz werden durch soziale Normen definiert. Dies hat für die wissenschaftliche Arbeit eine ganz entscheidende Konsequenz.

Zum besseren Verständnis dieses Gesichtspunktes wollen wir seine praktische Bedeutung an Hand einiger Ergebnisse der empirischen Forschung aufzeigen.

Nach einer kürzlich durchgeführten Befragung der IG Metall in Baden-Württemberg empfindet ein Drittel der Arbeitnehmer ihren Arbeitstag als „sehr belastend“ (vgl. Werktage müssen menschlicher werden, hrsg. von der Bezirksleitung der IG Metall, Stuttgart August 1979). Diese subjektiv empfundene Belastungssituation resultiert im wesentlichen aus der skeptischen Bewertung hinsichtlich der Sicherheit des Arbeitsplatzes, der häufig fehlenden Perspektive einer weiteren beruflichen Entwicklung und der gesundheitlichen Beeinträchtigung aufgrund der Arbeitsbedingungen. So gaben nur etwa 40 vH der befragten Arbeitnehmer an, sich gesund zu fühlen. Mehr als die Hälfte also fühlen sich in ihrer Gesundheit mehr oder weniger beeinträchtigt, wobei dieser Prozentsatz bei bestimmten Arbeitnehmergruppen – Arbeiter, Schichtarbeiter, Ältere – bis zu zwei Drittel beträgt. Daß es sich dabei nicht allein um subjektive und daher je nach Interesse des Betrachters auslegungsfähige Einschätzungen handelt, belegt die nachstehende Tabelle (Tab. 3).

Tab. 3 Überlebensrate und Rehabilitationserfolg für Arbeiter und Angestellte im Vergleich

Von 100 Arbeitern bzw. Angestellten überlebten / wurden Rentner/ sind erwerbstätig

	gefäßchirurgisch versorgte			
	Arbeiter		Angestellte	
	v. H.	absolut	v. H.	absolut
insgesamt	100	(157)	100	(161)
verstorben[1])	34	(53)	18	(29)
Rentner	27	(34)	16	(26)
erwerbstätig	39	(61)	66	(106)

Die Untersuchung belegt die bekannte Tatsache (*Rüth* 1976), daß Arbeiter im Vergleich zu den Angestellten eine höhere Frühinvalidität aufweisen. Sie macht aber auch auf eine gesundheitspolitisch ernste Situation aufmerksam, daß offenbar der Gesundheitszustand der Arbeiter unter vergleichbaren Bedingungen (die Patienten waren nach Art des gefäßchirurgischen Eingriffs und nach dem Lebensalter, *nicht* nach der Stellung im Beruf ausgewählt) ungünstiger ist. Die Überlebensrate der Arbeiter ist gegenüber den Angestellten deutlich geringer! Nicht zu Unrecht haben also – auch im subjektiven Bewußtsein der Arbeitneh-

[1]) Die Zugehörigkeit der verstorbenen Patienten zur Gruppe der Arbeiter bzw. der Angestellten wurde aufgrund der Angaben zum Kostenträger im Zeitpunkt der Operation festgelegt. In der Gruppe der Angestellten sind auch neun Selbstzahler enthalten, in der Gruppe der Arbeiter ein Sozialhilfeempfänger. Für einen Verstorbenen fehlen die Angaben.

Quelle: Loose u. a. Rehabilitationserfolg nach gefäßchirurgischen Eingriffen, Ergebnisse einer sozialmedizinischen Untersuchung (im Druck).

mer – Zusammenhänge zwischen Entwicklung der Arbeitsbedingungen und gesundheitlicher Gefährdung ein verstärktes wissenschaftliches und öffentliches Interesse gefunden.

Der in den letzten Jahren erheblich intensivierten Forschung über Arbeitsbedingungen und Gesundheit ist es gelungen, eine Fülle von Zusammenhängen zwischen bestimmten Belastungsarten und Erkrankungen aufzuzeigen.

Nach Schätzungen tragen arbeitsbedingte Erkrankungen zu mehr als die Hälfte der Frühinvalidität bei. Überdurchschnittliche Invaliditätsziffern weisen folgende Berufe auf: Bergleute, Chemiearbeiter, Papierhersteller und -verarbeiter, Metallerzeuger und -verarbeiter, Schlosser, Elektriker, Maurer, Bauhilfsarbeiter, Kfz-Führer.

Die wichtigsten Zusammenhänge zwischen Arbeitsbedingungen und Krankheiten seien im folgenden stichwortartig dargestellt:

1. Lärm in Lautstärken
   - um 65 dB(A) führt zu psychsichen Wirkungen,
   - zwischen 65 und 90 dB(A) bewirkt vegetative und psychische Regulationsstörungen,
   - zwischen 90 und 120 dB(A) führt zu gehörschädigenden Wirkungen vegetativer und psychischer Art,
   - über 120 dB(A) bewirkt körperliche Schäden.
2. Erhöhte psychisch-mentale Belastung (z. B. durch Zeitdruck, Verantwortung, Monotonie) führt u. a. zu
   - Herz-Kreislaufschäden,
   - Bluthochdruck,
   - Magengeschwürskrankheit.
3. Gleichförmige Belastungen und Zwangshaltungen bewirken
   - Verschleißschäden der Wirbelsäule und sonstiger Knochen, Gelenke und Sehnen.
4. Nacht- und Schichtarbeit führen zu
   - vegetativen Regulationsstörungen,
   - häufigem Auftreten von Magengeschwüren,
   - Appetit- und Schlafstörungen,
   - höherer Belastung mit Herzinfarkten.
5. Stäube und chemische Schadstoffe führen zu
   - chronischer Bronchitis, Lungenemphysem,
   - Leber- und Nierenschäden,
   - bösartigen Neubildungen.

   Dem National Cancer Institute zufolge soll in den USA fast 20 vH der Krebsmortalität auf den Umgang mit Asbeststaub zurückzuführen sein.

Als wesentliche Ursachen für arbeitsbedingte Erkrankungen aber haben sich sogenannte *Mehrfachbelastungen* erwiesen. Nimmt man als Kriterium drei und mehr Belastungen, so können ca. 30 vH aller Arbeitsplätze als solche mit Mehr-

fachbelastungen bezeichnet werden. Als häufigste Belastungsfaktoren gelten dabei (in diesen Kombinationen):
- Lärm, Monotonie und Zeitdruck,
- Zwangshaltung und Monotonie,
- Monotonie und Konzentration,
- Zeitdruck und Monotonie,
- Wechselschicht und Akkord,
- Stäube und Gase.

(Vgl. *Volkholz* 1977, *Münstermann/Preiser* 1978, *Volkholz* 1979, *Rüth/Schmidt* 1977, *Müller/Volkholz* Thesenpapier.)

Allgemein formuliert kommt die arbeitswissenschaftliche Forschung zu dem Ergebnis, daß der technische Wandel eher eine Zunahme der gesundheitlichen Belastung für die Arbeitnehmer bewirkte, wobei die Arbeitsbedingungen zu einer Belastungsverschiebung mit einer Zunahme psychisch-mentaler Belastungsformen führten. Im Zusammenhang mit der Entwicklung flexibler Fertigungssysteme und rechnergesteuerter Prozesse wird eine Tendenz zur Zentralisierung von Entscheidungen beobachtet, mit der Konsequenz, daß die Arbeitnehmer in noch stärkerem Maße die Kontrolle über ihren Arbeitsplatz verlieren. Dies wird teilweise als neue Qualität fremdbestimmter Arbeit interpretiert (vgl. *Mergner* 1975; *Naschold* 1979; *Shaiken* 1979).

Welche methodischen Konsequenzen leiten sich aus diesen Erfahrungen ab?

Wer als Sozialmediziner oder Epidemiologe von arbeitswissenschaftlichen Merkmalen Gebrauch machen will, sieht sich vor eine ganz andere Art von Wirklichkeit gestellt, als sie ihm in der Regel aus seiner Berufserfahrung vertraut ist (Übersicht 2). Soziale Normen entfalten ihre Wirksamkeit nicht wie die Bestandteile der physischen und technischen Umwelt bereits durch ihre Anwesenheit, durch die Tatsache, daß die arbeitenden Menschen ihnen in ihrer Arbeitsumgebung ausgesetzt sind. Soziale Normen sind für ihre Wirksamkeit auf Vermittlungen verschiedener Art angewiesen:

Übersicht 2

Dimensionen der Belastung am Arbeitsplatz

1. „Einwirkungen“ der physischen Umwelt
   - Umgebungseinflüsse: Klima, Nässe, Öl, Fett, Schmutz, Staub, Gase, Dämpfe, Lärm, Erschütterung, Blendung oder Lichtmangel, Erkältungsgefahr, Schutzkleidung, Unfallgefährdung.
2. „Anforderungen“ der sozialen Umwelt, das sind durch soziale Normen gesetzte und über Kontrollinstanzen und Sanktionssysteme durchgesetzte Anforderungen.
   - Dynamische, statische, einseitige körperliche Arbeit (muskelmäßige Anforderungen).
   - Informationen aufnehmen, bewerten, Entscheidungen treffen, Informationen weitergeben, Aufmerksamkeit, Monotonie (geistig,nervliche Anforderungen).
   - Verantwortung: für Personen, Material, Produkt, Arbeitsmittel/Maschinen.
   - Arbeitsintensität: Termindruck, Taktgebundenheit, Unterbrechungen, Leistungslohn.

- Arbeitszeitregelung: Schicht, Überstunden, Nachtarbeit, Pausenregelung.
- Sozialsituation: Einzel/Gruppenarbeit, Interaktions-, Kommunikationshäufigkeit, Konflikte.
- sie müssen erlernt werden,
- sie müssen als gerecht anerkannt werden, daß ihre Übertretung als ungerecht mißbilligt wird,
- ihre Einhaltung muß kontrolliert werden. Beispielsweise beschäftigen entwickelte Industriegesellschaften einen großen Personenkreis ausschließlich damit, die Einhaltung von Lohn- und Gehaltstarifen und Besoldungsordnungen durchzusetzen. In den Betrieben sind ganze Abteilungen damit beschäftigt, die Einhaltung der Leistungsvorgaben an den Arbeitsplätzen zu überwachen usf.
- Auch beruht die Durchsetzung sozialer Normen nicht allein auf der Tätigkeit von Kontrollorganen – den „Erzwingungsstäben", wie sie einer der herausragenden Begründer der Soziologie, Max Weber, treffend genannt hat – sondern auch auf Sanktionssystemen. Diese sind personenunabhängige Symbole, die ein normkonformes Verhalten belohnen, ein von den Normen abweichendes Verhalten dagegen geringer oder gar negativ bewerten. Merkmale des sozioökonomischen Status wie Einkommen, Sozialprestige, Stellung im Beruf, Qualifikation stellen in diesem Sinne Symbole dar, die Elemente gesellschaftlicher Sanktionssysteme wie Einkommens- und Prestigeverteilung, gesellschaftliche Qualifikation etc. sind.

Die spezifische Eigenart, in der sich die soziale Umwelt den Sozialmedizinern und Epidemiologen darstellt, hat für die Modellbildung 3 einschneidende Konsequenzen. Vertraute und eingeführte Grundbegriffe müssen neu formuliert, zumindest modifiziert werden. Es sind dies die Begriffe „Risikofaktor", „Einwirkung" und „Proband".

2.4.1. Risikofaktor oder Risikosituation?

Eine gleichsinnige Verwendung des Begriffs „Risikofaktor" auch für die Gesundheitsrisiken der sozialen Umwelt führt ganz offensichtlich in die Irre. Denn das Gesundheitsrisiko liegt ja nicht – wie wir gesehen haben – in den sozialen Normen selbst, sondern in den Bedingungen ihrer Durchsetzung. Die Kontrollorgane und Sanktionssysteme, die den sozialen Normen zur Wirksamkeit verhelfen, stellen die real wirkenden Bedingungen dar. Dies wird an einem Beispiel unmittelbar einsichtig. Es gibt einige Hinweise aus der sozialmedizinischen Literatur, daß mit der Verantwortung am Arbeitsplatz auch ein erhöhtes Risiko für das Auftreten von Herzkreislauf-Krankheiten einhergeht. Die arbeitswissenschaftliche Bewertung von Arbeitsplätzen kennt die Dimension „Verantwortung für Personen oder für Arbeitsmittel und Maschinen". Doch als Anforderung am Arbeitsplatz kommt ihre Wirkung erst durch die Kontrollen und Sanktionen zustande, mit denen die Verantwortung an Personen festgemacht wird.

Ob überhaupt, und wenn ja auf welche Weise jemand an seinem Arbeitsplatz zur Verantwortung gezogen wird, macht die Belastung durch Verantwortung aus. Das Gesundheitsrisiko liegt nicht in der arbeitswissenschaftlichen Bewertung eines Arbeitsplatzes als „verantwortungsvoll", sondern in den Kontrollen und Sanktionen, mit denen die Verantwortung als Anforderung am Arbeitsplatz durchgesetzt wird.

Die Kontrollen und Sanktionen können von Personen, etwa durch Vorgesetzte, aber auch in depersonalisierter Form durch Personalbewertungen ausgeübt werden. Sie lassen sich nicht im Sinne von Risikofaktoren isolieren und identifizieren, wie das Zigarettenrauchen oder der Bluthochdruck. Für diejenigen, die von den Kontrollen und Sanktionen betroffen sind, schaffen sie eine Situation. Von daher erleichtert es das Verständnis, wenn wir in Bezug auf gesundheitsgefährdende Bedingungen der sozialen Umwelt von Risikosituationen statt von Risikofaktoren sprechen.

2.4.2. „Einwirkung" oder Auseinandersetzung?

Die beschriebene Besonderheit der Wirkungen, mit denen die soziale Umwelt auf uns Einfluß nimmt, läßt es geraten erscheinen, auch den in der Arbeitsmedizin gebräuchlichen Begriff der „Einwirkung" anders zu fassen. Dieser Begriff wurde mit der Verordnung über gefährliche Arbeitsstoffe (v. 8. Sept. 1975 Bundesgesetzblatt I S. 2493) eingeführt und hat sich insbesondere mit der Festlegung der sogenannten MAK-Werte, d.h. mit der Bestimmung maximaler Arbeitsplatzkonzentrationen gesundheitsschädlicher Arbeitsstoffe bewährt. Danach ist eine Einwirkung immer dann gegeben, wenn eine Dosis-Wirkung-Beziehung besteht, die akut oder chronisch eine Gesundheitsschädigung verursacht (Technische Regeln für gefährliche Arbeitsstoffe TRgA 101, Zfer 1).

Von vergleichbaren Dosis-Wirkung-Beziehungen kann jedoch im Verhältnis von Personen und sozialer Umwelt nicht die Rede sein. Dabei liegt die Schwierigkeit weniger in den noch ungelösten Fragen, die einer Messung der Intensität entgegenstehen, mit der Kontrollen und Sanktionen ausgeübt werden. Diese Schwierigkeit scheint im Prinzip lösbar zu sein, wenn man einige Mühe in die Methodenentwicklung investieren würde. Dagegen läßt sich das Verhältnis, in dem die Intensität der Kontrollen und Sanktionen zu dem normkonformen Verhalten der Personen steht, nicht als Dosis-Wirkungs-Beziehung abbilden.

Denn die Kontrollen und Sanktionen müssen von denjenigen verstanden werden, denen sie gelten. Es ist daher immer mit einem Informationsverlust zu rechnen. Und die Kontrollen und Sanktionen müssen von denjenigen akzeptiert werden, denen sie gelten. Es ist also stets mit einem Geltungsverlust zu rechnen. Der Geltungsverlust kann von schlichter Nichtbeachtung bis hin zu ausdrücklichen Gegenstrategien reichen. Allgemein bekannt ist das „Bremsen", die kollektiv verabredete Leistungsbeschränkung als Gegenstrategie zu Akkordlohnsystemen. Die Industrie- und Betriebssoziologie kennt ein ganzes Instrumentarium von Verhaltensformen gegenüber nicht akzeptierten Kontrollen und Sanktionen. (*Baldamus* 1961).

Diese Form der Wirkungsbeziehung zwischen sozialer Umwelt und Person am

Arbeitsplatz macht es erforderlich, eine andere modellmäßige Abbildung als die der „Einwirkung" zu wählen. Da die betroffenen Personen gegen Kontrollen und Sanktionen auch die Möglichkeit der Abwehr durch Nichtbeachtung oder Gegenstrategien haben, ist es zutreffender, die Wirkungsbeziehung zwischen sozialer Umwelt und Person am Arbeitsplatz als „Auseinandersetzung" zu bezeichnen. Kontrollen und Sanktionen werden auch durch Nichtbeachtung und Abwehr beantwortet. Erst das Ergebnis dieser Auseinandersetzung bildet den Gegenstand der sozialmedizinischen Untersuchung, ob ein erhöhtes Gesundheitsrisiko zu erwarten ist.

2.4.3. Naturwissenschaftlicher oder soziologischer Ansatz?

Wie läßt sich das Ergebnis der Auseinandersetzung zwischen Kontrollen und Sanktionen einerseits und Nichtbeachtung und Abwehr anderseits charakterisieren? Was ist – kurz gesagt – das Ergebnis der Durchsetzung sozialer Normen, das auf seine Gesundheitszuträglichkeit oder -schädlichkeit hin beurteilt werden soll? Oder anders gewendet, da die Untersuchung möglicher Gesundheitsbeeinträchtigungen personenbezogen erfolgt, in welcher Weise wird der Proband in die Untersuchung einbezogen?

Da – wie wir gezeigt haben – Kontrollen und Sanktionen in der Auseinandersetzung mit dem Betroffenen wirksam werden, sind die Probanden dem Einfluß der sozialen Umwelt nicht lediglich ausgesetzt – in Analogie zum arbeitsmedizinischen Sprachgebrauch gesprochen – nicht allein „exponiert", sondern sie sind am Zustandekommen der Wirkung selbst beteiligt. Ihre Antwort auf die Kontrollen und Sanktionen, ihre Akzeptanz, ihr Nichtbeachten und ihre Gegenstrategien sind Bestandteile der Wirkung, deren Gesundheitsschädlichkeit Gegenstand der sozialmedizinischen Beurteilung werden soll.

Ein Untersuchungsgegenstand, auf den der Proband selbst einen Einfluß ausübt, ein Untersuchungsergebnis, das nicht lediglich *am* Probanden festgestellt wird, sondern das, wenn auch in Grenzen, zu seiner Disposition steht – sprengt diese Situation nicht den Rahmen wissenschaftlicher Argumentation?

Der Anschein trügt. Hier führt uns die Analogie zur naturwissenschaftlichen Modellbildung nicht weiter. Denn die Entscheidungen, die Personen angesichts von Kontrollen und Sanktionen treffen, ihr normkonformes ebenso wie ihr abweichendes Verhalten macht im Kern den Untersuchungsgegenstand der Soziologie aus. Ihr theoretisches und methodisches Instrumentarium ist darauf ausgerichtet, das Handeln von Personen in sozialen Situationen zu objektivieren. Der bereitliegende Einwand, daß solche Entscheidungen und Handlungen höchstpersönlicher und individueller Natur sind und sich damit einer wissenschaftlichen Bearbeitung entziehen, greift nicht. Denn in den Situationen, in denen durch Kontrollen und Sanktionen ein normkonformes Verhalten überhaupt durchgesetzt werden kann, sind die Alternativen des abweichenden Handelns beschränkt. Wer sich an seinem Arbeitsplatz Kontrollen und Sanktionen entziehen will, dem steht nur eine beschränkte Anzahl von Alternativen offen. (Vgl. hierzu bereits *Weber, M.*: Zur Psychophysik der industriellen Arbeit (1908–1909).

2.5. Mängelanalyse des innerbetrieblichen Arbeitsschutzes

Gegenüber den meisten arbeitsbedingten Erkrankungen – die generell als chronisch-degenerative klassifiziert werden können – erscheint heute Prävention (d.h. Beseitigung der wichtigsten Risikofaktoren) als die wirksamste „Medizin". Dabei sind allerdings folgende Probleme absehbar:

- Die Zusammenhänge zwischen diesen Krankheiten und den wesentlich auslösenden Arbeitsbedingungen sind vielfach noch ungeklärt. Daraus ergibt sich also die Forderung nach Forschungsprogrammen.
- Sowohl gesicherte als auch nur vermutete Zusammenhänge müssen aber zur Prophylaxe umgesetzt werden. Daraus ergibt sich die Forderung nach organisatorischen Strukturen, die dies bewerkstelligen können, und nach konkreten, unmittelbar durchführbaren Handlungsanweisungen.
- Gesundheitliche Interessen am Arbeitsplatz konkurrieren mit anderen Interessen: dem Profit- bzw. Kostenersparnisinteresse des Arbeitgebers, dem Interesse des Arbeitnehmers nach einem hohen Einkommen und nach Arbeitsplatzsicherheit. Im Durchsetzungsprozeß von gesundheitlichen Belangen müssen diese gegensätzlichen Interessen mitreflektiert werden.

Zu beachten ist ferner, daß es gegenwärtig keine Institution gibt, die verantwortlich Prävention bei arbeitsbedingten Krankheiten organisiert, koordiniert und durchführt. Es gibt zwar seit einigen Jahren bemerkenswerte Versuche der Gewerkschaften und der Versichertenvertreter in der berufsgenossenschaftlichen Selbstverwaltung, die Kompetenz der Unfallversicherungsträger auf „arbeitsbedingte Erkrankungen" auszudehnen, allerdings haben die Widerstände der Arbeitgeber und anderer Gruppen gegen diese Konzepte derzeit noch Vetocharakter (vgl. *Muhr* 1976; Thesen und Perspektiven zur Position der Selbstverwaltung auf dem Gebiet der Verhütung von Arbeitsunfällen und Berufskrankheiten, Erklärung der Gruppe der Versicherten, *Wagner* 1980).

Soweit zu sehen ist, gibt es gegenwärtig zwei Instrumente, die mehr oder weniger explizit auf arbeitsbedingte Erkrankungen zielen:

- das Arbeitssicherheitsgesetz, das die Betriebsärzte verpflichtet, „Ursachen von arbeitsbedingten Erkrankungen zu untersuchen, die Untersuchungsergebnisse zu erfassen und auszuwerten und dem Arbeitgeber Maßnahmen zur Verhütung dieser Erkrankungen vorzuschlagen" (§ 3 ASiG);
- die §§ 90 und 91 des Betriebsverfassungsgesetzes, die dem Betriebsrat Beratungs- und Mitbestimmungsrechte zur „menschengerechten Gestaltung der Arbeit" geben.

Darüber hinaus ist die Tarifpolitik in den letzten Jahren verstärkt an der Berücksichtigung gesundheitlicher Interessen ausgerichtet worden.

Dies macht uns deutlich, daß die Prophylaxe arbeitsbedingter Krankheiten an zwei Voraussetzungen gebunden ist:

- an den verwertbaren (und durchsetzbaren) wissenschaftlichen Erkenntnisstand und
- an die Initiative und Durchsetzungsfähigkeit von Institutionen (Betriebsärzte, Betriebsräte, Gewerkschaften als Tarifparteien).

Diese nahezu synchron zu vollziehenden Forschungs- und Durchsetzungsprogramme stellen für die Sozial- und Gesellschaftspolitik weitgehend Neuland dar. Denn es geht um die Beantworung der Frage, wie die laufende Vermittlung zwischen wissenschaftlichen Ergebnissen und Durchsetzungsinstanzen praxisgerecht geleistet werden kann. Es ist bekannt, daß die Durchführung von Innovationen, von reformerischen Neuerungen in der Sozialpolitik mit davon abhängt, daß praktikable Organisationsformen und konkrete Handlungsanweisungen vorgeschlagen werden.

Aus gewerkschaftlichen Erfahrungen und Untersuchungen über die Anwendungspraxis des Gesundheitsschutzes im Betrieb wissen wir, daß die Umsetzung von gesetzlichen und tariflichen Regelungen, die insbesondere auf die (vor allem auch gesundheitliche) Qualität der Arbeit zielen, mit erheblichen Schwierigkeiten verbunden ist. Als wesentliche Gründe dafür können genannt werden (vgl. *Krahn* 1979, *Wiedenhofer* 1978' *Arbeitsgemeinschaft für System- und Konzeptforschung* 1977):

a) Fehlende Initiativrechte für die Betriebsräte bei technisch-organisatorischen Änderungen;

b) das BetrVG ist im wesentlichen ein „System sozialer Schutz- und Mißbrauchskontrollen“ (*Rose*) und somit nur in Ansätzen geeignet, eine auf positive gesundheitliche Ziele orientierte Politik zu fördern;

c) die Alleinzuständigkeit des Arbeitgebers in wirtschaftlichen Angelegenheiten (§ 106) ist erhalten geblieben, Arbeitsschutz endet vor den Grenzen, die von der „Natur des Betriebs“ gestattet werden;

d) entsprechend den gesetzlichen *und faktischen* Möglichkeiten sind die Betriebsräte „vorrangig mit personellen Angelegenheiten wie Umsetzung, Umgruppierung, Kündigungen u. ä. im Sinne der §§ 92 bis 105 BetrVG befaßt (*Wiedenhofer* 1978). Vorbeugende Maßnahmen hingegen (§§ 90/91, 92) sind kaum Gegenstand der Aktivität von Betriebsräten. Auch Arbeitsschutz taucht in der Skala der Aktivitäten nur unter „ferner liefen“ auf;

e) gerade in bezug auf vorbeugenden Gesundheitsschutz stehen die Betriebsräte im Spannungsfeld zwischen (monetären) Interessen der Belegschaft (Zulagensysteme für Belastungen) und sozialpolitischem Auftrag. Sie sind also in ihrer Rolle als Wahlfunktionäre in dieser Beziehung gehandicapt;

f) die Tätigkeit der Betriebsärzte ist – und das belegen sowohl Untersuchungen als auch gewerkschaftliche Erfahrungen – im Hinblick auf Prophylaxe arbeitsbedingter Erkrankungen nicht effektiv; diese Tätigkeit ist im wesentlichen personenorientiert und weniger an der Veränderung von Arbeitsplätzen ausgerichtet. Wesentliches Hemmnis für eine potentiell arbeitnehmerorientierte Vorbeugungspolitik ist für Betriebsärzte die Abhängigkeit vom Arbeitgeber. Insofern hat das ASiG bislang im wesentlichen dazu geführt, daß es die Praxis selektiver Personalpolitik für den Arbeitgeber erleichtert hat (Nichteinstellung von möglicherweise Leistungsschwächeren; Begründung für Umsetzungen). Durch diese Auswirkungen besteht die Gefahr, daß das Belastungsniveau eher noch erhöht wird, da die „positive" Personalauslese eine höhere Belastung provozieren kann.

Als Fazit können wir daraus ziehen, daß die betrieblichen Umsetzungsbedingungen initiativfeindlich sind, sowohl von den rechtlichen Möglichkeiten als auch von den faktisch-strukturellen Gegebenheiten und Handlungsbedingungen her. Insofern stehen die Erfordernisse prophylaktischer Maßnahmen quer sowohl zum institutionellen (rechtlichen) Schutz- und Kontrollinstrumentarium als auch zu den (darauf notwendigerweise bezogenen) Aktivitäten der Betriebsräte. Parallel zur politischen Forderung nach dem Ausbau von betrieblichen Mitbestimmungs- und Initiativrechten (z. B. § 90 BetrVG) müßten aber auch die bestehenden Möglichkeiten genutzt werden, z. B. die restriktiven Bedingungen des § 91 („arbeitswissenschaftliche Erkenntnisse") im Arbeitnehmerinteresse zu verändern.

2.6. Ergänzung des innerbetrieblichen Arbeitsschutzes durch betriebsbezogene Sozialversicherungspolitik

Aus diesen Betrachtungen wird deutlich, daß eine Verbesserung des betriebsbezogenen Gesundheitsschutzes insbesondere auf folgende Elemente setzen muß:

- die Konkretisierung und verbindliche Geltung von inhaltlichen Arbeitsschutz- und -gestaltungsnormen,
- die Stärkung der Interessenvertretung der Arbeitnehmer durch erweiterte Mitbestimmungsrechte für Arbeitnehmer (z. B. Arbeitsverweigerungsrecht), Betriebsräte und Gewerkschaften,
- sowie die Ergänzung des innerbetrieblichen Gesundheitsschutzes durch die Koordination mit überbetrieblichen Instanzen.

Neben den bisher schon im traditionellen Arbeitsschutz tätigen überbetrieblichen Organisationen (z. B. Berufsgenossenschaften, Gewerbeaufsicht) sind nach unserer Auffassung insbesondere die Krankenversicherung, aber auch die Rentenversicherung geeignete Instanzen, die Bekämpfung arbeitsbedingter Erkrankungen effektiver zu machen. Dafür sprechen vor allem zwei Gründe:

- ersten verfügt die Sozialversicherung über einen erheblichen Fundus an praxisrelevanten Daten,

– zweitens besitzt die Sozialversicherung in Gestalt der Selbstverwaltung ein Macht- und Mobilisierungspotential, das innerbetrieblichen Zwängen und Selbstbeschränkungen nicht unterliegt.

Es wurde schon häufig kritisiert, daß die Sozialversicherung präventionsrelevante Daten, die teilweise bereits routinemäßig erhoben werden, nicht oder nur in geringem Ausmaß für die praktische Sozialpolitik nutzbar macht (vgl. *Tennstedt* 1977a, 1977b).

In den letzten Jahren hat sich an dieser Situation – zumindest was die Forschung betrifft – einiges geändert. So wird zunehmend versucht, die Daten der Sozialversicherung für die Epidemiologie und die Sozialmedizin nutzbringend auszuwerten. Aufzeichnungen über Arbeitsunfähigkeiten, vorzeitige Invalidität geben Hinweise über Belastungen am Arbeitsplatz und in spezifischen Berufen. Allein daraus ergeben sich schon erste Hinweise (zumindest ergonomischer Art), wo Arbeitsplätze verändert werden müssen. Darüber hinaus wäre es möglich, in Zusammenarbeit mit betrieblichen Stellen prospektive Indikatoren für die Häufung von Belastungen zu gewinnen (z. B. systematisch über Eingruppierungsmerkmale, Zulagensysteme oder auch einfache Befragungen).

Verschiedene Untersuchungen zeigen, daß es diesen Weg gibt, über die anonymisierte Auswertung routinemäßig erhobener Daten einen anwendungsorientierten Zugang zu den besonders belastenden Arbeitsbedingungen zu finden (vgl. *v. Ferber/Slesina* 1980, *v. Ferber/v. Ferber* 1979, *Müller* 1979).

Diese relativ kontextnahen Daten liefern in Verbindung mit den Erkenntnissen der anwendungsbezogenen Grundlagenforschung wichtige Voraussetzungen für eine präventive Sozialpolitik vor Ort. Aufgabe der Selbstverwaltung in der Sozialversicherung wäre es, diesen Informations- und Vermittlungsprozeß in die Wege zu leiten und durchzuführen.

Dabei könnte man sich ein stufenweises Vorgehen vorstellen, in dem Sinne, daß zunächst einzelne Sozialversicherungsträger (am besten wegen der Problemnähe Betriebs- und Ortskrankenkassen) ihre Daten entsprechend aufbereiten (weiterer und gezielter Ausbau von Forschungsaufträgen, Modellversuchen). In weiteren Schritten könnten andere Sozialversicherungsträger – insbesondere die Rentenversicherung mit ihren Berufs- und Erwerbsunfähigkeitsdaten – einbezogen werden. Im (vorläufigen) Endeffekt könnte man sich einen gemeinsamen sozialmedizinischen Dienst der Sozialversicherungsträger vorstellen, dessen zentrale Aufgabe es ist, die informatorische Basis für die Prophylaxe arbeitsbedingter Erkrankungen zur Verfügung zu stellen.

Gleichzeitig mit diesem Informationsprogramm wäre ein Um- und Durchsetzungsprogramm aufzubauen. Dies könnte man sich so vorstellen, daß zunächst mit Betriebsräten, Betriebsärzten, gewerkschaftlichen Vertrauensleuten, Sicherheitsfachkräften, Arbeitgebern die Forschungsergebnisse diskutiert werden, daß gemeinsam Interpretationen erarbeitet werden und daß über die praktischen Möglichkeiten der Verbesserung an Arbeitsplätzen gesprochen wird.

Die organisatorische Basis dafür kann am ehesten durch die Initiative der Selbstverwaltung der Sozialversicherung geschaffen werden. Nach einer Phase der Erprobung könnte eine Ausweitung und eine Institutionalisierung dieser Arbeit stattfinden. Diese Strategie über die Aktivierung durch die Selbstverwaltung kann ein „Präventionsgesetz" institutionell und politisch vorbereiten. Ein derartiges Gesetz könnte die organisatorischen Initiativen der Selbstverwaltung verallgemeinern und so den Aufbau einer Präventions-Infrastruktur, die nicht auf die Sozialversicherung beschränkt ist, verbindlich machen.

Literaturverzeichnis

Arbeitsgemeinschaft für System- und Konzeptforschung. Entwicklung eines Modells zur Fachausbildung Arbeitsschutz für Betriebsräte. Manuskript, Köln 1977

ASP = Arbeitsmedizin Sozialmedizin Präfentivmedizin. 19. Jg. Heft 18, 1980

Baldamus, Wilhelm: Effciency and Effort. London (Tavistock) 1961

Blauner, Robert: Alienation and Freedom. Chicago and London 1964.

Elias, Norbert: Über den Prozeß der Zivilisation. 1. Bd. Wandlungen des Verhaltens in den weltlichen Oberschichten des Abendlandes. 2. Bd. Wandlungen der Gesellschaft. Entwurf zu einer Theorie der Zivilisation. Basel 1939

von Ferber, Christian: Zur Zivilisationstheorie von Norbert Elias - heute. In: J. Matthes (Hg.) Lebenswelt und Soziale Probleme. Frankfurt (Campus) 1981, S. 355–368

von Ferber, Liselotte u. Christian: Medizinsoziologische Grundlagen der Gesundheitsvorsorge. In: Die Betriebskrankenkasse, 11/1979 S. 253ff.

von Ferber, Liselotte u. Wolfgang Slesina: Integriertes Verfahren zur Analyse arbeitsbedingter Krankheiten. In: Zeitschrift für Arbeitswissenschaften, 35. Jg. (7 NF) 1981/2 S. 112–123

Krahn, K.: Zur Anwendungspraxis rechtlicher Bestimmungen bei der Gestaltung betrieblicher Arbeitsbedingungen. In: Pöhler, W. (Hrsg.) a.a.O. S. 130–138

Loose, D.A. u.a.: Rehabilitationserfolg nach gefäßchirurgischen Eingriffen. Ergebnisse einer sozialmedizinische Untersuchung. (im Druck)

Mergner, U. u. M. Osterland u. K. Pelte: Arbeitsbedingungen im Wandel. Göttingen, 1975

Müller, R.: Berufliche, wirtschaftszweig- und tätigkeitsspezifische Verschleißschwerpunkte Analyse von Arbeitsunfähigkeitsdaten einer Ortskrankenkasse. Bremen/Berlin 1979

Müller, R. und Volkholz, V.: Arbeitsbelastung und Frühinvalidität. Thesenpapier 16. Deutscher Kongreß für Arbeitsschutz und Arbeitsmedizin. Düsseldorf, 19. Nov. 79.

Münstermann, J. u. Preiser, K: Schichtarbeit in der Bundesrepublick Deutschland, Bericht über ein Forschungsvorhaben im Auftrag des Bundesministers für Arbeit und Sozialordnung. Bonn, 1978.

Muhr, G.: Reform des Berufskrankheitenrechts. In: Soziale Sicherheit 2/1976, S. 37f.

Naschold, F.: Probleme einer „sozialorientierten Forschungs- und Entwicklungspolitik". In: Pöhler, W. (Hrsg.) a.a.O. S. 150–172.

Pflanz, Manfred: Epidemiologie und Präventivmedizin 1971. In: ders.: Die soziale Dimension in der Medizin. Stuttgart (Hippokrates) 1975, S. 197–210.

Pflanz, Manfred: Allgemeine Epidemiologie. Stuttgart (Thieme) 1973.

Pöhler, Willi (Hg.): ... damit die Arbeit menschlicher wird. Bonn (Verlag Neue Gesellschaft) 1979

Rüth, W. und Schmidt, G: Ursachen vorzeitiger Berufs- und Erwerbsunfähigkeit. Göttingen, 1977

Shaiken, H.: Impact of new technologies on employees and their organisations, IIVG-Reprints. Berlin. 1979.

Tennstedt, F.: Sozialwissenschaftliche Forschung in der Sozialversicherung. In: Kölner Zeitschrift für Soziologie und Sozialpsychologie. Sonderheft 19/1977, hg. von Chr. v. Ferber u. F.X. Kaufmann.

Tennstedt, F.: Frühinvalidität als Problem des Verhältnisses zwischen Sozialversicherung und Arbeitswelt. In: Gewerkschaftliche Monatshefte 3/1977, S. 194ff.

Thesen und Perspektiven zur Position der Selbstverwaltung auf dem Gebiet der Verhütung von Arbeitsunfällen und Berufskrankheiten. Erklärung der Gruppe der Versicherten. Manuskript o. J.

Volkholz, V.: Gestaltungsbedürftige Arbeitsplätze. In: Pöhler, W. (Hg.) a.a.O. S. 67–83

Volkholz, V.: Belastungsschwerpunkte und Praxis der Arbeitssicherheit. Forschungsbericht im Auftrag des Bundesministers für Arbeit und Sozialordnung. Bonn, 1977

Wagner, R., Arbeitsmedizin im Rampenlicht. In: Bundesarbeitsblatt 4/1980, S. 49ff.

Weber, Max: Zur Psychophysik der industriellen Arbeit (1908–1909). In: Gesammelte Aufsätze zur Soziologie und Sozialpolitik,Tübingen 1924, S. 61–225.

Wiedenhofer, H.: Probleme gewerkschaftlicher Betriebspolitik. In: Soziale Welt 4/1978, S. 394ff.

3. Gesundheitsvorsorge und Interessenvertretung am Arbeitsplatz – Erfahrungen aus Großbritannien

Fritz Böhle

Im vorhergehenden Beitrag wurden am Beispiel des Problems arbeitsbedingter Erkrankungen Mängel der gesetzlichen Regelungen zum Gesundheitsschutz und der Interessenvertretung der Arbeitskräfte in der Bundesrepublik aufgezeigt. Betrachtet man auf diesem Hintergrund die in Großbritannien entwickelte gewerkschaftliche Interessenvertretung im Betrieb (Shop Stewards), so sind – speziell unter der Themenstellung dieses Sammelbandes – zwei Merkmale der Entwicklungen in Großbritannien hervorzuheben:

(1) Unabhängig von gesetzlichen Regelungen entstand seit Anfang der 60er Jahre eine eigenständige gewerkschaftliche Interessenvertretung im Betrieb (Shop Stewards). Ein Schwerpunkt der Aktivitäten und Ansatzpunkte dieser Interessenvertretung liegt auf der Abwehr steigender Leistungsanforderungen und ihrer Kontrolle. Obwohl dabei die Vermeidung von Gesundheitsgefährdungen nicht im Vordergrund steht und auch kaum ein explizites Ziel ist, werden auf diese Weise wichtige Ursachen für die Gefährdungen der Gesundheit in die Interessenvertretung einbezogen. Sowohl in Großbritannien als auch in der Bundesrepublik wird dies jedoch kaum registriert.

Die gewerkschaftliche Interessenvertretung im Betrieb wird in der gesellschaftspolitischen Diskussion in Großbritannien überwiegend negativ bewertet und u. a. als Hemmnis für eine „effiziente" Organisation der Produktion eingeschätzt (und beklagt). Angeführt wird der Widerstand gegen technische und organisatorische Veränderungen von Produktions- und Arbeitsprozessen, was zum Beispiel auch in dem Schlagwort von der „defensiven Haltung" der Gewerkschaft und den „restrictive labour practices" zum Ausdruck kommt. Die in der BRD entwickelte Form der Interessenvertretung im Betrieb (Betriebsrat) wird dabei vielfach als ein „positives Beispiel" zitiert wobei insbesondere die vergleichsweise konfliktlose Bewältigung technischer und organisatorischer Veränderungen zur Steigerung der Produktivität angeführt wird.

(2) Anfang der 70er Jahre erfolgte eine umfassende Neuordnung der gesetzlichen Grundlagen zum Gesundheitsschutz am Arbeitsplatz; erstmals wurde dabei auch die gewerkschaftliche Interessenvertretung im Betrieb gesetzlich abge-

sichert. Die Form der Beteiligung wurde hierbei jedoch auf „Beratung" (Consultation) beschränkt. In der Praxis wird dies jedoch von der bereits faktisch entwickelten Interessenvertretung im Betrieb nicht akzeptiert; vielmehr wird versucht, nun auch den Gesundheitsschutz in das faktisch entwickelte System des „Verhandelns" (Collective Bargaining) einzubeziehen und hierfür die gesetzlichen Regelungen zu nutzen.

Wir wollen in diesem Beitrag zeigen, in welcher Weise im Rahmen der gewerkschaftlichen Interessenvertretung auf Leistungsanforderungen und damit auch auf wichtige Ursachen von Gesundheitsgefährdungen Einfluß genommen wird und gehen in diesem Zusammenhang auch kurz auf das Problem der Intensivierung der Arbeit sowie einige allgemeine Merkmale und Besonderheiten der auf der Grundlage von Shop Stewards entwickelten Form der Interessenvertretung im Betrieb (im Vergleich zur BRD) ein (Abschnitt 3.1.). Daran anschließend befassen wir uns mit einigen Auswirkungen der neueren gesetzlichen Regelungen zum Gesundheitsschutz und zeigen, in welcher Weise die – unabhängig von gesetzlichen Regelungen entwickelte – Interessenvertretung auf die Auswirkungen und praktische Handhabung der gesetzlichen Regelungen im Betrieb Einfluß nimmt (Abschnitt 3.2.).[1]

3.1. Abwehr und Kontrolle von Leistungsanforderungen durch die Interessenvertretung im Betrieb

3.1.1. Zum Problem der Intensivierung der Arbeit

Betriebliche Maßnahmen zur Steigerung der Produktivität werden vielfach undifferenziert mit technisch-organisatorischen Veränderungen von Produktions- und Arbeitsprozessen gleichgesetzt. Es erfolgt keine Unterscheidung zwischen unterschiedlichen „Methoden" der Produktivitätssteigerung. Speziell unter dem Aspekt der Folgen für die Arbeitskräfte und der Vermeidung von Gefährdungen der Gesundheit ist aber zu unterscheiden zwischen (1) der Steigerung der Produktivität durch den Einsatz von technischen (i.w.S.) Produktionsmitteln bei gleichzeitiger Verminderung oder (zumindest) Konstanthaltung der Verausgabung von Arbeitsleistung und (2) der Steigerung der Produktivität durch die Erhöhung der Intensität der Arbeitsleistung („Intensivierung der Arbeit"; die Steigerung der Produktivität beruht hier auf einer Verausgabung von „mehr" Arbeitsleistung).

Die konkreten Erscheinungsformen von Maßnahmen zur Intensivierung der Arbeit können unterschiedlich sein und in unterschiedlichen Kombinationen

[1] Wir stützen uns im folgenden auf Ergebnisse der Untersuchung von *Böhle/Kaplonek* 1980 sowie auf Arbeiten im Sonderforschungsbereich 101 der Universität München, Teilprojekt C1/C2.

sowie auf unterschiedlicher technischer und organisatorischer Grundlage zur Anwendung kommen. Bekannte und weit verbreitete Erscheinungsformen sind: die Steigerung der Arbeitsleistung durch individuellen Leistungsanreiz (Leistungslohn); die Erhöhung des Arbeitstempos durch Steigerung des Tempos von Maschinen und Produktionsanlagen oder/und Veränderungen der Arbeitsorganisation; die Ausweitung der Arbeitsanforderungen durch die Vergrößerung der Anzahl der zu bedienenden oder zu überwachenden Maschinen; die Verkürzung oder Ausfüllung von Arbeitspausen durch organisatorische Veränderungen des Arbeitsablaufes. Einzubeziehen sind auch Maßnahmen zur Verschärfung der Konkurrenz unter den Arbeitskräften (Belohnungen und Sanktionen), wodurch direkt und indirekt der Zwang zur Steigerung der Arbeitsleistung erhöht wird; ebenso auch Maßnahmen der innerbetrieblichen Personaldisposition, die auf eine „effiziente" Nutzung der im Betrieb beschäftigten Arbeitskräfte abzielen (zum Beispiel durch einen flexiblen Einsatz für unterschiedliche Tätigkeiten je nach Produktionsanfall u. ä.). Ein gemeinsames Merkmal all dieser Maßnahmen zur Erhöhung der Arbeitsintensität ist: Sie erfolgen vorrangig durch kontinuierliche betriebliche Rationalisierungsmaßnahmen der „kleinen" Schritte unmittelbar auf Produktionsebene, ohne daß damit „spektakuläre" technische und organisatorische Umstellungen sowie Planungen und Entscheidungen im Betrieb verbunden sind. Zum anderen werden größere technische und organisatorische Umstellungen von den Betrieben dazu benutzt, um neue und erweiterte Möglichkeiten der Intensivierung der Arbeit zu schaffen. Zum Zeitpunkt der Planung solcher Umstellungen und ihrer Einführung ist aber vielfach nicht unmittelbar absehbar, welche Effekte sich hieraus langfristig für die Intensität der Arbeit und der damit verbundenen Leistungsanforderungen und Belastungen für die Arbeitskräfte ergeben; Maßnahmen zur Intensivierung der Arbeit kommen zumeist erst sukzessive, auf der Grundlage neuer Formen der Arbeitsorganisation und Technologien zur Anwendung (zum Beispiel sukzessive Reduzierung der Besetzungsstärke von Produktionsanlagen, sukzessive Steigerung des Tempos von Maschinen und Produktionsanlagen usw.).

Für die Arbeitskräfte haben Maßnahmen zur Intensivierung der Arbeit in jedem Fall steigende Leistungsanforderungen und vielfältige Arbeitsbelastungen zur Folge. Damit werden auch mögliche positive Effekte beim Einsatz von technischen Produktionsmitteln (zum Beispiel Abbau körperlicher Schwerarbeit) durch eine gleichzeitige Erhöhung der Arbeitsintensität im allgemeinen zunichte gemacht; anstelle einer Arbeitserleichterung erfolgt in der Regel eine Belastungsverschiebung. Neben unmittelbar spürbaren Arbeitsbelastungen (Arbeitshetze, Streß; aber auch körperliche Anstrengungen durch das hohe Arbeitstempo usw.) führt die Intensivierung der Arbeit insbesondere zu langfristigen Verschleißerscheinungen und meist zur Beeinträchtigung der allgemeinen physisch-psychischen Verfassung. Im Unterschied zu unmittelbar *sichtbaren* physischen und psychischen Gefährdungen am Arbeitsplatz (zum Beispiel Arbeitsunfall, hohe körperliche Belastungen, Schwerarbeit oder durch negative Umgebungseinflüsse) sind die Auswirkungen der Intensivierung vielfach „verdeckt" und schwerer identifizierbar und nachweisbar. Gleichwohl belegen vielfältige praktische Erfahrungen und wissenschaftliche Untersuchungen, daß Intensivierung der Arbeit als wichtige Ursache für die Gefährdungen des Gesundheitszustandes (insbesondere Herz- und Kreislauferkrankungen wie aber auch Haltungsschäden, Muskelverzerrungen durch einseitige Belastungen und hohe Arbeitstempo usw.) anzusehen sind und auch zu umfassenden Gefährdungen der aktuellen und langfristigen Berufs- und Lebenssituation der Arbeitskräfte führen (zum Beispiel Beeinträchtigung der Leistungsfähigkeit mit zunehmendem Alter; Gefahr des Verlustes des Arbeitsplatzes usw.)[2]

In der Bundesrepublik haben die Gewerkschaften und der Betriebsrat nur begrenzt Einfluß auf betriebliche Maßnahmen zur Intensivierung der Arbeit. Sie sind der Interessenvertretung weitgehend entzogen. Gründe hierfür wurden bereits im vorhergehenden Beitrag angeführt. Im Vergleich zu der Interessenvertretung in Großbritannien sind hier folgende Merkmale in der Interessenvertretung in der Bundesrepublik hervorzuheben: die überwiegend kooperative Haltung der Betriebsräte und Gewerkschaften bei technischen und organisatorischen Veränderungen, durch die auch die betriebliche Durchsetzung von Maßnahmen zur Intensivierung der Arbeit grundsätzlich erleichtert wurde (und wird); die bisher vorherrschende Tendenz zur „Verwissenschaftlichung" bei der Auseinandersetzung um den Leistungslohn und die Bestimmung der Arbeitsleistung, die es dem Betrieb möglich macht, Leistungsanforderungen als „objektiv" und „wissenschaftlich abgesichert" auszuweisen; die Beschränkung der Einflußmöglichkeiten des Betriebsrates überwiegend auf „allgemeine Arbeitsbedingungen" (formelle Arbeitsbedingungen), wohingegen kaum ein Einfluß auf die konkrete Bestimmung der Arbeits- und Leistungsanforderungen (zum Beispiel Arbeitstempo) oder die konkrete Arbeitsorganisation, Besetzungsstärke von Maschinen und Produktionsanlagen, Aufgabenverteilung usw. möglich ist. Der Betriebsrat kann hier – nach den gesetzlichen Grundlagen von 1972 – nur soweit Einfluß nehmen, als die Arbeitsanforderungen und Belastungen „gesicherten arbeitswissenschaftlichen Erkenntnissen" widersprechen (korrigierendes Mitbestimmungsrecht, Abhängigkeit von wissenschaftlichen Erkenntnissen); die Erfahrungen und Einschätzungen der betroffenen Arbeitskräfte werden damit als nicht ausreichend angesehen. In einzelnen Tarifverträgen wurden zwar weitergehende Einflußmöglichkeiten abgesichert (zum Beispiel Einfluß auf Besetzungsstärke für Gruppenarbeit), praktische Erfahrungen und vor-

[2] Vgl. hierzu auch die Ausführungen zu arbeitsbedingten Erkrankungen im vorhergehenden Beitrag. Zu den Erscheinungsformen der Intensivierung der Arbeit und ihren Auswirkungen auf die gesamte Berufs- und Lebenssituation der Arbeitskräfte siehe auch *Böhle/Altmann* 1972, S. 98ff. sowie als Überblick über vorliegende Untersuchungsergebnisse *Köppl* 1979.

liegende Untersuchungen zeigen aber, daß nicht nur die gesetzlich oder tarifvertraglich abgesicherten Einflußmöglichkeiten der Interessenvertretung gering sind, sondern daß auch der Interessenvertretung im Betrieb faktische Voraussetzungen zu einem wirksamen Einfluß auf Leistungsanforderung fehlen. (Vgl. hierzu zum Beispiel als eine neue Untersuchung: *Altmann/Binkelmann/Düll/Mendolia/Stück* 1980, Kapitel IV.)

Bei der in Großbetrieben entwickelten gewerkschaftlichen Interessenvertretung auf der Grundlage von Shop Stewards wurden unterschiedliche Ansätze zum Einfluß auf Leistungsanforderungen entwickelt; zum Teil knüpfte man dabei an bereits traditionell entwickelte Strategien gewerkschaftlicher Interessenvertretung und informell entwickelte Strategien der Arbeitskräfte zur Beeinflussung von Leistungsanforderungen an. Von Bedeutung sind hier insbesondere der Einfluß auf:

- den Leistungslohn bzw. die Relation zwischen Lohn- und Arbeitsleistung (Bestimmung der Vorgabezeiten, Anwendung von Arbeitsstudien und die Kontrolle der Auswirkungen des Leistungslohns);
- das Tempo von Maschinen und Produktionsanlagen;
- den quantitativen Arbeitsansatz (Besetzungsstärke von Maschinen und Produktionsanlagen);
- die Organisation des Personaleinsatzes (Umsetzungen, Versetzungen, flexibler Arbeitskräfteeinsatz und Verteilung von Arbeitsaufgaben) sowie
- die Kontrolle und Disziplinierung der Arbeitskräfte durch Vorgesetzte und negative wie positive Sanktionen des Betriebes (zum Beispiel Entlassungen, Versetzung usw.).

Bevor wir dies näher ausführen, seien kurz einige in diesem Zusammenhang wichtige allgemeine Merkmale der gewerkschaftlichen Interessenvertretung durch Shop Stewards skizziert.

3.1.2. Zur Organisation und Strategie der gewerkschaftlichen Interessenvertretung im Betrieb[3]

(1) Ein wichtiger traditioneller Unterschied der gewerkschaftlichen Interessenvertretungen in Großbritannien zur Bundesrepublik ist die Präsenz der Gewerkschaften *im* Betrieb. Von jeher beschränkte sich die gewerkschaftliche Interessenvertretung in Großbritannien nicht nur auf die Aushandlung überbetrieblicher „Collective Agreements“ (wie zum Beispiel Tarifverträge in der BRD); ein Schwerpunkt lag auch auf dem Einfluß auf technische und organisatorische Veränderungen, Fragen des Personaleinsatzes sowie der Entlohnung *im* Betrieb. Traditionell erfolgte die gewerkschaftliche Interessenvertretung im Betrieb

[3] Vgl. hierzu (u.a.) *Goodman/Whittingham* 1969, *Degen* 1976, *Beynon* 1977, *Batstone* u.a. 1977, *Böhle/Kaplonek* 1980 insbesondere S. 60ff. und die dort zitierte Literatur.

durch Vertreter der überbetrieblichen Gewerkschaftsorganisation (die überbetriebliche Gewerkschaftsvertretung wurde bei Konflikten in den Betrieb hereingeholt oder/und Konflikte wurden an die überbetriebliche Gewerkschaftsorganisation weitergeleitet). Der Shop Steward war offizieller Repräsentant der Gewerkschaft im Betrieb: seine Rolle beschränkte sich jedoch darauf, die gewerkschaftlichen Mitglieder im Betrieb zu betreuen, für die Mitgliedschaft in der Gewerkschaft zu werben und den Kontakt (Kommunikation) zur überbetrieblichen Gewerkschaftsorganisation herzustellen. Seit Ende der 50er Jahre begann sich jedoch die Position des Shop Stewards zunehmend zu ändern. Der Shop Steward wurde zur Grundlage für den Aufbau einer *eigenständigen* Gewerkschaftsvertretung im Betrieb. Die damit verbundene Tendenz zur Automatisierung der Interessenvertretung im Betrieb (im Rahmen der Gewerkschaftsorganisation) wird vielfach durch die Unzufriedenheit der gewerkschaftlich organisierten Arbeitskräfte im Betrieb mit den von den überbetrieblichen Gewerkschaftsorganisationen durchgesetzten Lohnforderungen begründet; als Indiz hierfür wird die zunehmende Bedeutung von Lohnverhandlungen auf Betriebsebene angeführt. Diese Interpretation greift jedoch zu kurz: Ende der 50er Jahre setzten auch in Großbritannien verstärkt betriebliche Bestrebungen zur Rationalisierung, Mechanisierung und Automatisierung von Produktions- und Arbeitsprozessen ein; die Steigerung der Produktivität wurde u.a. auch zu einem vorrangigen wirtschaftspolitischen Ziel; damit verband sich – zumindest in bestimmten Produktionsbereichen wie zum Beispiel der Automobilindustrie – eine Zunahme des Umfangs und der Kontinuität, indem die Arbeitskräfte mit technischen und organisatorischen Veränderungen und auch Maßnahmen zur Intensivierung der Arbeit konfrontiert wurden. Daraus ergaben sich neue Konfliktstoffe im Betrieb, denen die überbetriebliche Gewerkschaftsvertretung kaum gewachsen war. Speziell für die Themenstellung dieses Sammelbandes ist nun von besonderem Interesse:

Offenbar waren die Arbeitskräfte im Betrieb weder bereit, eine Veränderung ihrer Arbeitsbedingungen „fraglos“ hinzunehmen, noch warteten sie darauf, daß (und bis) diese neuen Entwicklungen durch die überbetriebliche Gewerkschaftsorganisation angegangen werden oder forderten gesetzliche Regelungen. Vielmehr wurde ein Weg der „Selbsthilfe“ eingeschlagen: Mängel der überbetrieblichen gewerkschaftlichen Interessenvertretung wie auch ein fehlender gesetzlicher Schutz wurden *unmittelbar* durch eigene Aktivitäten der Arbeitskräfte im Betrieb zu bewältigen und zu überwinden versucht. Zum anderen erfolgte dies jedoch auf der Grundlage und im Rahmen der bereits entwickelten betrieblichen und überbetrieblichen Gewerkschaftsorganisationen: Der Aufbau einer eigenständigen gewerkschaftlichen Interessenvertretung im Betrieb fügte sich zwar nicht unmittelbar in das eingespielte System industrieller Beziehungen, woraus sich auch Spannungen zwischen betrieblicher Interessenvertretung und überbetrieblicher Gewerkschaftsorganisation ergaben; die Interessenvertretung im Betrieb verstand (und versteht) sich aber primär als Ergänzung und nicht als Konkurrenzorgan zur überbetrieblichen Gewerkschaftsorganisation und wurde schließlich auch von der überbetrieblichen Gewerkschaftsorganisation akzeptiert und unterstützt[4]. Umgekehrt wurde auch der Aufbau einer eigenständigen gewerkschaftlichen Interessenvertretung im Betrieb durch die bereits traditionell bestehende Nähe der gewerkschaftlichen Organisation zum Betrieb und Vertretung der Gewerkschaften im Betrieb begünstigt; auch schon traditionell war die Mitgliedschaft in der Gewerkschaft für die Vertretung ihrer Interessen *im* Betrieb.

Demgegenüber ist zum Beispiel die Interessenvertretung durch den Betriebsrat in der BRD nicht an die Zugehörigkeit zu einer Gewerkschaft gebunden.

(2) Da die erweiterte Tätigkeit und Position der Shop Stewards weder durch „Collective Agreements" noch durch gesetzliche Regelungen abgesichert wurde, liegt die Anerkennung durch das betriebliche Management, die Arbeitsmöglichkeiten u. ä. ausschließlich bei der Stärke der gewerkschaftlichen Organisation der Arbeitskräfte und Interessenvertretung im Betrieb. Folglich sind die konkreten Erscheinungsformen der Institutionalisierung der Interessenvertretung sehr unterschiedlich: sie reichen von Organisationsformen, deren Existenz durch das betriebliche Management ständig bedroht wird, über eine stillschweigende „Tolerierung" durch das Managment bis hin zur expliziten Anerkennung und Unterstützung einer institutionellen Verfestigung. Neuere Befunde zeigen, daß die Betriebe in zunehmendem Maße dazu übergingen (bzw. dazu gezwungen waren), die gewerkschaftliche Interessenvertretung durch Shop Stewards anzuerkennen.

(3) Der Shop Steward vertritt (im Unterschied zum Betriebsrat in der BRD) nicht die gesamte Belegschaft, sondern nur die gewerkschaftlich organisierten Arbeitskräfte im Betrieb und auch hier jeweils nur bestimmte Arbeitskräftegruppen oder Arbeitskräfte einer bestimmten Abteilung, die ihn zu ihrem Interessenvertreter wählen. Ein wichtiges Aufgabenfeld der Shop Stewards besteht in der unmittelbaren Vertretung der Interessen der Arbeitskräfte am Arbeitsplatz auf Produktionsebene; charakteristisch hierfür ist zum Beispiel die Einschaltung der Shop Stewards bei Auseinandersetzungen mit Vorgesetzten sowie bei Veränderungen am Arbeitsplatz. Es wurden auf dieser Grundlage auch übergreifende Shop Steward-Vertretungen auf Gesamtbetriebsebene entwickelt, der Ursprung und ein Schwerpunkt der Interessenvertretungen liegt aber unmittelbar auf der Produktionsebene und damit dort, wo Entscheidungen und Planungen, die auf höherer Managementebene getroffen wurden, für die einzelnen Arbeitskräfte konkret wirksam werden.

[4] Mit diesem Verhältnis von gewerkschaftlicher Interessenvertretung im Betrieb und überbetrieblicher Gewerkschaftsorganisation befaßt sich ausführlich die Untersuchung von *Degen* 1976.

(4) Der Shop Steward hat keine formalen Kompetenzen, autonom für die Arbeitskräfte verbindliche Entscheidungen zu treffen; er ist in jedem Fall an die Zustimmung durch die Arbeitskräfte gebunden. Nach Schilderungen von Shop Stewards verhinderte dies u.a., bei Verhandlungen mit dem Management „an die Wand gedrückt" und von den Arbeitskräften isoliert werden.

(5) Grundlegendes strategisches Prinzip bei der Interessenvertretung ist das „Verhandeln" (Bargaining). Anstelle der – aus dem Arbeitsvertrag resultierenden – Pflicht zur Unterwerfung unter das einseitige Direktionsrecht des Betriebes wird angestrebt, nicht nur den Lohn und allgemeine Beschäftigungsbedingungen, sondern auch die konkreten Arbeitsbedingungen am Arbeitsplatz und vor allem Veränderungen des Arbeitsablaufs und des Personaleinsatzes u.ä. zum Gegenstand von Verhandlungen zwischen Management und den Arbeitskräften (bzw. der Interessenvertretung) zu machen. Ein wichtiges Instrument zur Absicherung von Verhandlungsmöglichkeiten sind „Customs and Practices". Sofern sich einmal eine bestimmte Organisation der Arbeit, ein bestimmter Personaleinsatz usw. eingespielt haben und hiermit gearbeitet wird, betrachtet man dies als wechselseitig akzeptierte und verbindliche „Arbeitspraktiken", die der Betrieb nicht beliebig und einseitig wieder verändern kann. Auf diese Weise wird es möglich, Veränderungen zu kontrollieren und zum Gegenstand von Verhandlungen zu machen. Die Weigerung, Veränderungen zu akzeptieren, ist damit nicht gleichbedeutend mit dem grundsätzlichen Widerstand gegen Veränderungen; es geht im wesentlichen darum, Verhandlungsmöglichkeiten abzusichern. Ferner ist bei der Interessenvertretung die Orientierung leitend, daß der Betrieb und die Arbeitskräfte *unterschiedliche* Interessen verfolgen. Man orientiert sich nicht an „gemeinsamen" Zielen wie zum Beispiel der Sicherung der ökonomischen Existenz des Betriebes oder Steigerungen der Produktivität u.ä.; entsprechend steht man auch einer Kooperation mit dem Management überwiegend ablehnend gegenüber. So wird etwa dem betrieblichen Interesse an der Sicherung eines „effizienten" Produktionsablaufes und der Steigerung der Produktivität das Interesse der Arbeitskräfte an der Abwehr neuer oder zusätzlicher Arbeitsbelastungen gegenübergestellt.

Demgegenüber ist zum Beispiel für die Interessenvertretungen in der Bundesrepublik charakteristisch, daß die Notwendigkeit technisch-organisatorischer Veränderungen und die Steigerung der Produktivität eine *gemeinsame* Ausgangsprämisse ist, auf deren Grundlage man dann versucht, negative Folgen für die Arbeitskräfte abzumildern oder/und zu kompensieren[5].

(6) Grundlage für die Durchsetzung von Forderungen und Kontrolle von Arbeitsbedingungen ist nicht das „Gesetz" u.ä., sondern die *gewerkschaftliche* Organisation und *kollektive* Interessendurchsetzung im Betrieb. Entsprechend wird auch im Konfliktfall Forderungen nicht durch die Androhung oder Einlei-

[5] Vgl. hierzu ausführlicher zum Beispiel *Weltz* 1977 und 1976/78.

tung gerichtlicher Auseinandersetzungen (u. ä.) Nachdruck verliehen, sondern durch *unmittelbare* Aktionen der Arbeitskräfte im Betrieb („Industrial Disputes"). Zentrale „Instrumente" sind hier die Androhung sowie Praktizierung einer Blockierung und Störung des Produktionsablaufs durch Arbeitsniederlegungen (oft nur auf einzelne, strategisch wichtige Tätigkeiten begrenzt) und Streiks. Da die Betriebe grundsätzlich Interesse an einem kontinuierlichen und effizienten Produktionsablauf haben (bzw. haben müssen), werden sie hier im konkreten Fall an einer sehr empfindlichen Stelle getroffen. Entscheidend für Verhandlungen ist dabei vielfach nicht die Praktizierung von solchen „Industrial Disputes", sondern vor allem ihre „Drohwirkung".

Hinzuweisen ist hier darauf, daß zum Beispiel dem Betriebsrat in der BRD gesetzlich untersagt ist, seinen Forderungen mit Arbeitskampfmaßnahmen und speziellen Maßnahmen, die den Arbeitsablauf stören (!), Geltung zu verschaffen.

3.1.3. Inhalte und Ansatzpunkte der Interessenvertretung – Kontrolle und Abwehr von Leistungsanforderungen am Arbeitsplatz

(1) *Kontrolle und Abwehr von Leistungsanforderungen bei Leistungslohn*: Im Unterschied zur Bundesrepublik ist ein wichtiges Merkmal der Interessenvertretung durch Shop Stewards in Großbritannien die Skepsis gegenüber wissenschaftlichen Methoden zur Festlegung von Leistungsanforderungen (Bestimmung von Vorgabezeiten etc.). Die Interessenvertretung richtet sich hier sowohl grundsätzlich gegen die Anwendung solcher Methoden (zum Beispiel Verbot von Stoppuhren und Durchführung von Arbeitsstudien) als auch gegen die Akzeptierung und Anerkennung der Objektivität der Resultate der wissenschaftlich ermittelten Leistungsvorgaben. Es wird angestrebt, die Festlegung von Vorgabezeiten für Verhandlungen offen zu halten, um auf diese Weise für die Arbeitskräfte günstige und erträgliche Vorgabezeiten durchzusetzen. Ergänzend besteht ein wichtiges Aufgabenfeld der Shop Stewards in der Kontrolle der Leistungsverausgabung („Bremsen"). Von Bedeutung sind hier vor allem die Durchsetzung und Tradierung von „kollektiven Erfahrungen" gegenüber neu ins Erwerbsleben eintretende oder neu im Betrieb beschäftigte Arbeitskräfte. Damit kann die Wirkung des Lohnanreizes als „Anreiz" zu maximaler Verausgabung der Arbeitsleistung und als Instrument zur Verschärfung der Konkurrenz unter den Arbeitskräften eingeschränkt werden. Wie praktische Erfahrungen zeigen, geht es hier vor allem auch um einen Schutz älterer Arbeitskräfte. Ferner wird auch zu verhindern versucht, daß Vorgabezeiten neu festgelegt werden, wenn durch die Routinisierung, Gewöhnung an die Arbeit, Erfahrung usw. ein schnelleres Arbeiten möglich wird (Problem der Akkordschere). Umgekehrt wird versucht, jede technische oder organisatorische Veränderung zum Anlaß für die Aushandlung neuer (günstigerer) Vorgabezeiten und Löhne zu nutzen;

dies hat u. a. auch den Effekt für die Betriebe, die Durchführung kontinuierlicher Veränderungen zur Steigerung von Leistungsanforderungen (sukzessive Ausschöpfung von Rationalisierungsreserven) erschwert wird und infolgedessen vielfach auch von den Betrieben – im Sinne einer Konfliktvermeidungsstrategie – nicht (oder nur im begrenzten Umfang) praktiziert wird.

Auf Leistungsanforderungen beim Leistungslohn hat auch die Interessenvertretung der Arbeitskräfte im Betrieb in der BRD (Betriebsrat) Einfluß: Unterschiede bestehen hier hinsichtlich der konkreten Ausprägung der Kontrolle von Leistungsanforderungen. Im folgenden dargestellte Ansatzpunkte zur Kontrolle von Leistungsanforderungen, demgegenüber der Interessenvertretung in der Bundesrepublik *grundsätzlich* weitgehend entzogen.

(2) *Kontrolle des Tempos von Maschinen und Produktionsanlagen*: Unabhängig oder kombiniert mit dem Leistungslohn erfolgt die betriebliche Festlegung und Durchsetzung von Leistungsanforderungen zum Großteil über das Tempo von Maschinen und Produktionsanlagen (zum Beispiel Tempo des Fließbandes). Ein Schwerpunkt der Interessenvertretung der Shop Stewards liegt hier darauf, zu verhindern, daß durch den Einsatz neuer und leistungsfähigerer Maschinen und Produktionsanlagen auch das Arbeitstempo für die an und mit diesen Maschinen und Produktionsanlagen arbeitenden Arbeitskräfte gesteigert wird. Gegenstand von Verhandlungen ist hier meist *unmittelbar* das Tempo der Maschinen und Produktionsanlagen; auf die betriebliche Entscheidung, daß neue Maschinen und Produktionsanlagen eingeführt werden, hat die Interessenvertretung in der Regel keinen Einfluß, Gegenstand von Verhandlungen ist jedoch, in welcher Weise mit und an neuen Maschinen und Produktionsanlagen gearbeitet wird. Dies kann zum Beispiel zur Folge haben, daß bereits gekaufte und installierte Maschinen und Produktionsanlagen nicht in Betrieb genommen werden können, weil sich die Shop Stewards und das Management nicht über das Tempo einigen können oder daß die Betriebe nicht die volle Leistungsfähigkeit neuer Maschinen und Produktionsanlagen ausnutzen können, weil dies für die Arbeitskräfte zu einer Steigerung von Leistungsanforderungen führt. Ferner liegt ein Schwerpunkt der Interessenvertretung darauf, zu kontrollieren und zu verhindern, daß sukzessive das Tempo von Maschinen und Produktionsanlagen – zum Beispiel am Fließband – gesteigert wird. Die Grenze zwischen dem informellen (aber auf der gewerkschaftlichen Organisation beruhenden) Widerstand der Arbeitskräfte gegen eine Erhöhung des Tempos und der Einschaltung des Shop Stewards ist dabei meist fließend.

(3) *Kontrolle der Besetzungsstärke von Maschinen und Produktionsanlagen*: Ein traditioneller Ansatzpunkt gewerkschaftlicher Interessenvertretung, der von den Shop Stewards aufgegriffen und weiterentwickelt wurde, ist der Einfluß auf die Anzahl der Arbeitskräfte, die zur Bedienung von Maschinen und Produktionsanlagen eingesetzt sind (Manning Level). Es geht hier nicht – wie fälschlicherweise oft angenommen wird – allein und primär um die Sicherung

von Beschäftigungsmöglichkeiten, Verteidigung gewerkschaftlicher Territorien oder/und grundsätzlichen Widerstand gegen Veränderungen. Durch den Einfluß auf die Besetzungsstärke kann vielmehr auch verhindert und eingeschränkt werden, daß durch eine sukzessive „Verdünnung" der Besetzungsstärke die Leistungsanforderungen an die einzelnen Arbeitskräfte gesteigert werden (etwa indem ausscheidende Arbeitskräfte nicht ersetzt oder die bislang beschäftigten Arbeitskräfte an andere Tätigkeiten versetzt werden) oder daß mögliche Personaleinsparungen durch technische und organisatorische Veränderungen von den Betrieben für „zusätzliche" Personaleinsparungen zur Erhöhung der Leistungsanforderung genutzt werden. Ferner kann auch verhindert werden, daß Leistungsanforderungen durch die Ausweitung der Arbeitsaufgaben wie zum Beispiel die Ausweitung der Anzahl der zu bedienenden Maschinen, Ausfüllung von Wartezeiten durch zusätzliche Arbeiten etc. gesteigert werden. Wie vorliegende Erfahrungen und detailliertere Berichte zeigen, geht es hier nicht – wie in der öffentlichen Diskussion oft dargestellt – um ein stures Festhalten am Bestehenden. Sofern dies bei größeren technischen und organisatorischen Veränderungen der Fall ist, geht es vor allem darum, „Bargaining Power" abzusichern und eine günstige Ausgangsposition für Verhandlungen über die endgültige Festlegung der Besetzung von Maschinen und Produktionsanlagen und für Zugeständnisse seitens des Managements zu erreichen. (Die Weigerung, Veränderungen zu akzeptieren, ist somit wesentlich ein „strategisches Instrument", die Betriebe zum Verhandeln zu zwingen.)

Der Einfluß auf das Tempo und die Besetzungsstärke von Maschinen und Produktionsanlagen hat vor allem in der neueren Entwicklung zunehmend Bedeutung erlangt, da die Betriebe in einigen Produktionsbereichen (wie zum Beispiel der Automobilindustrie) vom traditionellen System des Leistungslohns zu Festlöhnen (zum Beispiel Measured Daywork) überzugehen. Damit wurden der Interessenvertretung im Betrieb wichtige Einflußbereiche auf Leistungsanforderungen, wie sie beim Leistungslohn bestehen (Verhandlung über Vorgabezeiten etc.), entzogen. Vorliegende Erfahrungen zeigen aber, daß es Interessenvertretungen im Betrieb möglich war, über den Einfluß auf die Besetzungsstärke und das Arbeitstempo auch weiterhin die Festlegung von Leistungsanforderungen zum Gegenstand von Verhandlungen zu machen.

(4) *Kontrolle eines flexiblen Personaleinsatzes*: Ein weiterer Einfluß auf Leistungsanforderungen ergibt sich aus der Kontrolle von Umsetzungen und Versetzungen der Arbeitskräfte im Betrieb. Von Bedeutung sind dabei nicht nur die Zuweisung einer neuen Tätigkeit bei technischen und organisatorischen Veränderungen, sondern vor allem auch ein „flexibler" Einsatz der Arbeitskräfte für unterschiedliche Tätigkeiten je nach Produktionsanfall, Personalengpässen usw.[6]. Im Rahmen der gewerkschaftlichen Interessenvertretung wurde

[6] Aus einem flexiblen Personaleinsatz ergeben sich keineswegs – wie oft unterstellt –

teilweise ein *grundsätzlicher* Widerstand gegen die betriebliche Einführung eines „flexiblen" Personaleinsatzes entwickelt mit der Folge, daß es den Betrieben nicht möglich ist – je nach Produktionsanfall –, die vorhandenen Arbeitskräfte für unterschiedliche Tätigkeiten einzusetzen. Sofern infolge des Produktionsanfalls, Variation der Art der Produkte usw. ein „flexibler Personaleinsatz" unvermeidbar ist, richtet sich die Interessenvertretung darauf, dessen praktische Handhabung zu kontrollieren und im konkreten Fall auch über den Umfang, die Konditionen für die Arbeitskräfte (zum Beispiel Einarbeitung, Entlohnung) usw. zu verhandeln.

(5) *Kontrolle der Disziplinierung der Arbeitskräfte*: Die Kontrolle und Einschränkung der Möglichkeiten des Betriebes zur Disziplinierung der Arbeitskräfte – und zwar sowohl durch negative Sanktionen wie zum Beispiel Kündigungen, Versetzungen, schlechte Arbeitsbedingungen u. ä. als auch positive Sanktionen wie zum Beispiel das Angebot von Aufstiegsmöglichkeiten usw. – ist eine wichtige und notwendige Ergänzung der zuvor dargestellten Kontrolle von Leistungsanforderungen. Nur wenn verhindert werden kann, daß die Leistungszurückhaltung, der Widerstand gegen zu enge Vorgabezeiten oder Arbeitstempo, die Weigerung, eine andere Tätigkeit anzunehmen usw. zu „individuellen" Nachteilen (Sanktionen) für die Arbeitskräfte führt oder die kollektive Interessendurchsetzung durch individuelle Begünstigungen geschwächt wird, kann eine effektive Kontrolle von Leistungsanforderungen entwickelt werden. Schwerpunkte der in Großbritannien entwickelten Interessenvertretung liegen hier auf der Kontrolle der negativen und positiven Saktionierung durch Vorgesetzte bei der Verteilung von Arbeitsaufgaben und der Kontrolle von Entlassungen. Bei der Verteilung von Arbeitsaufgaben geht es vor allem darum, dem unmittelbaren Vorgesetzten ein wichtiges Instrument zur Disziplinierung der Arbeitskräfte zu entziehen (bzw. dessen Anwendung zu kontrollieren). Bei Entlassungen geht es vor allem darum, zu verhindern, daß mangelnde bzw. abnehmende Leistungsfähigkeit oder/und aus an betrieblichen Anforderungen gemessen unzureichender Leistungsbereitschaft gekündigt wird. Sofern Entlassungen nicht vermeidbar sind, zum Beispiel wegen technischer und organisatorischer Veränderungen oder Veränderung der Auftragslage, verfolgt die Interessenvertretung den Grundsatz „first in, last out". Es besteht hier zwar die Gefahr einer Privilegierung der Arbeitskräfte mit längerer Dauer der Betriebszugehörigkeit und Spaltung der Arbeitskräfte in eine „Kern"- und „Rand"-Belegschaft; zum anderen

zwangsläufig positive Effekte für die Arbeitskräfte – etwa indem die Arbeit abwechslungsreicher wird – u. ä.; vielmehr entstehen neue Belastungen durch wachsende und zusätzliche Arbeitsanforderungen sowie die Ausfüllung von Warte- und möglichen Erholzeiten. Für die Betriebe wird es durch einen flexiblen Personaleinsatz möglich, die vorhandenen Arbeitskräfte „effizienter" zu nutzen und auf diese Weise auch die Leistungsanforderungen zu steigern. Vgl. hierzu sowohl in der Perspektive der Betriebe als auch der Arbeitskräfte *Altmann* u.a. 1980, Kap. II. und IV.

wird hierdurch aber auch verhindert, daß Kriterien wie Leistungsfähigkeit (insbesondere bei älteren Arbeitskräften) und die Akzeptierung hoher Leistungsanforderungen über die Sicherheit des Arbeitsplatzes entscheiden.

Da die Kontrolle von Leistungsanforderungen durch die Arbeitskräfte für die Betriebe eine – an betrieblichen Rentabilitätskriterien orientierte – „effiziente" Produktion und Ausschöpfung von Rationalisierungsmöglichkeiten erschwert und beschränkt, handelt es sich hier im konkreten Fall um einen sehr konfliktträchtigen Bereich der Interessenvertretung. Seitens der Betriebe, des Staates und auch öffentlicher Medien unterliegen dabei die Arbeitskräfte und die gewerkschaftliche Interessenvertretung dem beständigen Vorwurf, daß sie die Produktivität behindern und daß in Großbritannien „weniger hart" gearbeitet wird als in der Bundesrepublik. Unbeachtet bleibt dabei die Tatsache, daß durch die Interessenvertretung auch wichtige Ursachen von Gesundheitsgefährdungen am Arbeitsplatz angegangen werden. Die gesellschaftspolitische Bedeutung einer solchen präventiven Vermeidung von Gesundheitsgefahren am Arbeitsplatz ist in der Bundesrepublik speziell im Rahmen der Forderung nach einer „Humanisierung der Arbeit" sowie der Auseinandersetzung um die Kostenexplosion im Gesundheitswesen in den vergangenen Jahren bewußter geworden. In Großbritannien wird dies bislang allerdings auch von den Gewerkschaften kaum aufgegriffen und dem Vorwurf der Behinderung der Produktivität gegenübergestellt.

Abschließend sei noch kurz gezeigt, in welcher Weise durch die – unabhängig von gesetzlichen Regelungen entwickelte – Interessenvertretung auch die faktischen Auswirkungen gesetzlicher Regelungen zum Gesundheitsschutz (und hier insbesondere der Regelungen zur Beteiligung der Arbeitskräfte) beeinflußt werden.

3.2. Verhandeln statt Beraten – Gesetzliche Regelungen zum Gesundheitsschutz am Arbeitsplatz und Interessenvertretung[7]

Anfang der 70er Jahre erfolgte in Großbritannien eine umfassende Neuordnung der gesetzlichen Grundlagen zum Gesundheitsschutz am Arbeitsplatz („Health and Safety at Work Act" von 1974 und seine Ergänzung 1978). Erstmals wurden hierbei auch gewerkschaftliche „Safety Representatives" im Betrieb gesetzlich abgesichert (die gesetzlichen Regelungen hierzu traten im Herbst 1978 in

[7] Mit „Gesundheitsschutz" ist im folgenden in erster Linie die Vermeidung der definierten, sichtbaren und überwiegend gesetzlich geregelten Gesundheitsgefährdungen gemeint wie Unfallverhütung, Vermeidung negativer Umgebungseinflüsse (Hitze, Staub, Lärm) u. ä.

Kraft).[8] Zunächst wurden jedoch – entgegen den Forderungen der Gewerkschaften – zwar „Safety Representatives“ gesetzlich abgesichert, ihre Benennung aber *nicht* an die Zugehörigkeit zur Gewerkschaft gebunden. Der „Health and Safety at Work Act“ stand hier im Zusammenhang mit den Bestrebungen der konservativen Regierung, die gewerkschaftliche Interessenvertretung im Betrieb durch gesetzliche Regelungen einzuschränken, was auch seinen Niederschlag im Industrial Relations Act von 1971 gefunden hat. Von den Gewerkschaften wurden diese gesetzlichen Regelungen jedoch nicht akzeptiert; es kam zu umfangreichen Streikaktionen sowie zur faktischen Mißachtung der gesetzlichen Regelungen, was schließlich auch zum Sturz der konservativen Regierung führte. Damit konnte auch eine Veränderung der gesetzlichen Regelungen zu „Safety Representatives“ erreicht werden. Von der Labour-Regierung wurde der „Health and Safety at Work Act“ übernommen, bei den gesetzlichen Regelungen zu „Safety Representatives“ wurde nun aber den gewerkschaftlichen Forderungen nach der Absicherung *gewerkschaftlicher* „Safety Representatives“ entsprochen. Zum anderen wurde aber auch hier den „Safety Representatives“ nur ein „Beratungsrecht“ bei betrieblichen Entscheidungen und Maßnahmen zum Gesundheitsschutz eingeräumt (bzw. den Unternehmern die Pflicht zur Beratung auferlegt). Dabei orientierte man sich an bereits entwickelten, von den Betrieben initiierten Formen der Beteiligung der Arbeitskräfte an betrieblichen Belangen und hier speziell auch Gesundheitsfragen im Betrieb. Beim „Joint Consultation“ haben die Arbeitskräfte zwar die Möglichkeit, über bestimmte Angelegenheiten im Betrieb informiert zu werden, ihre Meinung hierzu einzubringen u.ä.; sie haben jedoch keinerlei Befugnisse, Rechte und Möglichkeiten im Konfliktfall ihre Vorstellungen und Interessen zur Geltung zu bringen.

Nach vorliegenden Berichten waren die auf dem „Joint Consultation“ beruhenden „Safety Committees“ wenig effektiv. Ein Shop Steward charakterisierte dies mit den Worten: „Beim Joint Consultation hört sich das Management unsere Forderungen und unsere Meinung an, und macht dann doch was es will“ (*Böhle/Kaplonek* 1980, S. 240).

Wie Befunde über die praktischen Auswirkungen der gesetzlichen Regelungen und Stellungnahmen der Gewerkschaftsorganisation zeigen, wird jedoch von der überbetrieblichen und betrieblichen Gewerkschaftsvertretung die Beschränkung einer Beteiligung auf „Joint Consultation“ nicht als verbindlich eingeschätzt. Die gesetzliche Absicherung gewerkschaftlicher „Safety Representatives“ wird vielmehr als eine Grundlage und ein Anstoß angesehen, nun auch Fragen der Unfallverhütung, der Vermeidung negativer Umgebungseinflüsse des Umgangs mit chemischen Stoffen u.ä. stärker als bisher in das System des

[8] Vgl. zu den gesetzlichen Regelungen und den gesellschaftspolitischen Hintergründen der gesetzlichen Neuordnung ausführlicher *Böhle/Kaplonek* 1980, S. 174ff.

„Collective Bargaining" im Betrieb einzubeziehen. Beispiel hierfür sind die Benennung der „Safety Representatives" und die Einschätzung sowie praktische Handhabung von „Safety Committees". Dies sei kurz näher ausgeführt[9].

(1) *Shop Stewards als „Safety Representatives"*: Nach vorliegenden Informationen des Dachverbandes der Gewerkschaften (TUC) und Befunden in einzelnen Betrieben wird die Mehrheit der Gewerkschaftsorganisationen und der gewerkschaftlichen Interessenvertretungen in den Betrieben – zumindest als Übergangslösung – bereits vorhandene Shop Stewards als „Safety Representatives" benennen. Als Begründung hierfür wird (u.a.) angeführt, daß Shop Stewards bereits Kenntnisse und Erfahrungen mit dem „Collective Bargaining" im Betrieb haben und auf diese Weise eine Trennung der Auseinandersetzung um Gesundheitsfragen und Sicherheitsfragen im Betrieb vom „Collective Bargaining" besser entgegengewirkt werden kann. Sofern in einigen Betrieben eigenständige „Safety Representatives" benannt wurden, ist man bestrebt, diese in das bereits bestehende Shop Steward System zu integrieren. (So waren zum Beispiel in einem Automobil-Betrieb die eigenständigen „Safety Representatives" Delegierte der Shop Stewards.) In Betrieben, in denen bislang keine gewerkschaftliche Interessenvertretung entwickelt wurde, wird versucht, die Benennung von „Safety Representatives" zum Aufbau einer umfassenden (nicht nur auf Gesundheits- und Sicherheitsfragen im engeren Sinne) zu gewerkschaftlichen Interessenvertretungen im Betrieb zu nutzen.

(2) *„Safety Committee"*: Nach den gesetzlichen Regelungen und „Regulations" ist der Betrieb verpflichtet, ein „Safety Committee" zu errichten, wenn mindestens zwei „Safety Representatives" dies fordern. Vorliegende Befunde zeigen, daß die Betriebe ein großes Interesse an der Errichtung von „Safety Committees" haben und zum Teil selbst von den Betrieben die Errichtung solcher „Committees" (oder Weiterführung bereits bestehender) initiiert wurde.

In den gewerkschaftlichen Ausbildungsunterlagen für „Safety Representatives" wird jedoch die Errichtung und Beteiligung an einem „Safety Committee" durchweg skeptisch beurteilt. So wird zum Beispiel den „Safety Representatives" (bzw. Shop Stewards) nahegelegt zu überprüfen, ob sie „wirklich ein Safety Committee benötigen" (Ausbildungsunterlage des TUC). Betrachtet man die Vorteile, die sich aus einem „Safety Committee" für die Betriebe ergeben können, so ist diese Skepsis durchaus berechtigt. Durch die Zuständigkeit eines speziellen Ausschusses für Gesundheits- und Sicherheitsfragen können die Betriebe verhindern, daß „Gesundheit und Sicherheit" unmittelbar auf Produktionsebene, quasi täglich, thematisiert und kontrolliert wird (bzw. werden kann); es besteht eher die Möglichkeit, Auseinandersetzungen mit Gesundheits- und

[9] Die hier und im folgenden zitierten empirischen Befunde beruhen auf eigenen Erhebungen des Verfassers in einzelnen britischen Betrieben. Vgl. ausführlich auch in der Perspektive der betrieblichen Reaktionen: *Böhle/Kaplonek* 1980, Teil 4.

Sicherheitsproblemen von anderen Angelegenheiten und Problemen im Betrieb und damit auch vom „Collective Bargaining" zu trennen; und schließlich ist es im „Safety Committee" für das Management eher möglich, Gesundheits- und Sicherheitsfragen zu „versachlichen" bzw. den Forderungen der Arbeitskräfte technische und ökonomische Probleme gegenüberzustellen und sie damit als nicht realisierbar auszuweisen.

Nach uns vorliegenden Befunden findet sich auch bei den Shop Stewards und „Safety Representatives" in den Betrieben eine skeptische und kritische Einschätzung von „Safety Committees". So wurden zum Beispiel keine „Safety Committees" gefordert oder/und eine Beteiligung an bereits bestehenden „Safety Committees" und entsprechenden betrieblichen Initiativen strikt abgelehnt[10]. In anderen Fällen wurde ein „Safety Committee" gefordert oder die bisherigen Vertreter der Arbeitskräfte ausgewechselt, jedoch mit dem Ziel, das „Safety Committee" von einem Beratungs- in ein Verhandlungsgremium umzufunktionieren, in dem auch verbindliche Beschlüsse gefaßt werden. Voraussetzung hierfür ist, daß im „Safety Committee" kompetente und mit Entscheidungsbefugnis ausgestattete Vertreter des betrieblichen Managements beteiligt sind; hierauf richteten sich auch die Forderungen bei der Errichtung von „Safety Committees". Ist dies der Fall, sieht man im „Safety Committee" eine Möglichkeit, direkt mit den für den Gesundheitsschutz im Betrieb verantwortlichen Vertretern des Managements verhandeln zu können und zugleich das Management dazu zu zwingen, sich nicht nur ad hoc und von Fall zu Fall Forderungen der Arbeitskräfte zur Verbesserung des Gesundheitsschutzes zu befassen. Das „Verhandeln" über Gesundheits- und Sicherheitsfragen im „Safety Committee" besagt auch, daß – ähnlich wie dies bei Verhandlungen über andere Angelegenheiten der Fall ist – im Konfliktfall den Forderungen der „Safety Representatives" auch mit der Androhung oder Praktizierung von „Industrial Disputes" Nachdruck verliehen wird und hiermit der Betrieb auch zu rechnen hat. Zum anderen ist man bestrebt, auch bei Existenz eines „Safety Committees" keineswegs Gesundheits- und Sicherheitsfragen nur im „Safety Committee" zu behandeln. Aufgabe der „Safety Representatives" ist vielmehr auch eine *permanente* Kontrolle der Einhaltung von Sicherheitsvorkehrungen und Identifizierung von Gesundheitsgefährdungen am Arbeitsplatz. So sieht man zum Beispiel eine wesentliche Aufgabe darin, zu verhindern, daß durch Arbeitsanweisungen, kurzfristige Umdisposition der Arbeitsorganisation, Zeitdruck usw. Vorkehrungen zur Unfallverhütung vernachlässigt werden. Dies kommt auch darin zum Ausdruck, daß man bei der Bestimmung der Anzahl der „Safety Representatives" (sie wurde in den „Regulations" zu den gesetzlichen Regelungen fixiert) nicht nur bestrebt ist, in jeder Abteilung zumindest einen „Safety Representative" zu haben, sondern zum Beispiel auch bei Schichtarbeit für jede Schicht.

[10] Vgl. hierzu ausführlicher *Böhle/Kaplonek* 1980, S. 246ff.

(3) In einem der von uns untersuchten Betriebe fand sich ein Beispiel dafür, wie Auseinandersetzungen um Gesundheits- und Sicherheitsfragen im Konfliktfall ausgehen können. Es handelt sich um einen gewerkschaftlich stark organisierten Betrieb. Von den Safety Representatives (Shop Stewards) waren wegen des Lärms zwei Maschinen stillgelegt worden. Bei einer Maschine konnte der Betrieb den Forderungen der Safety Representatives durch eine Verkapselung der Maschine nachkommen. Bei der anderen Maschine – die Lärmquelle war hier das Eindrehen von Schrauben in ein Gewinde im Abstand von fünf Sekunden – konnte bislang keine Lösung gefunden werden. Nach Aussagen der Safety Representatives soll die Arbeit an dieser Maschine nicht eher wieder aufgenommen werden – insbesondere weil auch Arbeitskräfte an anderen Arbeitsplätzen hierdurch belästigt werden –, bis das Lärmproblem beseitigt ist. Bezeichnend und typisch für die grundlegende Orientierung bei der Durchsetzung von Forderungen gegenüber dem Betrieb war die Antwort der Safety Representatives auf die Frage nach der technischen Machbarkeit: „Dies ist ein Problem für den Betrieb und nicht unseres. Der Betrieb soll sich was einfallen lassen, und dann werden wir sehen". Als Beleg wurde angeführt, daß bei der anderen Maschine es nun ja auch „plötzlich" möglich war, eine Verkapselung anzubringen. Sicherlich läßt sich dieses Beispiel nicht ohne weiteres verallgemeinern. So wurde zum Beispiel in einem anderen Betrieb der Automobilindustrie von den Safety Representatives ebenfalls eine Reduzierung des Lärms, hier an großen Pressen, gefordert. In diesem Fall wurden konkrete Vorschläge von den Safety Representatives vorgebracht, wie zum Beispiel das Anbringen von großen Platten aus einem lärmdämpfenden Material. Die Erfüllung dieser Forderung wurde jedoch bislang vom Betrieb wegen der zu hohen Kosten abgelehnt. Man sah seitens der Safety Representatives zum gegenwärtigen Zeitpunkt kaum eine Möglichkeit, dieser Forderung nach der Reduzierung des Lärms durch Arbeitsniederlegung usw. Nachdruck zu verleihen, da sich die Arbeiter an den hohen Lärm bereits gewöhnt haben; „man muß auf eine günstige Gelegenheit warten, vielleicht können wir dann den Betrieb unter Druck setzen" – so wurde von einem Safety Representative die gegenwärtige Situation eingeschätzt.

Typisch und nach unseren Erfahrungen durchaus generalisierbar scheint uns jedoch bei dem angeführten Beispiel der Umgang mit gesetzlichen Regelungen oder hiermit vergleichbaren Vorschriften. Bislang wurde in Großbritannien keine gesetzliche Regelung zum Lärm herausgebildet; es besteht aber ein „Code or Practice" für die staatlichen Aufsichtsbeamten, in dem die Lärmgrenze mit 90 dB(A) angegeben wird. Die staatlichen Aufsichtsbeamten *können* sich hieran orientieren und auf dieser Grundlage auch verbindliche Anforderungen an die Betriebe stellen. Auch für die Safety Representatives war bei dem angeführten Beispiel dieser „Code of Practice" eine Grundlage für ihre Forderungen. Man sah hierin einen Beleg dafür, daß der Lärm gesundheitsschädigend ist bzw. daß dies allgemein anerkannt ist. Die festgelegte Lärmgrenze wurde aber nicht als

Maßstab für die Forderungen akzeptiert. Man vertrat vielmehr grundsätzlich die Auffassung, daß es „ein falscher Weg" ist, sich auf Auseinandersetzungen um die Höhe der dB(A) und ihrer Messung einzulassen. Maßstab ist vielmehr das „subjektive Empfinden" der Arbeitskräfte. „Wir müssen den Lärm nicht messen, jeder im Betrieb weiß, daß der Lärm an diesen Maschinen einfach unerträglich war" und „wir rangeln doch nicht um Dezibel mit dem Management. Es ist uns zu laut; das genügt doch als Argument, oder?" – so erläuterten die Safety Representatives ihren Standpunkt.

(4) Betrachtet man die Auswirkungen der neueren gesetzlichen Regelungen zum Gesundheitsschutz im Betrieb, so zeigt sich: Sofern sich die Betriebe nun stärker als in der Vergangenheit mit dem Gesundheitsschutz am Arbeitsplatz befassen, wurde dies wesentlich durch die gesetzliche Absicherung gewerkschaftlicher Safety Representatives *und* die Gefahr ausgelöst, daß nun Sicherheits- und Gesundheitsfragen stärker als bislang in das „Collective Bargaining" im Betrieb einbezogen werden; in den Worten eines Produktionsleiters: „Gesundheits- und Sicherheitsfragen werden nicht deshalb jetzt mehr im Betrieb diskutiert als früher, weil es das neue Gesetz gibt; Gesundheit und Sicherheit wird ernstgenommen, weil jetzt die Gewerkschaften offiziell dafür zuständig sind".

Literaturverzeichnis

Altmann, N./Binkelmann, P./Düll, K./Mendolia, R./Stück, H.: Bedingungen und Probleme betrieblich initiierter Humanisierungsmaßnahmen, hektographierter Forschungsbericht des ISF München. Veröffentlichung Altmann, N./ Binkelmann, P./ Düll, K./ Stück, H: Grenzen neuer Arbeitsformen im Industriebetrieb. Frankfurt/New York 1981.

Batstone, E./Borastone, J./Frenkel, S.: Shop Stewards in Action, The Organization of Workplace Conflict and Accomodations. Oxford 1977.

Beynon, H.: Working for Ford. Harmondsworth 1977.

Böhle, F./Altmann, N.: Industrielle Arbeit und Soziale Sicherheit. Frankfurt 1972.

Böhle, F./Kaplonek, H.: Interessenvertretung am Arbeitsplatz und Reformen im Gesundheitsschutz – Das Beispiel Großbritannien. Frankfurt/New York 1980.

Degen, G. R.: Shop Stewards – ihre zentrale Bedeutung für die Gewerkschaftsbewegung in Großbritannien. Frankfurt/Köln 1976.

Goodman, J. F. B./Whittingham, T. G.: Shop Stewards in British Industry. London 1969.

Köppl, B.: Intensivierung kontra Humanisierung. Frankfurt/New York 1979.

Weltz, F.: Innovation, Beschäftigungspolitik und industrielle Beziehungen (Veröffentlichung der Deutsch-Britischen Stiftung für das Studium der Industriegesellschaft London/Bonn). München 1976/78.

Weltz, F.: Kooperative Konfliktbewältigung – ein Stil industrieller Beziehungen in deutschen Unternehmen. In: Gewerkschaftliche Monatshefte, Heft 5, 1977.

D. Selbsthilfe und Selbsthilfebetriebe aus ökonomischer Sicht

Theo Thiemeyer

1. Selbsthilfe als alternative Organisationsform der Produktion von Gütern und Diensten

Selbsthilfe meint die Produktion von Gütern und Diensten unter (partiellem) Verzicht auf die Mitwirkung oder die Verwendung von Vorleistungen fremder Wirtschaftseinheiten (anderer wirtschaftlicher sozialer Gebilde). Man kann individuelle und solidarische Selbsthilfe (G. Weisser[1], W. W. Engelhardt[2]) oder – für andere Untersuchungszwecke – *individuelle, familiale* und *solidarische (Gruppen-)Selbsthilfe* unterscheiden. *Volkswirtschaftlich* bedeutsam ist die Tatsache, daß sich ein gesamtwirtschaftlich entscheidender Teil der Produktion von Gütern und Diensten in Form von Selbsthilfe außerhalb des von der Berechnung des ‚Sozialprodukts' erfaßten und bewerteten Bereiches vollzieht. *Betriebswirtschaftlich* interessiert vor allem der besondere „Wirtschaftsstil"[3], Besonderheiten des „Sinns" (i. S. von Weissers morphologischem Ansatz), der Struktureigenschaften und der Betriebsprozesse der als „Selbsthilfe"-Betriebe zu charakterisierenden sozialen Gebilde.

Selbsthilfe bedeutet in der gegebenen Wirtschaftsgesellschaft einerseits das freiwillig gewollte oder durch Notlagen erzwungene Ausscheiden aus dem

[1] *Gerhard Weisser:* Art. Selbsthilfe, in: Evangelisches Soziallexikon, 4. Aufl., hrsg. von Friedrich Karrenberg, Stuttgart 1963;
zur „Selbsthilfe" aus betriebswirtschaftlich-unternehmensmorphologischer Sicht vgl. vor allem *Gerhard Weisser:* Art. Selbsthilfeunternehmen, in: HdSw, Bd. 9, Stuttgart/Tübingen/Göttingen 1956, S. 217-219. Ferner die vom *Ständigen Ausschuß für Selbsthilfe* 1956 herausgegebene Schrift „Erfolge solidarischer Selbsthilfe in der Bundesrepublik Deutschland". Die Schrift bezieht sich auf die Arbeiten der 7. Tagung der Internationalen Konferenz für Sozialarbeit in Toronto 1954, die ganz dem Thema „Selbsthilfe" gewidmet war.

[2] *Werner Wilhelm Engelhardt:* Art. Selbsthilfe, in: Evangelisches Soziallexikon, Neuauflage 1980

[3] *Gerhard Weisser:* Form und Wesen der Einzelwirtschaften. Theorie und Politik ihrer Stile , 2. Aufl. 1949

„Markt", sei es, weil man glaubt, bestimmte Güter und Leistungen in Selbsthilfe relativ kostengünstiger (infolge Eliminierung des Profits auf Vormärkten oder infolge kostengünstiger Produktion) oder – unabhängig von der Kostenbetrachtung – in einer für die eigenen Zwecke angemessenen Form beschaffen zu können, oder weil der „Markt" bestimmte Güter oder Dienste nicht zur Verfügung stellt.

Andererseits verstehen sich bestimmte Formen der Selbsthilfe – so vor allem die „sozialpolitische Selbsthilfe" (W. W. Engelhardt) – als Alternative zu einem zwar bedarfswirtschaftlich gemeinten, aber durch Mangel an innovatorischer Flexibilität und Fähigkeit zur Anpassung an Sonderfälle gehemmten öffentlich-bürokratischem Handeln.

Wirtschaftsordnungstheoretisch bedeutsam ist die Frage der „Systemkonformität" derartiger Selbsthilfe-Betriebe, d.h. ihre Vereinbarkeit mit der Funktionsweise der jeweils gegebenen Wirtschaftsgesellschaft und jeweils vorherrschenden ordnungspolitischen Leitvorstellungen.

Soziale Gebilde der Selbsthilfe (Selbsthilfebetriebe oder Selbsthilfewirtschaften) verstehen sich in der Regel als Ergänzung zu den dominierenden Systemen der Produktion von (privaten und öffentlichen) Gütern, in bestimmten Fällen – und das gilt vor allem für viele Formen der solidarischen Selbsthilfe – auch als *politische, wirtschaftsordnungspolitische oder kulturell bedeutsame Alternative* zu den in der gegebenen Gesellschaft dominierenden Organisationsformen der Güterversorgung. Ältere Formen der solidarischen Selbsthilfe wie die Haushaltsgenossenschaften (Konsum- und Wohnungsgenossenschaften) sind aus kleinen Gruppenwirtschaften (die für die spontanen Formen der solidarischen Selbsthilfe charakteristisch sind) zu Großformen institutionalisierter solidarischer Selbsthilfe herangewachsen, die zumindest in bestimmten Phasen der wirtschaftlichen Entwicklung marktregulierend eingreifen konnten. Indes läßt sich gerade an den Großformen der institutionalisierten solidarischen Selbsthilfe die für alle Formen der solidarischen Selbsthilfe bestehende Tendenz (Sozialgesetzlichkeit) zur Transformation (G. Weisser spricht wertend von „Entartung") in andere Betriebsformen, vor allem die Konvergenz zum Betriebsstil der dominierenden Produktionssysteme (des marktwirtschaftlich-erwerbswirtschaftlichen einerseits und des öffentlich-haushaltswirtschaftlich-bürokratischen andererseits) nachweisen.

Zum Problem der sozialgesetzlichen „Transformation" genossenschaftlicher Betriebstypen (Franz Oppenheimer) oder der „Entartung" oder „Sinnverdünnung" (Gerhard Weisser) folgen weiter unten noch einige Hinweise.

Notwendigkeit und *Zweckmäßigkeit individueller und familialer Selbsthilfe* (familialer Eigenproduktion) waren im Prinzip nie umstritten. Das politische und zumal wirtschaftsordnungspolitische Problem von solidarischer Selbsthilfe dagegen, als das bewußte (und z.T. militante) Ausscheiden aus dem „Markt", die Bedarfswirtschaftlichkeit, in vielen Genossenschaften als ordnungspolitische

Alternative oder – versöhnlicher – als notwendige Ergänzung bewußt gepflegt, erregten das politische und wirtschaftstheoretische Interesse weit mehr.

2. Soziale Gebilde der solidarischen Selbsthilfe als „Betriebe"

Ob es zweckmäßig ist, den Bereich der *„Selbsthilfe"-Gebilde als „nichtmonetär"* zu bezeichnen, könnte zweifelhaft sein. Sicherlich vollzieht sich ein großer Teil der Produktion von Gütern und Diensten der Selbsthilfe „naturalwirtschaftlich" (d.h. durch Gütertausch und Gütereinsatz ohne Geldrechnung); aber der käufliche Erwerb von Gütern (d.h. Ausgaben) und der Einsatz von Vermögen (Gegenwert von „Kapital" im betriebswirtschaftlichen Sinn) ist nicht ausgeschlossen. Nicht der Verzicht auf die monetäre Betrachtung oder Handlungsorientierung ist das Entscheidende, sondern der *Verzicht auf die Gewinnorientierung,* auf die „erwerbswirtschaftliche" Orientierung und die (in der Spontangründung als selbstverständlich unterstellte) *„Bedarfswirtschaftlichkeit"*[4]. D.h. Ziel der Produktion in Form der Selbsthilfe ist nicht Gewinnerzielung, sondern optimale Bedarfsdeckung unter bestimmten Nebenbedingungen; diese Nebenbedingungen können durchaus monetärer Art sein. Neben den Grenzen der – bei Spontangründung i.d.R.: ehrenamtlichen – persönlichen Arbeitsleistung liegen hier die entscheidenden Restriktionen für Selbsthilfe.

Produktion in Form von Selbsthilfe ist in hochindustrialisierten Gesellschaften in weiten Bereichen der Produktion im professionellen System unterlegen, in bestimmten, der volkswirtschaftlichen Bedeutung nach keineswegs peripheren Bereichen aber überlegen. Die größere Effizienz kann sich aus motivationalen Anreizen ergeben, die sich aus persönlicher Betroffenheit erklären, aber auch aus Informationsvorsprüngen infolge Problemnähe, die die Anpassungsfähigkeit an den Einzelfall erhöht.

Hier ergeben sich ähnliche Aspekte wie bei der körperschaftlichen Selbstverwaltung (u.a. im System der sozialen Sicherung)[5]. Entscheidend für viele Formen der Selbsthilfe ist der Eigenbeitrag, der aus Einbringen laufenden Einkommens, Einbringen von Vermögen, vor allem aber im Einbringen von (unentgeltlicher, ehrenamtlicher) Arbeitsleistung bestehen kann.

Die Frage, ob das (zumindest in Ansätzen) notwendig planvolle Zusammenwirken (Abstimmung von Arbeitsabläufen usw.) in noch nicht institutionell verfestigten Gruppen bei Spontangründungen schon als *„Betrieb" im Sinne der Be-*

[4] vgl. dazu *Theo Thiemeyer:* Wirtschaftslehre öffentlicher Betriebe, Reinbek bei Hamburg 1975, S. 30

[5] *Theo Thiemeyer:* Soziale „Selbstverwaltung" unter ökonomischem Aspekt, in: Zeitschrift für Sozialreform, 21. Jg., 1975, Heft 9, S. 539-559

triebswirtschaftslehre klassifiziert werden soll, ist von peripherem Interesse. Für die Zwecke unserer Untersuchung erweist sich eine solch breite Konzeption von Betrieb als zweckmäßig. Chr. Badelt bezeichnet – mit guten Argumenten – die Selbsthilfeorganisation als „eine spezielle Form eines Unternehmens, wenn dieser Begriff extensiv interpretiert wird"[6].

Es versteht sich von selbst, daß auch und gerade das bedarfswirtschaftliche Disponieren „wirtschaftlich" und „rational" sein kann. Die ökonomische Verengung der Vorstellung von „Wirtschaftlichkeit" auf das Erwerbswirtschaftliche wird allerdings durch gängige Grundannahmen des neoklassischen Instrumentariums der herrschenden volkswirtschaftlichen Theorie nahegelegt. Und auch für die Betriebswirtschaftslehre stand – entgegen dem Totalitätsanspruch der „allgemeinen" Betriebswirtschaftslehre – die Lehre von der privaten Erwerbswirtschaft im Sinne Wilhelm Riegers lange im Mittelpunkt[7].

3. Vielfalt der Selbsthilfebetriebe

Die betrieblichen Formen der solidarischen Selbsthilfe sind außerordentlich vielgestaltig. Jedenfalls handelt es sich bei allen Fällen der solidarischen Selbsthilfe um Genossenschaften im ökonomischen Sinn, d.h. um Zusammenschlüsse von Haushalten zur gemeinsamen Selbstversorgung mit bestimmten Gütern und Diensten[8]. Diese genossenschaftlichen Zusammenschlüsse in wirtschaftlichem Sinne können sich zwar der Rechtsform der Genossenschaft bedienen, sie erscheinen aber ungleich häufiger in der Form des (eingetragenen) Vereins: Sportvereine, Jugendgruppen, Klubs[9]. Badelt nennt daneben als Beispiel für Selbst-

[6] *Christoph Badelt:* Sozialökonomie der Selbstorganisation. Beispiele zur Bürgerselbsthilfe und ihre wirtschaftliche Bedeutung. Frankfurt/New York 1980, S. 43

[7] vgl. dazu *Theo Thiemeyer:* Art. Gemeinwirtschaft, in: W. Glastetter u.a. (Hrsg.) Handwörterbuch der Volkswirtschaft, Wiesbaden 1978, Sp. 416ff., sowie meine Streitschrift: Gemeinwirtschaft in Lehre und Forschung. Schriftenreihe Gemeinwirtschaft Nr. 13, Frankfurt a.M./Köln 1974

[8] Auch die us-amerikanische Literatur zum Selbsthilfe-Problem verweist auf die genossenschaftliche Tradition und das Problem der sozialen Schwäche oder Gefährdung der Mitglieder von Selbsthilfegruppen oder -organisationen: *Alan Gartner/Frank Riessman:* Self-Help in the Human Services, San Francisco 1977, S. VIII, S. 4

[9] vgl. zu der hier angesprochenen Problematik vor allem *Werner Wilhelm Engelhardt:* Geschichte und Grundlagen mittelständischer Genossenschaften als Ansatzpunkte theoretischer Kooperationsanalyse, in: Zeitschrift für das gesamte Genossenschaftswesen, Bd. 26, 1976, S. 285-301, vor allem Seite 289. Sehr eingehend zu „Genossenschaftsartigen Formen der Kooperation außerhalb von Genossenschaften strenger Art" *Werner Wilhelm Engelhardt:* Der Funktionswandel der Genossenschaften in industrialisierten Marktwirtschaften. Begriffliche Grundlagen, Arbeitshypothesen, Stadien des Wachstumsprozesses, Berlin 1971, vor allem S. 20ff.; *Gerhard Weisser:* Genossenschaften, Hannover 1968

hilfeorganisationen Bürgerinitiativen, Interessengemeinschaften, Kleingenossenschaften, Initiativgruppen. Die Vielzahl und Vielgestaltigkeit ihrer Zwecke, Aufgaben und ihrer organisatorischen Form sind kaum überschaubar. Vielen Spontangründungen solidarischer genossenschaftlicher Selbsthilfe drängt sich die Notwendigkeit von „Rechtsform" erst gar nicht auf. Die Rechtsform wird nicht nur als entbehrlich, sondern schon als eine Form der Konvergenz abgelehnt. Wahrscheinlich erweist es sich als zweckmäßig, darauf zu verzichten, zwischen Spontangründungen bzw. überschaubaren sozialen Gebilden solidarischer Selbsthilfe einerseits und den institutionalisierten Großformen solidarischer Selbsthilfe voreilig Gemeinsamkeiten des „Sinns" oder der „organisatorischen Form" zu suchen. A. Bodenstedt bezieht den Begriff Selbsthilfe – allerdings in Hinsicht auf die besonderen Aspekte der Entwicklungsländerproblematik – „auf bestimmte kleinräumige Organisationsformen der Bevölkerung, vor allem auf gemeindlicher Ebene"[10]. Badelt schließt aus seiner Analyse u.a. „traditionelle Interessenvertretungen" wie Gewerkschaften, Parteien, politische pressure groups, ferner Großvereine und Non-Profit-Organisationen, „die den Charakter privater Bürokratien angenommen haben", schließlich „Großgenossenschaften, die sich von herkömmlichen Privatunternehmen lediglich durch ihre Rechtsform, nicht aber durch ihre faktische wirtschaftliche Tätigkeit unterscheiden", aber auch die Selbstverwaltung des Sozialversicherungsbereichs aus.[11]

4. Selbsthilfebetriebe und Gemeinnützigkeit

Für die gesellschaftswirtschaftliche Beurteilung von Selbsthilfe ist die Frage ihrer „Gemeinnützigkeit" (Gemeinwirtschaftlichkeit) wirtschaftspolitisch von Interesse[12]. Als privatwirtschaftlich bezeichnet man solche Einzelwirtschaften, die primär im Interesse ihrer Träger tätig sind, als *gemeinwirtschaftlich* (gemeinnützig) solche Einzelwirtschaften, die öffentliche Aufgaben erfüllen. Als gemeinwirtschaftliche Betriebe bezeichnet man in der Literatur neben den öffentlichen (in der Terminologie Adolph Wagners: den „zwangsgemeinwirtschaftlichen") die freigemeinwirtschaftlichen, zu denen man vor allem die widmungswirtschaftlichen Gebilde rechnet (die unter Verzicht auf Gewinn fremden Bedarf

[10] *A. Andreas Bodenstedt:* Selbsthilfe: Überlegungen zur entwicklungsstrategischen Verwendbarkeit eines allgemein sozialen Handlungsmusters, in: *Derselbe:* Selbsthilfe: Instrument oder Ziel ländlicher Entwicklung, Saarbrücken 1975, S. 5

[11] *Chr. Badelt:* Sozialökonomie, a.a.O., S. 30

[12] vgl. zum Thema vor allem *Werner Wilhelm Engelhardt:* Zur Frage der Gemeinwirtschaftlichkeit von Genossenschaften, in: Zeitschrift für das gesamte Genossenschaftswesen, Bd. 29 (1979), S. 13ff., *Derselbe:* Sind Genossenschaften gemeinwirtschaftliche Unternehmen. Schriftenreihe Gemeinwirtschaft, Nr. 29, Frankfurt a.M. 1978

decken) und die Selbsthilfebetriebe[13]. (Der Begriff „gemeinwirtschaftlich" oder „gemeinnützig" ist nicht identisch mit der wohnungswirtschaftlichen oder steuerrechtlichen Gemeinnützigkeit, obgleich hier Berührungspunkte vorliegen.) Ob soziale Gebilde der „Selbsthilfe" in diesem Sinne gemeinnützig sind, ist vor allem in der älteren genossenschaftswissenschaftlichen Literatur ein umstrittenes Problem. Einerseits sind Selbsthilfebetriebe unmittelbar im Interesse ihrer Träger tätig. Andererseits läßt sich feststellen – und das gilt vor allem auch für die „*sozialpolitische Selbsthilfe*" – daß viele Gebilde der solidarischen Selbsthilfe der Bereitstellung von Selbstversorgung mit Diensten dienen, die, würden sie nicht von Selbsthilfegebilden erstellt, von der öffentlichen Hand oder gemeinnützig disponierenden Dritten zur Verfügung gestellt werden müßten: Sie erfüllen also „öffentliche Aufgaben", sie können – wie öffentliche Betriebe – Instrumente der Wirtschafts-, hier vor allem der Sozialpolitik sein.

Burton A. Weisbrod spricht von einem Voluntary Nonprofit Sector als einem dritten Sektor neben dem privaten und dem öffentlichen[14]. Die deutschsprachige Literatur spricht im Anschluß an Adolph Wagner vom „frei-gemeinwirtschaftlichen" Sektor. Die Meinung, daß es sich um ein bisher vernachlässigtes Gebiet der ökonomischen Theorie handele, ist irrig. Das Problem ist in der deutschsprachigen Literatur seit der Rezeption der angelsächsischen liberalen Schule im deutschen Sprachraum im ersten Drittel des 19. Jrh. bekannt und von Friedrich von Hermann in seinen Staatswirtschaftlichen Untersuchungen 1832 unter ordnungspolitischem Aspekt behandelt. Die Literatur ist kaum übersehbar[15].

Die ältere Genossenschaftstheorie sah ganz allgemein in den Einzelwirtschaften solidarischer Selbsthilfe Zusammenschlüsse sozial Schwacher oder durch das

[13] Die Terminologie ist uneinheitlich. Vgl. *Theo Thiemeyer:* Art. Gemeinwirtschaft, in: Handwörterbuch der Wirtschaftswissenschaft, Bd. 3, im Erscheinen. Die gelegentlich von Chr. Badelt vertretene Auffassung, ich verstünde unter Gemeinwirtschaft nur die staatliche Wirtschaft (Sozialökonomie der Selbstorganisation, a. a. O., S. 44) ist irrig. Indes ist der Begriffsstreit um „Gemeinwirtschaft" unergiebig. Es kommt nur darauf an, ob bestimmte soziale Gebilde ihrem Sinn und ihrer Absicht nach „im öffentlichen Interesse" disponieren.

[14] *Burton A. Weisbrod:* Towards a Theory of the Voluntary Nonprofit Sector in a Three Sector Economy, in: Derselbe (Hrsg.): The Voluntary Non Profit Sector, Exington/Toronto 1977. Die Bezeichnung Nonprofit-Sektor ist insofern unzweckmäßig, als in bestimmten Fällen die Überschußerzielung der Gemeinwirtschaftlichkeit nicht entgegenstehen muß (G. Weisser, A. v. Loesch; der letzte allerdings mehr in Hinsicht auf großbetriebliche Formen der Gemeinwirtschaft, die bei „Selbsthilfe" nicht in jedem Fall im Vordergrund des Interesses stehen). Aber auch ein wichtiges preispolitisches Verfahren der gemeinwirtschaftlichen Einrichtungen, nämlich die „interne Subventionierung" (Überschußerzielung auf einem Teilmarkt zur Erfüllung gemeinnütziger Zwecke auf einem anderen Teilmarkt) ist mit einer strengen Interpretation des Nonprofit-Begriffs nicht vereinbar.

[15] vgl. dazu die Übersicht bei *Werner W. Engelhardt:* Art. Genossenschaften, in: Handwörterbuch der Wirtschaftswissenschaft, Bd. 6, im Erscheinen

Wirtschaftssystem Gefährdeter, Zusammenschlüsse also, die von vornherein als sozialpolitisch förderungswürdig erscheinen: Ein wirtschaftspolitischer Standpunkt, der nur insoweit allgemeine Anerkennung gefunden hat, als das solidarische „aus dem Markt Ausscheiden" nicht die massiven ökonomischen Interessen anderer tangiert hat. Immerhin könnten für neue Formen, zumal der „sozialpolitischen Selbsthilfe", ähnliche Argumente ins Feld geführt werden, die ihre „Förderungswürdigkeit" begründen würden, womit (betriebswirtschaftliche) Fragen der Finanzierung verbunden sind[16].

Ist Selbsthilfe als eine gesundheits-, verteilungs- oder sozialpolitisch gewünschte Form der Bereitstellung von Gütern oder Diensten erkannt, ergibt sich das Problem der *Anreize zur Selbsthilfe,* Organisationsformen der „Hilfe zur Selbsthilfe". Voraussetzung zur Klärung dieser Frage ist die Klärung der politischen, sozialpsychologisch und sozialen Voraussetzungen für Selbsthilfe. In einer neueren Untersuchung hat Horst Büscher [17] die Frage dieser Voraussetzung von Selbsthilfe und Selbsthilfe-Solidarität in Hinsicht auf Entwicklungsländer untersucht, wo gutgemeinte „Anreizsysteme" sich als Fehlschlag erwiesen haben. Büscher sprach von Bedingungen solidarischen Handelns in einer „vorkooperativen Phase". Wir können in Hinsicht auf die Probleme der hier gegebenen Wirtschaftsgesellschaft nach den *Voraussetzungen solidarischer Selbsthilfe* in einer (Widmaier folgend) „konkurrenzwirtschaftlich konditionierten" Gesellschaft sprechen, d. h. nach den Voraussetzungen solidarischer Selbsthilfe unter den Bedingungen der Herrschaft einer ökonomischen Theorie, aus deren Perspektive „Gemeinnützigkeit" als ethisches Geschwätz und das Einbringen unentgeltlicher Arbeit als vorrationales Handeln (als Fehlallokation knapper Faktoren) erscheinen muß.

Jedenfalls bedarf das Grundmuster „Kooperation" als ökonomisch sinnhaftes Handlungskonzept neben den Grundmustern „Konflikt" und „Konkurrenz" in der gegenwärtigen Gesellschaft der theoretischen Rekonstruktion und der politischen Rehabilitierung.

[16] Anzumerken ist allerdings, daß nicht jedes Ziel solidarischer „Selbsthilfe" der Erfüllung „öffentlicher Aufgaben" dient. Eine mögliche Form der solidarischen Selbsthilfe ist auch die Pressure-Group. Aber auch bestimmte Formen von Pressure-Groups (z. B. Bürgerinitiativen) könnten – je nach gesellschaftspolitischem Standpunkt - als zur Realisierung des „öffentlichen Interesses" unentbehrlich erscheinen (allgemein-politische Selbsthilfe); *W. W. Engelhardt:* Art. Selbsthilfe 1980

[17] *Horst Büscher:* Solidarische Selbsthilfe als innovatives kooperatives Handeln, in: Archiv für öffentliche und freigemeinnützige Unternehmen, Jahrbuch für nicht-erwerbswirtschaftliche Betriebe und Organisationen (Nonprofits), Bd. 12, 1980

5. Selbsthilfe und neoklassische Theorie

Die ökonomische Analyse der „Selbsthilfe" und „Selbsthilfebetriebe" erfolgte – dogmengeschichtlich betrachtet – vor allem in jenen Richtungen ökonomischer Theorie, die, wenn nicht methodisch, so doch in der Breite ihres wissenschaftlichen Interesses, eher der *Tradition der historischen Schule* (in einem sehr weiten Sinn, der – sicherlich unter Vorbehalten – Adolph Wagner mit einbezieht) zuzurechnen sind. Die herrschende ökonomische Theorie stand dem Problem der solidarischen Selbsthilfe und der Bedarfswirtschaftlichkeit als betrieblichem Wirtschaftsprinzip bis in die neueste Zeit hilflos – und darum häufig gegnerisch – gegenüber[18]. Die formale ökonomische Analyse des Haushalts schien mit der Bestimmung des rationalen Haushaltsverhaltens als Nutzenmaximierung gelöst, die formale Übereinstimmung dieser Analyse mit der privatunternehmerischen Gewinnmaximierung schien die Einheitlichkeit und Geschlossenheit des Gesamtsystems zu bestätigen. Gewinnverzicht und Bedarfswirtschaftlichkeit nehmen sich aus dieser Perspektive allerdings als nicht-rationales Verhalten, als Störung des Prozesses der optimalen Allokation, die Selbsthilfebetriebe – wie auch die öffentlichen Betriebe, sofern sie „bedarfswirtschaftlich" disponieren – als „Fremdkörper" aus. Diese – im Rahmen der traditionellen wohlfahrtsökonomischen Modellanalyse logisch schlüssige – *„Fremdkörpertheorie"* erwies und erweist sich insofern als politisch und wirtschaftspolitisch problematisch, als neoklassische Modellanalyse die Tendenz zeigt, aus der gegen Kritik immunisierten Analyse logischer Implikationen des Modells flugs in die konkrete wirtschaftspolitische Empfehlung hinüberzuschlüpfen: Und hier gewinnt die (liberale) „Fremdkörpertheorie"[19] einen bedenklichen politischen Stellenwert.

Die neuere Entwicklung der neoklassischen Theorie schöpft die Tatsache der logischen All-Zuständigkeit des neoklassischen Instrumentariums verfeinerter und konsequenter aus: Danach erscheinen einerseits alle Formen der außermarktlichen Kooperation – d. h. in der hier gewählten Terminologie: der solidarischen Selbsthilfe – als Organisationen der individuellen Vorteils-Maximierung (als welche man sie unter Verzicht auf Informationswert selbstverständlich begreifen kann); und andererseits wird in Fällen des (nicht mehr zu leugnenden)

[18] Daß die innerhalb der Gleichgewichts-Ökonomik konsistenten Interpretationen genossenschaftlichen Handelns bei Walras und Pareto bis in die Gegenwart so wenig Beachtung gefunden haben, muß überraschen. Vgl. dazu die Untersuchung von *Michael Hoppe:* Die klassische und neoklassische Theorie der Genossenschaften. Ein Beitrag zur Dogmengeschichte und neueren Genossenschaftstheorie, Berlin 1976

[19] Ich spreche von „liberaler" Fremdkörpertheorie im Gegensatz zu einer „sozialistischen", die die bedarfswirtschaftlichen Betriebe als „Inseln" einer zukünftigen Wirtschaftsordnung in einer noch privatwirtschaftlich-erwerbswirtschaftlichen Umgebung sah.

vgl. *Theo Thiemeyer:* Gemeinwirtschaftlichkeit als Ordnungsprinzip, Berlin 1970, S. 51ff., S. 106ff.

„Marktversagens" der Versuch gemacht, zumindest die logische Möglichkeit aufzuweisen, bei Bestimmung von Art und Umfang des staatlichen „öffentlichen" Güterangebots auf die (vermeintlich unverfälschten) individuellen Präferenzen der Konsumenten/Bürger zu rekurrieren. Für die ökonomische Theorie ist in diesem Zusammenhang die im Anschluß an Olson entfaltete Kollektivgutproblematik entscheidend.

6. Einige finanzwirtschaftlich-verteilungspolitische Aspekte von solidarischer „Selbsthilfe" und „Hilfe zur solidarischen Selbsthilfe"

Der Hinweis, daß die Förderung von Selbsthilfe, wie z.B. die Förderung nichtprofessionalisierter Systeme – oder auch der Laienmedizin – zur „Kostensenkung unserer Gesundheitssicherung", zur „Entlastung" der Etats beitragen könne, ist richtig, und dennoch wissenschaftlich und politisch keineswegs unbedenklich. Letztlich geht es um die *Mobilisierung privater, unentgeltlicher, ehrenamtlicher Arbeit.* Gemeinnütziges Disponieren ist entgegen der in den herrschenden ökonomischen Lehrbüchern kanonisierten Theorie – vor allem auch aus der Perspektive der Tradition der deutschen liberalen Klassik des frühen 19. Jh. – ein unentbehrliches Element rationalen Wirtschaftens in der Volkswirtschaft. Nicht-professionelle Arbeit im Rahmen der Selbsthilfe verursacht aber (evtl. nicht-monetäre, nicht quantifizierbare) „Kosten". Mobilisierung von nicht-institutionalisierten Formen der Produktion von Gesundheitsgütern kann die *Substitution öffentlicher Ausgaben* (etatmäßig erfaßter Ausgaben und öffentlicher Kosten) *durch private Kosten* bedeuten: Kosten, die als Leistungen der Haushalte nicht einmal im sog. „Sozialprodukt" auftauchen. Eine solche Substitution kann u. U. sinnvoll sein, weil sich – vielleicht – durch eine solche Substitution medizinische und gesellschaftspolitisch erwünschte Effekte erzielen lassen: Aber „Entlastung" der öffentlichen Haushalte oder Parafisci muß nicht aus jeder Perspektive ein sinnvolles Ziel sein: Es handelt sich um Kostensubstitution, nicht (oder zumindest im ersten Schritt nicht) um Kostenersparnis. Der Vorgang bedarf der Beurteilung unter produktionspolitischem (Effizienz usw.) und vor allem verteilungspolitischem Aspekt.

Das Bedenkliche des Argumentes wird erst dann deutlich, wenn sich die *finanzpolitische Argumentation* seiner bemächtigt. So hat sich beispielsweise der Wissenschaftliche Beirat beim Bundesministerium der Finanzen in seinem Gutachten „Zur Lage und Entwicklung der Staatsfinanzen in der Bundesrepublik Deutschland"[20] im Jahre 1975, also zu einer Zeit, da man in einer durchgreifend

[20] Bulletin des Presse- und Informationsamtes der Bundesregierung Nr. 103 vom 16.8.1975, S. 1001ff., hier S. 1009

restriktiven Ausgabenpolitik der öffentlichen Hand das entscheidende Mittel zur Steuerung der Krise sah, für eine „stärkere Entlastung der öffentlichen Haushalte" durch *Übertragung von bisher öffentlich finanzierten Aufgaben an Private* ausgesprochen unter der Voraussetzung, daß diese sich u. a. „mit unentgeltlicher Arbeitskraft an den Kosten beteiligen". Dabei wird auf die jahrhundertealte Tradition gemeinnütziger Tätigkeit in der öffentlichen Wohlfahrt, der Kranken- und Altenpflege, der Erziehung und Bildung hingewiesen. Es wird auf die „erfolgreiche Förderung privater Eltern-Kinder-Gruppen" als ein Weg hingewiesen, „auf dem der öffentliche Haushalt entlastet" und „private Initiative angeregt und ausgenutzt werden" können.

Sicherlich ist es unzulässig, dem Wort „ausgenutzt" eine vom Beirat beim BMF zweifelsohne nicht gemeinte, böswillige Nebenbedeutung zu unterschieben. Aber der Hinweis auf eben diese denkbare Nebenbedeutung macht das gemeinte Problem deutlich. Nun ist zwar der Hinweis auf die Entlastungswirkung durch die Mobilisierung gemeinnütziger Kräfte im Rahmen des genannten Gutachtens von peripherer Bedeutung. Bemerkenswert ist aber, daß gemeinnütziges Handeln als ökonomisch relevantes Handeln wieder Eingang in das wirtschaftspolitische Denken findet. Es fragt sich nur, ob die Vorstellung der „*Entlastung des öffentlichen Haushalts*" als Ziel für diese gemeinnützige Tätigkeit hinreichend motivierend ist oder überhaupt relevant ist in Hinsicht auf die gesellschaftlichen Funktionen, die solidarische Selbsthilfe und widmungswirtschaftliche Fremdhilfe in der gegebenen Gesellschaft zukommen könnte.

Es ist nicht ohne wissenschaftlichen Reiz, Erwägungen darüber anzustellen, ob unentgeltliche solidarische Selbsthilfe und widmungswirtschaftliche Fremdhilfe mit dem *Rationalitätsbegriff der herrschenden ökonomischen Theorie* vereinbar ist: Unentgeltliche Tätigkeit für geldwerte (knappe) Leistungen ist aus der modellanalytisch verengten Perspektive des unentgeltliche Leistung Anbietenden nicht „rational" (vulgo: dumm) und führt aus der Perspektive des Gesamtsystems notwendig zu einer Fehlallokation der Faktoren. Zumindest müßte im Falle der unentgeltlichen Dienstleistungen die Fehlallokation durch die fiktive Berechnung von „Schattenpreisen" verhindert werden. Erweist sich unentgeltliche Produktion von Gütern und Diensten in bestimmten Bereichen dennoch als gesellschaftspolitisch sinnvoll, so könnte man das als (zumindest partielles) Versagen der ökonomischen Theorie begreifen.

Die politische Fungibilität des neoklassischen Erklärungsinstrumentariums zeigt sich allerdings auch hier. Aus dieser Sicht nimmt sich der Vorgang wie folgt aus:

Durch finanzwirtschaftliche Anreize wird solchen Individuen, in deren „gegebenen" Präferenzsystemen die Präferenz für das Erbringen einer unentgeltlichen Arbeitsleistung eine Rolle spielt, die Chance geboten, gemäß ihren „gegebenen" individuellen Präferenzen zu handeln. Die Erweiterung der Chancen, das Arbeitsangebot gemäß ihren eigenen „gegebenen" Präferenzen zu gestalten (nämlich unentgeltlich), kann – ex definitione – nicht verteilungspolitisch nachteilig, sondern (im Sinne größerer Freiheitlichkeit) nur positiv sein.

7. Förderung von Selbsthilfe als Substitution öffentlicher Ausgaben durch private Kosten

Förderung der Selbsthilfe kann die Erschließung neuer Formen der Bedarfsdeckung, vor allem qualitativ besserer Bedarfsdeckung bedeuten, kann aber mit *Privatisierung öffentlicher Ausgaben,* d.h. mit *Umwandlung öffentlicher Ausgaben in private Ausgaben oder nicht-monetäre private Naturalleistung* (Kosten) verbunden sein. Das ist in keiner Weise ein Argument gegen das Schaffen von Anreizen zur Selbsthilfe. Es ist nur ein Argument gegen die *mißbräuchliche Propagierung von Selbsthilfe als Mittel der Sanierung öffentlicher Haushalte* oder Parafisci.

Das öffentlich-finanzwirtschaftliche Argument, man könne bei relativ geringen öffentlichen Zuschüssen (als Anreiz zur Selbsthilfe) einen Multiplikatoreffekt durch Mobilisierung (ehrenamtlicher) Selbsthilfe erreichen (und damit gegenüber der Vollfinanzierung im öffentlichen Haushalt Einsparungen erzielen) ist verteilungspolitisch nicht unbedenklich[21]. Dabei liegt das Bedenkliche nicht etwa darin, daß die Förderung nur bestimmten Gruppen (den Nutznießern der Selbsthilfegruppen, die faktisch der Allgemeinheit nicht offenstehen, z.B. Selbsthilfe-Kindergärten) zugute kommt (das könnte aus der weiter oben erläuterten Perspektive der „Gemeinnützigkeit" sinnvoll sein), sondern darin, daß sozial Benachteiligte oder in ihrer Lebenslage Gefährdete oder ohnehin besonders Belastete zum Erbringen einer Leistung, d.h. zur Übernahme von „Kosten" animiert werden, die selbst nach politisch herrschender Auffassung in einen allgemeinen Soziallastenausgleich einbezogen werden müßten. Die *Annahme von unentgeltlichem Arbeitsangebot bei der Produktion von „öffentlichen Gütern"*, d.h. von Gütern, für die die öffentliche Hand einen Sicherstellungsauftrag hat, muß zwar nicht, kann aber verteilungspolitisch bedenklich sein. Die Vermutung der Bedenklichkeit wächst, wenn man sich nur im Falle des Marktversagens, d.h. von „optimality gaps" (Arrow), auf Motive wirtschaftlichen Handelns wie das des gemeinwirtschaftlichen bedarfswirtschaftlichen Handelns beruft, die in einer ökonomisch konditionierten Leistungsgesellschaft als „vorrational" erscheinen müssen.

[21] vgl. dazu den von Philipp Herder-Dorneich, Günter Sieben und Theo Thiemeyer im Auftrag der Bosch-Stiftung herausgegebenen Band zu Fragen der Gesundheitsökonomik (erscheint 1981)

8. Einige verteilungspolitische Aspekte der familialen Selbsthilfe

Bleiben wir vorab bei dem Argument der Entlastung des öffentlichen Haushalts. Bedenklich ist auch das Argument, *Sozialstationen* könnten oder sollten (u.a. durch eine Verringerung der Einweisungsquote in Krankenhäuser und durch die Verkürzung der Verweildauer) zur „Kostendämpfung" im Gesundheitswesen beitragen. Der Einsparungseffekt ist allenfalls ein Nebeneffekt: Bei den Sozialstationen geht es um die Darbietung von Leistungen (nämlich Pflegeleistungen und gesundheitspolitische Beratungen), die bisher nach gesellschaftlich vorherrschender Meinung dem Bereich der sozialen Sicherungsfunktion der Haushalte überlassen bleiben sollten, wobei die Frage der Leistungs- und Pflegekapazität und -willigkeit der Haushalte ungeklärt geblieben ist.

Indes bedarf die Frage, ob und inwieweit Pflegebedürftigkeit (zumal langfristige) vom einzelnen Haushalt oder der Familie als „Schicksal" getragen werden muß oder als gemeinsame Aufgabe der (allerdings auf das Monetär-Versicherungstechnische reduzierten) Solidargemeinschaft im sozialrechtlichen Sinne übernommen werden soll, der bewußten Klärung.

Sicherlich dient die Ausweitung des Anspruchs auf häusliche Pflege der Deckung eines Bedarfs, dessen Deckung erst durch den Erfolg des Systems der sozialen Sicherung als öffentliche Aufgabe bewußt wurde: Neben anderen wies Elisabeth Liefmann-Keil[22] darauf hin, daß u.a. das steigende Rentenniveau die Zahl der Kleinhaushalte und Einpersonenhaushalte vermehrte, und damit das Problem der Hilfe im Falle der Hilfsbedürftigkeit entstehen ließ. Tatsächlich hat das Problem im vollen Umfang schon immer bestanden. Aber die neue Entwicklung läßt häusliche Krankenpflege zum öffentlichen Gut werden. Ganz unabhängig davon geht die Rechtsentwicklung dahin, die „zufällige" „schicksalhafte" Verteilung von Pflegepflichten – die sich aus der Sicht kritischer Analyse zumindest in breitem Umfang als nicht zufällig erweist – im Rahmen des sozio- technisch Machbaren zu korrigieren: Die quantitativ und monetär (u.a. im Sozialprodukt) nicht erfaßbare Haushaltsleistung wird teilweise durch eine monetär erfaßbare Leistung ersetzt. Es entstehen Ausgaben, aber keine zusätzlichen Kosten, oder anders: Die bisher vom Haushalt getragenen, zufällig verteilten „Kosten" (ganz konkret im Sinne von Arbeitskosten) sind nun auch „Ausgaben", die im öffentlichen Rechnungssystem erscheinen.

Die rechtswissenschaftliche und zumal sozialrechtliche Diskussion um den sog. *Krankheits-Begriff* und den „Begriffs-Wandel" (i.S. einer Ausweitung) ist aus ökonomischer Perspektive nichts anderes als eine Diskussion um Art und Umfang der Einbeziehung von „Kosten" der privaten Haushalte in den Solidar-

[22] *Elisabeth Liefmann-Keil:* Sozialinvestitionen und Sozialpolitik – Zur Perpetuierung der Sozialpolitik, in: GMH, 23. Jg. 1972, S. 24ff.

ausgleich der Parafisci (womit die Kosten zu öffentlichen Ausgaben werden). Was aus juristischer Sicht – semantisch bedenklich – als „*Wandel des Krankheits-Begriffs*" erscheint, ist nichts anderes als ein Wandel der jeweils herrschenden Meinung über verteilungspolitische Grundentscheidungen über die Verteilung der Last von Krankheit und Vorsorge.

9. „Selbsthilfediskussion" und „Privatisierungsdebatte"

Badelt rückt die „Selbsthilfe"-Diskussion in die Nähe der allgemeinen Privatisierungsdebatte[23]. Der Vorzug der Einbettung der Selbsthilfeprobleme in die Privatisierungsdiskussion kann allenfalls darin gesehen werden, daß die Möglichkeit der Übertragung „öffentlicher Aufgaben" auf nicht-privatwirtschaftliche Betriebe als wirtschaftspolitische Möglichkeit in Erinnerung gebracht wird[24]. Indes wäre es verfehlt – und zahlreiche Beiträge zur Selbsthilfe-Diskussion zeigen eine voreilige Neigung in dieser Richtung – „Selbsthilfe" vor allem als eine Reaktion auf das sog. „Staatsversagen" zu interpretieren, denn sie ist ebenso häufig – und mittelbar immer – eine Reaktion auf das „Marktversagen": mittelbar immer darum, weil staatliches Wirtschaften in einer Wirtschaftsgesellschaft, in der – aus welchen Gründen auch immer – eine Vorentscheidung für ein erwerbswirtschaftlich-privatwirtschaftliches System gefällt ist, seinerseits subsidiär ist, d. h. dann und insoweit zum Zuge kommt, als privates Wirtschaften nach politisch jeweils vorherrschender Meinung nicht zu den gewünschten Ergebnissen führt. Oder anders: Selbsthilfeorganisationen entstehen auch dort, wo staatliches Wirtschaften die Mängel des privat-erwerbswirtschaftlichen Handelns unzulänglich kompensiert. Selbsthilfegruppen entwickeln sich u. a. dort, wo das System der Sozialen Sicherung Lücken hat.

10. Selbsthilfe und Transformationsgesetzlichkeit (Konvergenz)

Bei allen Formen der Selbsthilfe, die sich außerhalb des dominierenden marktwirtschaftlich-erwerbswirtschaftlichen Systems und außerhalb des öffentlichen Verwaltungssystems vollziehen, ist die Möglichkeit der Transformation zu berücksichtigen, d. h. die sozialgesetzliche *Tendenz zur Anpassung* an die Einstellungen und Verhaltensweisen von Personen und (damit) Institutionen an die dominierenden Systeme. Dieses Konvergenzphänomen ist umso bedeutsamer,

[23] *Chr. Badelt:* Wirtschaftspolitische Aspekte der Selbstorganisation, in: Österreichisches Jahrbuch für Politik 1979, S. 193ff., hier S. 197f., S. 200

als „Selbsthilfe"-Betriebe (einschließlich der Spontangruppen) bewußt als Alternative zu den dominierenden Systemen der Produktion von (privaten und öffentlichen) Gütern und Diensten konzipiert sind. Schon der *Übergang von der ehrenamtlichen zur hauptamtlichen Betriebsführung* (bei wachsender Inanspruchnahme der Leistungen der Selbsthilfeeinrichtungen, die i.d.R. – mit Recht und doch nicht unbedenklich – als „Erfolg" begriffen wird) löst bei genossenschaftlichen Zusammenschlüssen häufig Transformationsprozesse aus. „Tüchtige" Manager gewinnen ihre Vorstellungen von „rationalem" betrieblichem Handeln und (vor allem) ihre „Erfolgs"-Maßstäbe durch Orientierung an den dominierenden Organisationsformen.

Die meisten Spontangründungen solidarischer Selbsthilfe verschwinden nach Funktionserfüllung, Erschöpfung der Schubkraft der Motive der Gründung usw. Überlebende Gründungen unterliegen gesellschaftlichen und dabei vor allem ökonomischen Konvergenz-Zwängen. Gerade der „Erfolg" (der sich in der zunehmenden Inanspruchnahme der angebotenen Leistung, steigender Mitgliederzahl der Selbsthilfegruppe usw. niederschlägt) bringt die Gefahr der Konvergenz mit sich. Indes deutet die Verwendung des Wortes „Gefahr" schon eine wertende Position zugunsten des „institutionellen Sinns" der Gründung an: Tatsächlich kann die Konvergenz zu den marktwirtschaftlich- erwerbswirtschaftlichen bzw. öffentlich-bürokratischen Verhaltensmustern die einzige Chance zum Überleben der Organisation sein (wenn man darin einen Eigenwert sieht).

Neben dem Kriterium „*Betriebsgröße*" bzw. Änderung der Betriebsgröße i.S. von „Wachstum" ist (oft im Zusammenhang mit der Größe) die *Art der Finanzierung* für Stärke und Richtung des Konvergenz-Prozesses von entscheidender Bedeutung.

Die Finanzierung (d.h. hier: die Bereitstellung von Zahlungsmitteln zur Deckung der Ausgaben) kann bei Selbsthilfebetrieben erfolgen

a) durch die Träger auf dem Weg der Mitglieder-Umlage, z.B. Beiträge, die unabhängig von Art und Umfang der individuellen Inanspruchnahme, deren Bemessungsgrundlagen also nicht die Kosten der Inanspruchnahme sind (finanztechnischer Solidarausgleich);
b) 1. durch Kostenbeteiligung bei Inanspruchnahme oder
   2. durch an den Kosten der Inanspruchnahme orientierte Entgelte;
c) durch Zuschüsse nicht-staatlicher Dritter;
d) durch Zuschüsse aus einem oder mehreren öffentlichen Haushalten.

Eindeutige sozialgesetzliche Zusammenhänge zwischen Finanzierungsform und Transformationsprozessen lassen sich nur hinsichtlich zweier (allerdings wichtiger) Finanzierungsformen feststellen:

1. Bei der Finanzierung über den Preis (hier Kostenpreis) zeigen sich Tendenzen zur Anpassung an marktwirtschaftlich-erwerbswirtschaftliche Verhaltensweisen: Zwar wird in Selbsthilfebetrieben, die gemäß Gesetz (Wohnungsgenossenschaften) und/oder Satzung an den Kostenpreis gebunden sind, im Grund-

satz am Kostenpreisprinzip festgehalten, der Grundsatz aber im Sinne von „nur die Kosten, aber reichlich" interpretiert: Die versteckte Überschußerzielung dient zwar so gut wie nie privatwirtschaftlicher Aneignung, sondern der Erweiterung des finanziellen Dispositionsspielraums im Interesse des Selbsthilfebetriebes. Aber die preispolitische Konvergenz ist unverkennbar.

2. Bei hohem Anteil der öffentlichen Finanzierung besteht die Tendenz zur Anpassung an finanzwirtschaftlich-bürokratische Verhaltensweisen, was sich nicht zuletzt aus der Notwendigkeit der Erfüllung haushaltsrechtlicher Bestimmungen (Nachweis der ordnungsgemäßen Verwendung der Mittel) ergibt (u.a. D. Grunow/F. Hegner).

Die *Konvergenz* vollzieht sich bei den *Großformen institutionalisierter Selbsthilfe* wie bei öffentlich-gemeinnützigen Einrichtungen und nicht-staatlichen gemeinnützigen (meist widmungswirtschaftlichen) Einrichtungen besonders augenfällig; aber alle Einrichtungen der Selbsthilfe, zumal auch solche, die sich als Alternativgründungen verstehen, *unterliegen Konvergenzzwängen*.

Das Abdriften von bedarfswirtschaftlichen Einzelwirtschaften zum Typ des privaten Erwerbbetriebs einerseits oder (seltener) zum Typ der öffentlichen Behörde andererseits sagt nichts über die ökonomische Bedeutung oder die Funktions- oder Lebensfähigkeit von „Selbsthilfebetrieben" oder Widmungswirtschaften: Sie entstehen in kaum überschaubarer Typenvielfalt und Anzahl immer neu, zur Deckung neuartiger Bedarfe und zur Verfolgung innovativer Ziele. Viele Formen der Selbsthilfe sind eine sowohl aus volkswirtschaftlicher als auch betriebswirtschaftlicher Sicht „rationale" Weise der Organisation der Produktion von Gütern und Diensten, wo das Angebot von Markt und Hoheitsverwaltung versagt.

E. Zur Systematisierung nicht-professioneller Sozialsysteme

Friedhart Hegner

Ein gemeinsames Anliegen derjenigen, die sich mit Selbsthilfe oder Selbstorganisation im Gesundheitswesen befassen, besteht offensichtlich darin, Alternativen zu „professionellen Hilfesystemen" zu suchen, zu finden und genauer zu beschreiben (*Badura/Gross* 1976). Bei dieser Suche kann man sich an zwei Gesichtspunkten orientieren.

1. an der *Laienhaftigkeit*, also an dem Grad der Nicht-Beruflichkeit und Nicht-Professionalisiertheit des Hilfebemühens und
2. an der Art der Einbindung des *individuellen* Hilfebemühens in verschiedenartige *soziale* Systeme oder Gebilde.

Eine dritte Dimension grenzt vorab den Wirklichkeitsbereich ein: es geht um laienhafte Hilfebemühungen mit Bezug auf Fragen von *Krankheit und Gesundheit*.

In dieser Abhandlung wird versucht, anhand von Antworten auf folgende vier Fragen zentrale Gesichtspunkte für eine Typologie gesundheitsbezogener Hilfen und Sozialsysteme zu entwickeln:

1. Was bedeutet ‚laienhaftes Handeln' im Unterschied zu beruflichem und professionellem Handeln?
2. Wodurch sind laienhafte Sozialsysteme im Unterschied zu beruflichen und professionellen Sozialsystemen gekennzeichnet?
3. Welches sind zentrale Merkmale der organisatorischen Binnenstruktur laienhafter Sozialsysteme?
4. Welche Formen des Umweltbezuges laienhafter Sozialsysteme lassen sich feststellen?

1. Was bedeutet laienhaftes Handeln mit Bezug auf Gesundheit oder Krankheit?

Bei Beantwortung der Frage, was nicht-professionelles oder laienhaftes Handeln ist, sind zwei Dimensionen zu berücksichtigen:

Schema A: Ziele, Gegenstände und Ausprägungen des Gesundheits-/Krankheitsbezuges von Handlungen

Teildimensionen des Bezugs von Handeln auf Krankheit und Gesundheit	Grad der Ausdifferenzierung, Spezialisierung und Qualifizierung gesundheitsbezogenen Handelns			
	laienhaft; eingebettet in diffuse Alltagsbeziehungen	angelernt; nur wenig aus diffusen Alltagsbeziehungen herausgelöst	als Beruf erlernt; in besonderen Berufspositionen ausdifferenziert	als Profession erlernt; in besonderen verwissenschaftlichen Berufspositionen ausdifferenziert
Erscheinungsformen von Krankheit (Symptome im medizinischen Sinne; Befunde)	z. B.: Selbstmedikation aufgrund der Symptomwahrnehmung	z. B.: Selbstmedikation tion nach vorangehender ärztlicher Instruktion	z. B.: Überwachung der Medikamenteneinnahme oder Anlegen eines Verbandes durch eine Krankenschwester	z. B.: Verordnung von Medikamenten durch einen Arzt nach ‚Augenschein'-Diagnose
Psychische und soziale Begleiterscheinungen von Krankheit (und von Gesundheit)	z. B.: Führung des Haushalts eines Bettlägerigen durch Verwandte	z. B. Hilfe im Haushalt eines Kranken durch eine Familienpflegehelferin	z. B.: Haushaltsführung für einen Kranken durch eine ausgebildete Hauswirtschafterin	z. B.: Verordnung von Sedativa oder Antidepressiva durch einen Facharzt zur Beeinflussung der Gemütslage des Kranken
Psychische, soziale und somatische Folgen von Krankheit (z. B. Langfristwirkungen) von Krankheit	z. B.: wie zuvor, aber mit Bezug auf Behinderungen infolge von Krankheit	z. B.: wie zuvor, aber mit Bezug auf Behinderungen oder Dauerkrankheiten	z. B.: berufliche Rehabilitation durch Sozialarbeiter, Ergotherapeuten u. ä.	z. B. Kurbehandlung durch einen Arzt im Nachgang zu einer Krankheit
Psychische, soziale und somatische Ursachen	z. B.: Einstellung des Rauchens oder des übermäßigen Essens und Trinkens bei Leberschaden	z. B.: Kräuterbehandlung bei Akne aufgrund tradierter ‚Rezepte' und heilpraktischer Erfahrungen	z. B.: Familientherapie durch einen Sozialarbeiter bei psycho- und soziogenen Magengeschwüren	z. B.: medizinische und sozialepidemiologische Forschung im Hinblick auf Zusammenhänge zwischen Krankheit und Umweltfaktoren
Gesellschaftliche Dysfunktionen von Gesundheit/Krankheit	z. B. Diskussion am Biertisch über die wirtschaftlichen Folgen eines hohen Krankenstandes	z. B.: Diskussion in der Arbeitsgruppe ‚Gesundheit' einer Partei oder eines Betriebsrates	z. B.: Karteiführung in einer Krankenkasse oder einem Betrieb über Krankenstand, Krankenkosten und Arbeitsausfall	z. B.: Psychiatrische bzw. sozialpsychiatrische Untersuchungen über die sozialen Funktionen der Stigmatisierung psychisch Gestörter
Präventives oder kuratives Handeln	wie zuvor	wie zuvor	wie zuvor	wie zuvor

1. der Gegenstand und das Ziel des Handelns, mit Bezug worauf der Grad der Laienhaftigkeit bestimmt werden soll; und
2. die ‚Messung' oder Bestimmung der unterschiedlichen Ausprägungen von Laienhaftigkeit. Mögliche Merkmalsausprägungen auf diesen beiden Dimensionen sind in *Schema A* dargestellt.

Was den *Gegenstand* und das *Ziel des Handelns* angeht, so läßt sich zunächst ganz allgemein sagen: Das Handeln ist auf die Erhaltung der Gesundheit (also auf die Vermeidung von Krankheit) oder auf eine Heilung, Milderung und Verhütung der Verschlimmerung von bereits eingetretener Krankheit gerichtet. ‚Gesundheit' und ‚Krankheit' sind notwendige, aber für eine alltagsnahe und präzise Beschreibung keineswegs hinreichende Gegenstands- und Zielbestimmungen des Handelns. Eine Konkretisierung im Hinblick auf die beiden Dimensionen ‚Zielsetzung des Handelns' und ‚Aspekte von Krankheit oder Gesundheit', die als Ansatzpunkte für das Handeln in Frage kommen, ist unerläßlich (vgl. *v. Ferber* 1971, *Lüth* 1972, *Deppe* 1978, *v. Ferber/v. Ferber* 1978):

a) Ganz grob lassen sich *zwei Zielsetzungen* gesundheits- oder krankheitsbezogenen Handelns unterscheiden:

- die Einflußnahme auf psychische und somatische Gegebenheiten von Individuen sowie auf Aspekte ihrer natürlichen und sozialen Umwelt mit dem Ziel der *Erhaltung von Gesundheit* bzw. der *Vermeidung von Krankheit* (präventives Handeln);
- die Beeinflussung von Merkmalen des Individuums oder seiner Umwelt mit dem Ziel der *Wiederherstellung von Gesundheit* und der Milderung oder *Verhütung einer Verschlimmerung* von Krankheit (kuratives und rehabilitatives Handeln).

b) Präventives, kuratives und rehabilitatives Handeln können auf unterschiedliche Gegenstände, also *Aspekte von Krankheit oder Gesundheit* gerichtet sein:

- auf Erscheinungsformen (Symptome) psychischer oder somatischer Befindlichkeit;
- auf psychische, soziale oder wirtschaftliche Begleiterscheinungen von Krankheit;
- auf psychische, soziale oder somatische Folgen von Krankheit;
- auf Ursachen von Krankheit (und von Gesundheit);
- auf gesellschaftliche (wirtschaftliche, politische, kulturelle, soziale) Funktionen oder Dysfunktionen von Gesundheit und Krankheit.

Auf den ersten Blick mag es scheinen, als sei diese Differenzierung von Zielen und Gegenständen gesundheits- oder krankheitsbezogenen Handelns unnötig ‚aufgebläht'. Demgegenüber vertrete ich die Auffassung, daß es in der Regel gar nicht möglich ist, den Grad der Professionalisiertheit oder Laienhaftigkeit des Handelns zu bestimmen, wenn man seine Ziele und Gegenstände außer acht läßt.

Hierzu zwei *Beispiele*:

a) In dem Falle, wo Frau Müller zur Apotheke geht, um sich Kopfschmerztabletten zu kaufen, die sie dann zu Hause nach eigenem Gutdünken einnimmt, handelt es sich um ein *laienhaftes* Handeln mit Bezug auf die Beseitigung von Krankheits*symptomen* (laienhafte *Selbst*hilfe durch Selbstmedikation). Wenn Frau Müller ihre guten Erfahrungen mit einer bestimmten Tablettensorte an Verwandte oder Bekannte weitergibt, damit auch diese im Fall von Kopfschmerzen ‚geheilt' werden können, handelt es sich ebenfalls um laienhaftes Kurieren an Symptomen, allerdings im *inter-individuellen* Kontakt (*laienhafte Hilfe gegenüber Dritten*). (*Williamson/Danaher* 1978)

b) Nehmen wir an, dieselbe Frau Müller sei als gelernte Buchhalterin und gewähltes Betriebsratsmitglied in der Arbeitsgruppe ‚Gesundheit' des Betriebsrates einer Druckerei tätig, so befaßt sie sich in dieser Eigenschaft *von Berufs wegen* mit Gesundheitsfragen am Arbeitsplatz. Durch Vorträge von Ärzten, durch Lektüre gesundheitsbezogener Broschüren ihrer Gewerkschaft und durch Gespräche mit dem Betriebsrat kann sie sich ein – mehr oder weniger systematisches – *Wissen* über Zusammenhänge zwischen bestimmten Arbeitsplatzgegebenheiten und bestimmten Krankheitshäufigkeiten angeeignet haben. Dieses *Wissen* setzt sie – gemeinsam mit ihren Arbeitskollegen – in *Handlungen* (Anträge, Vorschläge u. ä.) um, die auf eine Veränderung gesundheitsgefährdender Arbeitsplatzverhältnisse hinzielen. Dadurch versucht Frau Müller, sich selbst und ihren Kollegen bei der Vermeidung von Krankheit zu helfen. Hier handelt es sich um ein zwar *berufliches*, jedoch im Hinblick auf Gesundheit (Krankheit) *laienhaftes* bzw. bestenfalls *angelerntes* Handeln, das auf die Beseitigung möglicher *Ursachen* von Berufskrankheiten oder Unfällen gerichtet ist (siehe hierzu die Beiträge von *Böhle* sowie von *v. Ferber/Standfest* in diesem Sammelband).

Kombiniert man die Teildimensionen gesundheitsbezogenen Handelns (also die Zeilen von *Schema A*: Symptome, Begleiterscheinungen, Folgen, Ursachen, Funktionen) mit unterschiedlichen Ausprägungen hinsichtlich der *Spezialisierung und Qualifizierung des Handelns*, so nähert man sich der Komplexität der Alltagswirklichkeit allmählich an. Beim Versuch einer präzisen Unterscheidung von alltäglich vorfindlichen Handlungsformen sind vor allem berufssoziologische Erkenntnisse heranzuziehen (vgl. *Daheim* 1967/1970; *Hesse* 1968, *Hartmann* 1968). Dabei läßt sich gesundheitsbezogenes Handeln mit Bezug auf drei Teildimensionen gegen andere Handlungskontexte abgrenzen (*v. Ferber* 1971, *Freidson* 1973, 1976, *Schenda* 1976, *Bullough/Bullough* 1979):

1. Grad der *Ausdifferenzierung* gesundheits- oder krankheitsbezogenen Handelns aus anderen – alltäglichen – Handlungssituationen und Sozialgebilden (siehe hierzu auch *Grunow* in diesem Band). Als Extrempunkte des Spektrums von geringer zu starker Ausdifferenzierung lassen sich angeben: beispielsweise die laienhafte Pflege eines kranken Kindes durch seine Mutter im Rahmen eines diffusen Geflechts vielfältiger haushalts- und familienbezogener Aktivitäten im

Unterschied zu dem in einer Berufsposition verfestigten Bündel von Wissensbeständen, Verhaltensnormen und Situationsdefinitionen, wie es für einen Krankenhausarzt charakteristisch ist.

2. Grad der *Spezialisierung* des Handelns: Die Ausdifferenzierung des Handelns ist ein Indikator für das Ausmaß der Zentriertheit auf Gesundheit oder Krankheit. Einen weiteren Indikator gewinnt man, wenn man fragt, welche Spezialisierung mit Bezug auf *einzelne Aspekte* von Krankheit oder Gesundheit vorliegt. Vorausgesetzt wird dabei, daß sich gesundheitsbezogene Wissensbestände, Verhaltensnormen und Situationsdefinitionen zu eigenständigen *Berufspositionen* ‚verdichtet' und verfestigt haben, also im Verlaufe der historischen Entwicklung zu abgrenzbaren Kombinationen geworden sind. Ein relativ *geringer Grad* der Spezialisierung liegt dort vor, wo der Landarzt (Allgemeinmediziner, Praktiker) für ein breites Spektrum von Krankheiten, Krankheitsbegleiterscheinungen und Krankheitsfolgen zuständig ist, wo seine Tätigkeit sowohl medizinisch-kurative als auch pflegerische und emotional stabilisierende Komponenten enthält und wo seine Arbeit von einer Gemeindekrankenschwester unterstützt wird, die gleichermaßen paramedizinische, pflegerische und hauswirtschaftliche Aufgaben wahrnimmt (vom Spritzensetzen über das Umbetten bis zum Geschirrspülen). Von einem *hohen Grad* der Spezialisierung muß man dort sprechen, wo in einer Region (z. B. Großstadt) nahezu für jedes Organ ein Facharzt vorhanden ist, der sich auf bestimmte naturwissenschaftlich-kurative Aufgaben unter weitgehender Ausklammerung pflegerischer und psychosozialer Betreuung beschränkt, und wo sich die Gemeindekrankenschwester auf die Behandlungs- und Grundpflege konzentriert, weil für die hauswirtschaftlichen Aufgaben eine besondere Haus- oder Familienpflegerin zuständig ist (vgl. hierzu den Beitrag von *Grunow/Hegner* in diesem Band).

3. Ausmaß der *Professionalisierung* (formalen Qualifizierung): Die Ausdifferenzierung und Spezialisierung gesundheitsbezogener Aktivitäten gehen einher mit wachsenden Anforderungen an das *Ausbildungsniveau* der Angehörigen von Gesundheitsberufen sowie mit der Ausbildung berufsspezifischer *Ideologien*. Die Zahl unterschiedlicher formaler Ausbildungsabschlüsse nimmt zu (Allgemeinmediziner, Fachärzte, Krankenschwestern, Krankenschwesternhelferinnen usw.); die für einzelne Berufsgänge erforderlichen Wissensbestände werden komplexer und deutlicher gegeneinander abgegrenzt; die Zeitdauer der Ausbildungsgänge verlängert sich; und bei einer wachsenden Zahl von Gesundheitsberufen nimmt die Verwissenschaftlichung der Ausbildung zu. Zugleich entstehen *Berufsorganisationen*, die sich um eine idealisierte Außendarstellung der Aktivitäten ihrer Mitglieder sowie um den Nachweis ihrer Gemeinwohlorientierung bemühen. Im Verlaufe dieser Entwicklung wird laienhaftes Handeln zunehmend abgewertet. Zum einen ‚verschwindet es' am unteren Ende einer breiten Skala gesundheitsbezogener Aktivitäten und Berufspositionen; und zum anderen wird es – wenn es nach den Professionellen ginge – nur noch dann überhaupt zugelas-

sen, wenn sich der Laie in mehrwöchigen Doppelstundenkursen bestimmte Wissensbestände oder Verhaltensnormen angeeignet hat, wenn er also zu einem angelernten Laien geworden ist (vgl. *Illich* 1978).

Die gesellschaftlichen Prozesse der Ausdifferenzierung, Spezialisierung und Professionalisierung machen es außerordentlich schwierig, eine übersichtliche Typologie gesundheitsbezogenen Handelns zu bilden. Um nicht völlig die Orientierung zu verlieren, müssen grobe Unterscheidungen gewählt werden.

Im Interesse einer besseren Zuordnung von Handlungsfeldern und einer adäquaten Beurteilung der Zusammenarbeit zwischen unterschiedlichen Akteuren ist es wichtig, *drei Handlungsformen* zu unterscheiden (vgl. auch *Schenda* 1976, *Eberle/Geissler* 1978):

a) *berufliches* Handeln von medizinischen Laien, das auf Gesundheitsfragen gerichtet ist,

b) *gesundheitsberufliches* Handeln (z.B. von Ärzten oder Krankenschwestern) sowie

c) *unberufliches* oder außerberufliches Gesundheitshandeln (von Laien oder von Professionellen).

So befassen sich beispielsweise der Gewerkschafts- oder Parteifunktionär, das Betriebsratsmitglied und der Soziologe, denen es um eine Aufhellung der Zusammenhänge zwischen Krankheitsformen und Arbeitsbedingungen oder Merkmalen der Wohnumwelt geht, *von Berufs wegen* mit Gesundheitsfragen, sie sind jedoch in der Regel *nicht* für einen Gesundheitsberuf ausgebildet und erst recht nicht Angehörige einer Gesundheitsprofession. Umgekehrt können ein Internist, ein Psychiater oder eine Krankenschwester – also Angehörige von *Gesundheitsberufen* – mit traditionell *ausbildungsfremden* Planungsaufgaben befaßt sein, bei denen es nicht um die ‚Behandlung' individueller Patienten, sondern um die Entwicklung von Strategien zur Veränderung des Gesundheitswesens oder um Aufklärung der Bevölkerung über ‚gesundheitsgemäßes Verhalten' geht. Und schließlich kann ein *medizinischer Laie*, der weder Mitglied einer Arbeitsgruppe ‚Gesundheit' eines Betriebsrates noch eines sozial-epidemiologischen Forschungsteams ist, durch die alltägliche Konfrontation mit den Erscheinungsformen und Begleiterscheinungen einer Krankheit, von der er selbst oder ein Angehöriger betroffen ist, in erheblichem Umfange *medizinnahe* Wissensbestände, Verhaltensnormen und Situationsdefinitionen erwerben; nichtsdestoweniger bleibt sein gesundheitsbezogenes Handeln in vielfältig-diffuse Alltagszusammenhänge (z.B. familiale Rollenverpflichtungen) eingebunden, bleibt also *unberuflich* (vgl. *Williamson/Danaher* 1978, *Bond* u.a. 1979).

Zusammenfassend läßt sich die zu Beginn gestellte Frage, was *nicht-professionelles (laienhaftes) gesundheitsbezogenes Handeln* sei, folgendermaßen beantworten: *1)* Ziele des Handelns sind die Prävention von Krankheit (Gesundheitserhaltung) sowie die Heilung, Besserung oder Verhütung einer Verschlimmerung von Krankheit. *2)* Gegenstände (Angriffspunkte) des Handelns sind

Erscheinungsformen, Begleiterscheinungen, Folgen, Ursachen und gesellschaftliche Funktionen von Gesundheit oder Krankheit. *3)* Die Wissensbestände, Verhaltensnormen und Situationsdefinitionen, die dem Handeln zugrunde liegen, sind in der Regel nicht aus alltäglichen Lebenszusammenhängen ausdifferenziert und nicht zu gesonderten Berufspositionen gebündelt (kombiniert). Die Spezialisierung und formale Qualifizierung der Handelnden mit Bezug auf Gesundheitsfragen ist gering. Wenn Individuen über besonders stark ausgeprägte gesundheitsbezogene Wissensbestände, Verhaltensnormen und Situationsdefinitionen verfügen, so ist dies nicht das Ergebnis einer formalen Ausbildung, sondern lebenspraktischer Erfahrung und autodidaktischer Bemühungen. *4)* Gesundheitsbezogenes Handeln von Laien kann durchaus von Berufs wegen erfolgen, wobei es sich jedoch nicht um die Ausübung eines gesundheitsspezifischen Berufes (oder einer medizinnahen Profession) handelt.

Den Gegenpol nicht-professionellen (laienhaften) Handelns bilden die Aktivitäten der Inhaber *gesundheitsspezifischer Berufs- oder Ausbildungspositionen*. Dabei sind diese Positionen und die mit ihnen verknüpften Bündel von Verhaltenserwartungen (Rechte und Pflichten) aus alltäglichen Lebenszusammenhängen – z. B. aus dem Wohn- oder Familienalltag – ausdifferenziert. Die Inhaber der Positionen verfügen über – gesundheitsbezogene – Kombinationen systematischer Wissensbestände, die bei Professions-Angehörigen in einem mehrjährigen akademischen Studiengang erworben werden und stark verwissenschaftlicht sind.

2. Wodurch sind nicht-professionelle Sozialsysteme gesundheitsbezogenen Helfens gekennzeichnet?

Bei den bisherigen Ausführungen haben wir uns auf Dimensionen und Merkmalsausprägungen individuellen Handelns konzentriert. Ein Teil der Beispiele hat bereits erkennen lassen, daß dies eine willkürliche (heuristisch bestimmte) Einengung des Phänomens ‚gesundheitsbezogenes Handeln' ist. Im konkreten Alltag werden gesundheitsbezogene Aktivitäten überwiegend als *soziales Handeln* praktiziert und erlebt (*v. Ferber* 1971, *v. Ferber/v. Ferber* 1978 sowie die Beiträge von *Badura, Grunow, Trojan* in diesem Band). Das heißt: *a)* Gesundheitsbezogene Aktivitäten basieren auf Wissensbeständen, Verhaltensnormen und Situationsdefinitionen, die in sozialen Zusammenhängen erworben worden sind (z. B. im Kontext der familialen Krankheitserfahrung oder der universitären Gesundheitsausbildung); *b)* zwar kann gesundheitsgerichtetes Handeln auch selbstbezogen sein (z. B. wenn sich ein Kranker selbst die Medikamente verabreicht), aber in der Regel findet es in sozialen Bezügen statt, die von einer Zweier-Beziehung (z. B. zwischen Arzt und Patient) bis hin zu makrosozialen Rela-

Schema B: Unterscheidung von Akteuren (Individuen, Sozialsysteme) im Bereich des Gesundheitswesens mit Bezug auf den Grad ihrer Verberuflichung und Professionalisierung

Dimensionen zur Klassifikation gesundheitsbezogener Aktivitäten und Sozialsysteme			Grad der Professionalisierung/Professionalisiertheit					
			des/der Handelnden			des Sozialsystems		
			laienhaft	semi-/paraprofessionell	voll-professionell	Dominanz der Laien	Dominanz d. Semi-Prof.	Dominanz d. Voll-Prof.
sekundäre Arbeitsverrichtungen	Verberuflichung des Handelnden	ehrenamtlich unentgeltl. unberuflich	z. B.: Hausfrau bei der Pflege eines kranken Angehörigen	z. B.: Sozialarbeiter bei der unentgeltl. Beratung seines Wohnnachbarn	z. B. Psychiater bei der unentgeltl. Beratung einer Gruppe von Alkoholikern	z. B. Wohngemeinschaft psychisch Kranker, die sich gegenseitig helfen		z. B. Ärztegremium in der Schlichtungsstelle einer Ärztekammer
		teil-/nebenamtlich gegen Entgelt teilberuflich	z. B. Hausfrau als angelernte, bezahlte, stundenweise Nachbarschaftshelferin	z. B. Sozialarbeiter als teilzeitbeschäftigter Funktionär seines Berufsverbandes	z. B. niedergelassener Arzt als teilzeitbeschäftigter Funktionär eines Ärzteverbandes	z. B. Stab von nebenberufl. Rechtsanwälten in einer Verbraucherschutzinitiative im Gesundheitswesen		z. B. Gruppe der nebenberufl. tätigen Ärzte im Vertrauensärztl. Dienst
		hauptamtl. gegen Entgelt hauptberuflich	z. B. freigestelltes Betriebsratsmitglied in einer Betriebsgruppe für Gegesundheitsfragen	z. B. Sozialarbeiter oder Krankenschw. an seinem/ihrem Vollzeitarbeitsplatz	z. B. Arzt oder Ingenieur an seinem Vollzeitarbeitsplatz in einem Krankenhaus		z. B. Stab der Krankenschwestern in einer Sozialstation	z. B. Ärztestab eines Krankenhauses oder Gesundheitsamtes

Ausmaß der Einbindung in primäre oder Verberuflichung des Sozialsystems	Dominanz der Ehrenamtlichen/ Unberuflichen	z. B. zwei sich gegenseitig helfende Kranke oder Behinderte in einem Haushalt			z. B. Familie oder Nachbarschaft als Selbsthilfegruppen	z. B. berufl. Vereinigung (e. V.) von Sozialarbeitern ohne bezahlten Stab	z. B. berufl. che Vereinigung (e. V.) von Ärzten ohne bezahlten Stab
	Dominanz der Nebenamtlichen/ Teilberuflichen		z. B. Hausfrau mit Sozialarbeiterausbildung u. freiberufl. Nebentätigkeit (kleine Praxis) in d. Gesundheitsfürsorge	z. B. Hausfrau mit Psychologie-Diplom u. freiberufl. Nebentätigkeit (kleine Praxis)	z. V. Selbstverwaltungsorgane in der GKV; bezahlte Teilzeitnachbarschaftshelfer	z. B. berufl. Vereinigung (e. V.) von Sozialarbeitern mit kleinem Stab (gegen Aufwandsentschädigung)	z. B. berufl. Vereinigung (e. V.) von Ärzten mit kleinem bezahltem Stab (gegen Aufwandsentschädigung)
	Dominanz der Hauptamtlichen/ Vollberuflichen	z. B. Patientenvertreter im Leitungsgremium eines Krankenhauses	z. B. selbständiger (freiberufl.) Sozialarbeiter mit Ein-Mann-Praxis in der Gesundheitsfürsorge	z. B. niedergelassener Psychologe (Freiberufler) mit Ein-Mann-Praxis	z. B. Arbeitsgruppe f. Gesundheitsfragen, bestehend aus fachfremden Partei- oder Verbandsfunktionären	z. B. Sozialstation; Sozialdienst einer Krankenkasse; Abteilung für Gesundheitsfürsorge im Gesundheitsamt	z. B. Krankenhaus; Universitätsklinik; Gesundheitsamt; Ärzteverband mit hauptberuflichem Stab

tionen (z.B. Aufklärung der Bevölkerung über die Gesundheitsgefahren des Rauchens) reichen können; *c)* damit ist implizit schon gesagt, daß gesundheitsbezogenes Handeln in der Regel nicht ausschließlich oder vorrangig individueller Dispositionswillkür unterworfen ist, sondern auch oder sogar in erster Linie sozialen Regeln (z.B. strafrechtlichen Bestimmungen) und sozialen Regelhaftigkeiten (z.B. modischen Trends hinsichtlich des Gebärens im Krankenhaus oder in der eigenen Wohnung).

Vor diesem Hintergrund sind zwei Typen von Akteuren, also von Trägern *gesundheitsbezogener Handlungen*, zu beachten:

- Individuen, die sich um ihre eigene oder um die Gesundheit (Krankheit) anderer ‚sorgen' (im Sinne von Gedanken machen, konkret helfen);
- soziale Systeme, also regelhaft aufeinander bezogene Geflechte von sozial geprägten individuellen Handlungen, die ausschließlich, vorrangig oder nebenher auf Gesundheit und Krankheit gerichtet sind. Diese sozialen Systeme können unterschiedliche Formen der Organisation annehmen, worauf weiter unten noch einzugehen ist.

In Fortführung des vorangehenden Abschnitts werden individuelle und soziale Akteure (Handelnde und Sozialsysteme) mit Bezug auf drei Dimensionen unterschieden (vgl. *Schema B*): *a)* das Ausmaß der Einbindung des Handelns in „primäre" oder in „sekundäre" Arbeitsverrichtungen sowie der Ausrichtung des Sozialsystems auf Erwerbsarbeit oder Eigenarbeit (*Andritzky* 1977; *Hegner* 1980b); *b)* den Grad der Verfestigung von Handlungsmustern in spezifischen Berufsrollen sowie der Prägung des Sozialsystems durch Träger von Berufsrollen; und *c)* das Ausmaß der Orientierung des Handelnden an verwissenschaftlichten Standards (professionellen Kunstregeln) sowie der Dominanz von Professionellen innerhalb des Sozialsystems.

Wir greifen aus *Schema B* vier Beispiele heraus, an denen die Bedeutung der Dimensionen und Merkmalsausprägungen illustriert wird (vgl. die Beiträge von *Böhle, v. Ferber/Standfest, Grunow, Grunow/Hegner* und *Trojan* in diesem Band).

– *Die familiale Gesundheitsselbsthilfe*: Die Familie ist eine gesellschaftlich verankerte (institutionalisierte) soziale Organisation, in der ein breites Spektrum von Bedürfnissen befriedigt sowie von personalen Diensten und materiellen Gütern erbracht wird. Dienste und Leistungen der Gesundheitserhaltung oder Krankenbetreuung werden *neben* – bzw. beiläufig mit – anderen Aufgaben erbracht (z.B. Kindererziehung, Ausleihen oder gemeinsame Nutzung von Gebrauchsgegenständen, hauswirtschaftliche Tätigkeiten, Stabilisierung von Sinndeutungsmustern). Wenn ein *individuelles* Familienmitglied anderen Familienangehörigen Ratschläge in Gesundheitsfragen gibt oder sich an der Pflege eines Kranken beteiligt, so geschieht dies – von Ausnahmefällen abgesehen – *nicht* von Berufs wegen und *nicht* gegen geldförmige Entlohnung (Entgelt), sondern aufgrund gesellschaftlich verankerter (institutionalisierter) *Hilfeverpflichtungen* und *unentgeltlich*. Das gesundheitsbezogene individuelle Handeln ist *laienhaft*, beruht also nicht auf einer besonderen formalen Ausbildung, sondern höchstens auf persönlichem Geschick, lebensweltlicher Erfahrung ‚im Umgang mit Krankheit' und nur rudimentär systematisierten Wissensbeständen (beispielsweise in einem Kursus über Erste Hilfe erworben) (*Pratt* 1976).

Sieht man einmal von Arzthaushalten u.ä. ab, so sind Familie und Verwandtschaft *Sozialsysteme*, in denen, was Krankheit und Gesundheit angeht, Laien dominieren. Die *Dominanz des Laienelements* drückt sich in folgenden Sachverhalten aus: im zahlenmäßigen Übergewicht der Personen, die weder besonders kompetent noch besonders engagiert in Fragen der Krankenbetreuung oder der Gesundheitserhaltung sind; in einer nicht auf Gesundheitsfragen, sondern auf allgemeine Lebensbewältigung ausgerichteten sozialen Organisation von Wissensbeständen, Verhaltensnormen, Situationsdefinitionen und Rollen; sowie in der Begründung von alltäglicher Autoritäts- und Einflußausübung auf andere als gesundheitsbezogene Wissensbestände, Verhaltensnormen und Situationsdefinitionen (vgl. *Pratt* 1976; *Horwitz* 1977; *Langlie* 1977, *Pilisuk/Froland* 1978).

– *Das Krankenhaus*: Das Beispiel des Sozialsystems Krankenhaus bildet einen deutlichen Kontrast zur familialen Gesundheitsselbsthilfe. Die *individuellen* Insassen und Mitglieder (Patienten, Angehörige von Gesundheitsberufen) treten aus krankheitsspezifischen Anlässen zueinander in Beziehung. Wissensbestände, Verhaltensnormen und Situationsdefinitionen sind zu Rollen gebündelt (Patientenrolle, Arztrolle usw.), wobei aus der Gesamtheit der Individualitäten und individuellen Lebenszusammenhängen diejenigen Segmente herausgelöst sind, die Ziel und Gegenstand gesundheits- oder krankheitsbezogenen Handelns und Erlebens bilden. Im Krankenhaus handeln und erleben die Patienten als *Laien*, mögen sie auch im sonstigen Berufsleben hoch bezahlte professionelle Spezialisten sein. Demgegenüber agiert das Personal als *Semi-Professionelle* (Krankenschwestern, Sozialarbeiter usw.) oder als *Professionelle* (z.B. Ärzte, Psychotherapeuten, Ingenieure).

Das *organisierte Sozialsystem* Krankenhaus ist eine Arbeitsorganisation, in der Professionelle dominieren (vgl. *Rohde* 1962, *Freidson* 1970, *Engelhardt/Wirth/Kindermann* 1973, *Ridder* 1978). Mit Bezug auf das Personal gilt, daß es im Krankenhaus von Berufs wegen und gegen Entgelt tätig ist. Die Patienten sind nicht zum Vergnügen im Hospital, sondern weil sie wegen einer Krankheit ‚bearbeitet' bzw. behandelt werden müssen. Die *Dominanz der Professionellen* drückt sich in folgenden Sachverhalten aus: a) in der Parallelität mehrerer Hierarchien (z.B. Patienten-, Krankenschwestern-, Verwaltungshierarchie), wobei Ärzte sowohl als Anstaltsleiter (Krankenhausdirektoren) als auch als Abteilungsleiter und Weisungsberechtigte gegenüber den übrigen Personalgruppen fungieren; b) in der Ausrichtung und Gewichtung von Wissensbeständen, Verhaltensnormen und Situationsdefinitionen mit Bezug auf Standards der ärztlichen Profession; c) in der Auswahl der Patienten unter dem Gesichtspunkt ihrer medizinisch-stationären Behandlungsbedürftigkeit, wobei reine Pflegefälle eine Minderheit darstellen.

Laienhafte Gesundheitsselbsthilfe im Kontext der Familie und professionell organisierte Fremdhilfe im Krankenhaus verkörpern die beiden Extrempunkte auf den Dimensionen von *Schema B* (linkes oberes Kästchen und rechtes unteres Kästchen). Alle übrigen Typen gesundheitsbezogener Akteure (Individuen, Sozialsysteme) rangieren zwischen den Extrempunkten familiale Gesundheitsselbsthilfe und Krankenhaus.

– *Ambulante Sozial- und Gesundheitspflege durch Sozialstationen*: Im Rahmen von Förderrichtlinien der Bundesländer sind nach 1970 mit finanzieller Unterstützung des Staates neue Organisationsformen der ambulanten Sozial- und Gesundheitspflege geschaffen worden. Dort werden Krankenschwestern, Haus- und Familienpfleger, Kranken- und Hauspflegehelfer(innen) sowie Nachbarschaftshelfer von einer zentralen Anlauf- und Vermittlungsstelle an hilfebedürftige Kranke, Alte oder Behinderte vermittelt (vgl. *Grunow/Hegner/Lempert* 1979, *Dahme* u.a. 1980, *Grunow/Hegner* in diesem Band). Hinsichtlich der gesundheitsbezogen handelnden *Individuen* lassen sich beim Personal dieser Sozialstationen unterschiedliche Merkmalsausprägungen in den Dimensionen Verberuflichung und Professionalisierung feststellen. Das Spektrum reicht von *ehrenamtlich* (unentgeltlich) tätigen Hausfrauen, die einen Sechs-Doppelstunden-Kursus in Haus- oder Krankenpflegehilfe absolviert haben (können!), über ungelernte oder angelernte Nachbarschaftshelfer(innen), die stundenweise nach Feierabend oder neben ihrer Hausfrauentätigkeit *gegen eine Aufwandsentschädigung* Hilfebedürftige unterstützen, bis hin zu examinierten Krankenschwestern, die im Rahmen eines Arbeitsvertrages als *Voll- oder Teilzeitkräfte* in der ambulanten Pflege tätig sind.

Sozialstationen sind gesundheitsbezogene Sozialsysteme, die als *Arbeitsorganisationen* von Semi-Professionellen dominiert werden. Sie haben den doppelten Zweck, a) für Kranke, Alte oder Behinderte Pflegedienste anzubieten, und b) Arbeits- und Erwerbsmöglichkeiten für Pflegepersonal bereitzuhalten. Die mehr oder weniger formalisierten Muster der Personalrekrutierung und -bewirtschaftung sowie der Kontrolle und Kommunikation zwischen unterschiedlichen Personalgruppen sind auf diese beiden Zwecke ausgerichtet. Die Dominanz der *Semi-Professionellen* (examinierte Krankenschwestern, Krankenpfleger, Altenpfleger u.ä.) drückt sich in folgenden Sachverhalten aus: Die übrigen Personalgruppen (z.B. Laienhelfer) sind den examinierten Pflegekräften zur Unterstützung zugeordnet und haben ihr Handeln an den Erfordernissen para-medizinischer Hilfe (Behandlungs- und Grundpflege) auszurichten. Darüber hinaus wird die staatliche Entscheidung über die Förderungswürdigkeit einer Pflegeeinrichtung davon abhängig gemacht, daß eine bestimmte Mindestzahl an examinierten Krankenschwestern (Krankenpflegern) vorhanden ist. Zählt man allein ‚die Köpfe', so überwiegen bei einem Teil der Sozialstationen ehrenamtliche, nebenberufliche und laienhafte Pflege- oder Hilfskräfte, die jedoch nur selten oder gar nicht an den Arbeitsbesprechungen teilnehmen, in denen die wichtigen Entscheidungen über die Organisation der Tätigkeitsabläufe gefällt werden. Sozialstationen haben einen – mehr oder weniger engen – *Bezug zum Laiensystem* der Gesundheitshilfe, indem die hauptberuflichen Fachkräfte Krankenpflegekurse zur Förderung der familialen und nachbarschaftlichen Selbsthilfe anbieten und darüber hinaus Selbsthilfegruppen (z. B. für Dauerkranke) initiieren oder betreuen (*Hegner* 1979a, *Dahme* u.a. 1980).

– *Gesundheitsvorsorge im Betrieb*: Die bisherigen Beispiele für gesundheitsbezogene Hilfesysteme (familiale Selbsthilfe, Krankenhaus, Sozialstationen) sind dadurch gekennzeichnet, daß ihre Tätigkeit auf hilfebedürftige Individuen (Kranke, Altersschwache, Behinderte) gerichtet ist. Hiergegen sind solche gesundheitsbezogenen Sozialsysteme abzugrenzen, deren Aktivitäten an *Kollektive* potentiell Gesundheitsgefährdeter oder aktuell Gesundheitsschutzbedürftiger adressiert sind (z.B. Initiierung von Aufklärungs- und Überzeugungsprogrammen bezüglich der Gefahren bestimmter Verhaltensweisen am Arbeitsplatz; Planung und Organisation gesundheitsbezogener Leistungen oder Maßnahmen durch Fachministerien und Krankenversicherungsträger). Dem letztgenannten Bereich gesundheitsbezogener Hilfesysteme läßt sich auch die betriebliche Gesundheitsvorsorge zuordnen (vgl. die Beiträge von *Böhle* und von *v. Ferber/Standfest* in diesem Band).

Die *individuellen* Träger (Akteure) von Initiativen gegen arbeitsbedingte Krankheiten und gesundheitsgefährdende Arbeitsbedingungen lassen sich hinsichtlich des Grades der Verberuflichung und Professionalisierung ihres Handelns deutlich unterscheiden: Der *Werksarzt* gehört einer Gesundheitsprofession an, ist in seiner Eigenschaft als Arzt haupt- oder nebenberuflich für den Betrieb tätig, befaßt sich mit der medizinischen Untersuchung und Behandlungseinleitung für individuelle Betriebsangehörige und kann darüber hinaus durch Beratung der Unternehmensleitung und des Betriebsrats auf Maßnahmen hinwirken, die einer kollektiven (betrieblichen) Gesundheitsverbesserung dienen. Der *Sicherheitsbeauftragte* ist zwar ebenfalls gegen Entgelt und im Rahmen vertraglicher Abmachungen tätig, und er kann sogar professionalisiert sein (z. B. als diplomierter Ingenieur), jedoch ist er – medizinisch oder krankenpflegerisch gesehen – Laie, und sein Handeln richtet sich darauf, gesundheitsgefährdende bauliche oder technische Gegebenheiten zu beseitigen. Ähnliches gilt für die *Betriebsratsmitglieder*. Von Einzelfällen abgesehen haben sie keine formale gesundheitsberufliche Ausbildung absolviert, sondern sich bestenfalls durch Teilnahme an Fortbildungskursen, durch Lektüre gewerkschaftlicher Informationsmaterialien oder durch Gespräche mit dem Werksarzt zu ‚angelernten Laien' entwickelt. Hinsichtlich ihres beruflichen Status kann es sein, daß sie als freigestellte Betriebsratsmitglieder in einer betrieblichen Arbeitsgruppe für Gesundheitsfragen über längere Zeit hinweg hauptamtlich (gegen Entgelt und während des gesamten Arbeitstages) mit der ‚Vermeidung arbeitsbedingter Krankheiten' befaßt sind, ohne von Berufs wegen dafür vorgebildet oder normalerweise zuständig zu sein.

Die betriebliche Gesundheitsvorsorge als *Sozialsystem* läßt sich als zweckgerichtet und regelhaft koordiniertes Geflecht von Handlungen mehrerer Individuen begreifen, wobei es um die Aufdeckung und Beseitigung der Ursachen arbeitsbedingter Krankheiten sowie um die Gesundheitsaufklärung der Betriebsangehörigen geht. Die Frage, ob dieses Sozialsystem von Laien oder von Professionellen dominiert wird, läßt sich vorab nicht beantworten. Die Formen der Zusammenarbeit zwischen Werksarzt, Sicherheitsbeauftragtem, Werksleitung und Betriebsrat sowie die angelernte medizinische Kompetenz der Betriebsratsmitglieder variieren von Fall zu Fall ebenso wie Dauer und Umfang der Freistellung von Betriebsangehörigen für Aufgaben der Gesundheitsvorsorge. Eine wichtige Bedingung für den Erfolg der Arbeit ist, daß es den Professionellen und angelernten Laien gelingt, das Interesse und die Handlungsbereitschaft der Betriebsangehörigen (*Laien*) zu wecken.

– *Wohngemeinschaft psychisch Gestörter* auf der Basis gegenseitiger (Selbst)Hilfe: Hier handelt es sich um ein Beispiel für den heterogenen Bereich der Selbsthilfegruppen (*Moeller* 1976, 1977, 1978, *Fichter* 1977, *Itzwerth/Winkelvoss* 1980, *Trojan/Behrendt* 1980). Ähnlich wie bei der Selbsthilfe im Familienhaushalt sind die *individuellen Teilnehmer* an einer Wohngemeinschaft durch vielfältige Aktivitäten der Bedürfnisbefriedigung miteinander verbunden (z. B. abwechselnde Erledigung hauswirtschaftlicher Tätigkeiten, Geselligkeit); sie treten also nicht ausschließlich oder vielleicht nicht einmal vorrangig durch Handlungen, die auf die Erhaltung ihrer psychischen Gesundheit abzielen (z. B. gegenseitige Überwachung der Medikamenteneinnahme, Trostspenden in depressiven Phasen), miteinander in Beziehung. Des weiteren werden sie *nicht von Berufs wegen, nicht gegen ein Entgelt* und *nicht gemäß professionellen Kunstregeln* füreinander tätig. Das unterscheidet sie vom Arzt im Krankenhaus, von der Gemeindekrankenschwester und vom freigestellten Betriebsratsmitglied mit Spezialkenntnissen in Teilgebieten der Arbeitsmedizin. Es gibt darüber hinaus aber auch Unterschiede zur Selbsthilfe im familialen Kontext. Sie bestehen vor allem darin, daß die Teilnehmer an einer Wohngemeinschaft a) aufgrund unmittelbarer *Selbstbetroffenheit* von einem Gesundheitsproblem zur gegenseitigen Hilfe motiviert sind und daß sie b) die soziale Organisation ‚Wohngemeinschaft' aus eigener Initiative oder auf Anregung Dritter *willkürlich gründen bzw. gegründet haben*. (Vgl. *Moeller* 1978, bes. Kap. 1 und 5)

Die Wohngemeinschaft als *soziale Organisation* wird vorrangig *von problembetroffenen Laien getragen*. Aufgrund der durchlebten psychischen Störung oder Krankheit und vor dem Hintergrund früherer oder aktueller Kontakte mit professionellen Betreuungseinrichtungen können die sozialen Regelhaftigkeiten des Miteinanderlebens allerdings mehr oder weniger stark *professionell ‚gefärbt'* sein (vgl. *Krömer* 1977, *Fichter* 1977). In den Fällen, wo (Semi-)Professionelle (z. B. Psychiater, Sozialarbeiter) entweder ehrenamtlich oder von Berufs wegen maßgeblich an der Gründung mitgewirkt haben und starken Einfluß auf die Gestaltung des Gruppenlebens nehmen, verschwimmen die Grenzen zu jenen Sozialsystemen, in denen gesundheitsbezogen-professionelle Wissensbestände, Verhaltensnormen und Situationsdefinitionen dominieren (vgl. *Badura* 1978 sowie die Beiträge von *Riedmüller* und *Trojan* in diesem Band).

Vor dem Hintergrund dieser fünf Beispiele (familiale Gesundheitsselbsthilfe, Krankenhaus, Sozialstation, betriebliche Gesundheitsvorsorge, Wohngemeinschaft psychisch Kranker) lassen sich die Überlegungen zum *Grad der Verberuflichung und Professionalisierung gesundheitsbezogener Hilfesysteme* folgendermaßen zusammenfassen:

1. Die *Verknüpfung* von Elementen primärer und sekundärer Arbeit (Erwerbs- und Eigenarbeit), von hauptamtlicher und nebenamtlicher Tätigkeit, von Vollzeit- und Teilzeitbeschäftigung, von gesundheitsbezogenen Berufsrollen und ‚gesundheitsfernen' Arbeitsverrichtungen sowie von laienhaftem, semi-professionellem und professionellem Gesundheitshandeln kennzeichnet sowohl die individuellen Mitglieder der Sozialsysteme als auch die Struktur der Sozialsysteme selbst (vgl. *Hegner/Schmidt* 1977, S. 544ff, *Trojan/Behrendt* 1980).

2. Vor diesem Hintergrund lautet die für *erfolgswirksames Gesundheitshandeln* relevante Frage nicht: wie lassen sich die Einfluß- und Machtgewichte zwischen Laien, Gesundheitsberuflern und Professionellen zugunsten der einen oder der anderen Seite verschieben?, sondern die interessante Frage lautet: welche *Verknüpfungen* von Elementen primärer und sekundärer Arbeit, von Berufspositionen und außerberuflichem Handeln sowie von professionalisierten und laienhaften Aktivitäten sind der Vermeidung von Krankheit und der Wiederherstellung von Gesundheit am ehesten förderlich? (Vgl. *v. Ferber* 1978, *Hegner* 1979b, *Kronenberg* 1979)

Im folgenden Abschnitt wird die Charakterisierung gesundheitsbezogener Hilfesysteme dahingehend erweitert, daß die nicht direkt mit der Verberuflichung und Professionalisierung zusammenhängenden Merkmale sozialer Organisation thematisiert werden. Dabei stehen Dimensionen der Binnenstruktur sowohl von Selbsthilfegruppen (einfach organisierten Sozialsystemen) als auch von Selbsthilfeverbänden (mehr oder weniger formal organisierten Sozialsystemen) im Vordergrund des Interesses.

3. Welches sind zentrale Merkmale der organisatorischen Binnenstruktur nicht-professioneller Sozialsysteme im Gesundheitsbereich?

Das Spektrum möglicher Organisationsformen nicht-professioneller Sozialsysteme ist außerordentlich breit (vgl. *Caplan/Killilea* 1976). Einige markante Beispiele für mehr oder weniger dauerhafte und formalisierte Sozialsysteme sind: *spontan-interaktive* Hilfebeziehungen (z.B. an einer Unfallstelle); *familiale, nachbarschaftliche* oder *religiös-weltanschaulich verankerte* Unterstützung Kranker oder Behinderter; *inszenierte* Hilfegruppen von Personen, die selbst von einer Krankheit betroffen sind oder die sich für Betroffene einsetzen; überregional und *verbandlich organisierte* Gruppierungen, die um eine Perfektionierung nicht-professioneller Hilfe (z.B. durch Erfahrungsaustausch unter Anleitung von Professionellen) oder um Durchsetzung ihrer Interessen gegenüber öffentlichen Stellen bemüht sind. Diese Vielfalt erschwert die Entwicklung eines verbindlichen und halbwegs einheitlichen „deskriptiven Schemas" (*Zetterberg* 1967) zur begrifflich-theoretischen Verortung der einzelnen Erscheinungsformen von Selbstorganisation.

Kennzeichnend für die Mehrzahl der Veröffentlichungen über sozial oder formal organisierte Hilfesysteme ist: der Rückgriff auf *angelsächsische* Autoren und Vorbilder (z.B. *Caplan/Killilea* 1976, *Gartner/Riessman* 1977); die Betonung der *Neuartigkeit* und des *innovativen* Charakters solcher Sozialsysteme (so beispielsweise: *Badura/Gross* 1976, *Badura* 1978); und die *Uneinheitlichkeit* bezüglich der Analysedimensionen, mit deren Hilfe eine Typisierung von Protest- und Initiativgruppierungen, Selbsthilfegruppen und -organisationen versucht wird (vgl. statt anderer: *Gartner/Riessman* 1977, *Fichter* 1977, *Moeller* 1978, *Trojan/Behrendt* 1980). Kennzeichnend ist schließlich auch, daß der Zusammenhang zwischen sozialer (mehr oder weniger formaler) Organisation und Grad der Verberuflichung oder Professionalisierung dieser ‚neuartigen' Gruppierungen nur ansatzweise und wenig systematisch thematisiert wird.

Das letztere ist durchaus verständlich, wenn man berücksichtigt, wie komplex die Typenbildung bei Zugrundelegung mehrerer Dimensionen mit ihren jeweiligen Merkmalsausprägungen ist (vgl. *Schema C*). In der Kopfzeile des Schemas werden die in den beiden vorangehenden Abschnitten erläuterten Teildimensionen der Verberuflichung und Professionalisierung zusammengefaßt. Dabei interessieren uns im folgenden vor allem die beiden Spalten

- Sozialsysteme, in denen – medizinisch oder para-medizinisch gesehen – *Laien dominant* sind, wobei die Tätigkeit dieser Laien im Rahmen des Sozialsystems unentgeltlich oder gegen Entgelt, unberuflich, nebenberuflich oder hauptberuflich erfolgen kann;
- Sozialsysteme, in denen zwar – medizinisch oder para-medizinisch gesehen –

Schema C: Unterscheidung von Sozialsystemen (Gruppen, Organisationen) mit Bezug auf Merkmale ihrer Binnenstruktur

Teildimensionen zur Charakterisierung der Organisation von Sozialsystemen	Grad der Verberuflichung und Professionalisierung des Sozialsystems								
	Dominanz der Laien			Dominanz d. Semi-Profess.			Dominanz d. Voll-Profess.		
	unentgeltl. unberufl.	entgeltl. nebenber.	entgeltl. hauptber.	unentgeltl. unberufl.	entgeltl. nebenber.	entgeltl. hauptber.	unentgeltl. unberufl.	entheltl. nebenber.	entgeltl. hauptber.
Ausmaß der Arbeitsteilung zw. Individuen – hoch (Spezialisten)	1	2	3	4	5	6	7	8	9
– mal hoch, mal tief	10	11	12	13	14	15	16	17	18
– niedrig (Generalisten)	19	20	21	22	23	24	25	26	27
Ausmaß der Arbeitsteilung zw. Gruppen oder Abteilungen – hoch (Spezialabteilungen	28	29	30	31	32	33	34	35	36
– mittel	37	38	39	40	41	42	43	44	45
– niedrig (Segmentabteilg.)	46	47	48	49	50	51	52	53	54
Ausmaß der räumlichen Konzentration – stark (an einem Ort)	55	56	57	58	59	60	61	62	63
– mittel Ort	64	65	66	67	68	69	70	71	72
– schwach (verstreut)	73	74	75	76	77	78	79	80	81

Schema C:

Teildimensionen zur Charakterisierung der Organisation von Sozialsystemen	Grad der Verberuflichung und Professionalisierung des Sozialsystems								
	Dominanz der Laien			Dominanz d. Semi-Profess.			Dominanz d. Voll-Profess.		
	unentgeltl. unberufl.	entgeltl. nebenber.	entgeltl. hauptber.	unentgeltl. unberufl.	entgeltl. nebenber.	entgeltl. hauptber.	unentgeltl. unberufl.	entgeltl. nebenber.	entgeltl. hauptber.
Ausmaß der organisatorischen Zentralisierung – stark (zentralisiert)	82	83	84	85	86	87	88	89	90
– mittel	91	92	93	94	95	96	97	98	99
– schwach (dezentralisiert)	100	101	102	103	104	105	106	107	108
Ausmaß der Demokratisierung von Entscheidungsprozessen – hoch (partizipativ)	109	110	111	112	113	114	115	116	117
– teils, teils	118	119	120	121	122	123	124	125	126
– niedrig (hierarchisch)	127	128	129	130	131	132	133	134	135
Grad der Dauerhaftigkeit von									
– Mitgliedschaften h	136	137	138	139	140	141	142	143	144
m	145	146	147	148	149	150	151	152	153
g	154	155	156	157	158	159	160	161	162
– Zielsetzungen h	163	164	165	166	167	168	169	170	171
m	172	173	174	175	176	177	178	179	180
g	181	182	183	184	185	186	187	188	189
– Verhaltensnormen h	190	191	192	193	194	195	196	197	198
m	199	200	201	202	203	204	205	206	207
g	208	209	210	211	212	213	214	215	216

Schema C:

Teildimensionen zur Charakterisierung der Organisation von Sozialsystemen		Grad der Verberuflichung und Professionalisierung des Sozialsystems								
		Dominanz der Laien			Dominanz d. Semi-Profess.			Dominanz d. Voll-Profess.		
		unentgeltl. unberufl.	entgeltl. nebenber.	entgeltl. hauptber.	unentgeltl. unberufl.	entgeltl. nebenber.	entgeltl. hauptber.	unentgeltl. unberufl.	entgeltl. nebenber.	entgeltl. hauptber.
Grad der Formalisierung v. Normen										
– Verrechtlichung	h	217	218	219	220	221	222	223	224	225
	m	226	227	228	229	230	231	232	233	234
	g	235	236	237	238	239	240	241	242	243
	h	244	245	246	247	248	249	250	251	252
– Schriftlichkeit	m	253	254	255	256	257	258	259	260	261
	g	262	263	264	265	266	267	268	269	270
	h	271	272	273	274	275	276	277	278	279
– Generalisiertheit	m	280	281	282	283	284	285	286	287	288
	g	289	290	291	292	293	294	295	296	297
	h	298	299	300	301	302	303	304	305	306
– Rigidität	m	307	308	309	310	311	312	313	314	315
	g	316	317	318	319	320	321	322	323	324
Dominierendes Anreizsystem										
– materiell		325	326	327	328	329	330	331	332	333
– psychosozial		334	335	336	337	338	339	340	341	342
– ideell		343	344	345	346	347	348	349	350	351

Professionelle und Semi-Professionelle dominieren, ohne jedoch für ihre Tätigkeit bezahlt zu werden und ohne diese Tätigkeit zum Hauptberuf zu machen.

Beispiele für den erstgenannten Typus (*von Laien dominierte Sozialsysteme*) sind: a) eine Wohngemeinschaft, in der sich psychisch oder körperlich Behinderte gegenseitig helfen (Merkmalsausprägungen gemäß Ziffern 10, 55, 100, 136–208 (senkrecht), 235, 262, 289, 298, 307); oder b) die Mitglieder des Allgemeinen Sozialdienstes einer Kommune (Abteilung für Familienfürsorge), die in ihrem Studium und in der Fortbildung wenig über gesundheitsbezogene Themen gelernt haben (*Sozialarbeit im Gesundheitswesen* 1975), die sich jedoch für kompetent genug halten, um auch psychisch Behinderte oder Alterskranke ohne Inanspruchnahme ärztlicher oder pflegerischer Hilfe betreuen zu können (Merkmalsausprägungen gemäß Ziffern 12 oder 21; 39 oder 48; 57 oder 66 oder 75; 93 oder 102; 111 oder 120 oder 129; 237; 264; 282 oder 291; 309 oder 318; 327 evtl. i.V.m. 345).

Beispiele für den zweitgenannten Typus (Sozialsysteme mit *Dominanz der Professionellen oder Semi-Professionellen*, die – bei fehlender Freistellung durch den Arbeitgeber – ohne Bezahlung und außerberuflich tätig werden) sind: a) psychosoziale Arbeitsgemeinschaften, in denen sich Krankenschwestern, Sozialarbeiter, Psychologen oder Psychiater am Feierabend treffen, um ihr berufliches Handeln und Selbstgefühl zu reflektieren (Kopfspalte 4 oder 7, je nachdem, welche Berufsgruppen dominieren); oder b) eine von Ärzten getragene örtliche Initiativgruppe zur Abschaffung des § 218 StGB (Ziffern 7, 25, 61, 106, 115, 241, 268, 295, 322, 349).

Wenden wir uns nun den Teildimensionen zur Klassifikation von Sozialsystemen gemäß ihrer *Binnenorganisation* zu (linke Randspalte in *Schema C*). Was bedeuten sie im einzelnen? (Vgl. hierzu auch die Beiträge von *Riedmüller* und *Trojan* in diesem Band).

a) Das Ausmaß der *individuellen Arbeitsteilung* gibt Auskunft darüber, ob und in welchem Umfange die einzelnen Mitglieder des Sozialsystems sämtliche anfallenden (gesundheitsbezogenen) Aktivitäten gleichermaßen wahrnehmen, also Generalisten sind, oder aber nur zur Übernahme spezifischer Tätigkeiten fähig und bereit sind (Spezialisten). Diese Unterscheidung ist keineswegs nur für professionelle Sozialsysteme bedeutsam, sondern kann auch als Strukturierungsprinzip für laienhafte Sozialsysteme herangezogen werden (vgl. *Moeller* 1978, S. 190ff). So können sich in einer Wohngemeinschaft Behinderter die einzelnen Mitglieder entweder fortwährend bei den hauswirtschaftlichen und pflegerischen Aufgaben abwechseln, oder sie können die anfallenden Arbeiten mehr oder weniger dauerhaft (beispielsweise gemäß den individuellen Fähigkeiten) untereinander aufteilen.

b) Bei Sozialsystemen mit hoher Mitgliederzahl und Aufgabenvielfalt stellt sich nicht nur die Frage der individuellen Arbeitsteilung, sondern auch diejenige der *Aufgabenaufteilung zwischen Gruppen und einzelnen Organisationseinheiten* (z.B. Abteilungen). In der Regel wird die Frage der organisatorischen Arbeitsteilung nicht so sehr bei spontanen und lokalen Selbsthilfegruppen thematisiert, sondern vielmehr bei schon länger bestehenden und überregional tätigen Selbsthilfeorganisationen (*Fichter* 1977, *Itzwerth* 199, *Trojan/Behrendt* 1980). Dabei kann die Arbeitsteilung *segmentär* erfolgen, indem bestimmte Gruppen oder Abteilungen mit gleichartigem Aufgabenspektrum auf einzelne Regionen konzentriert sind, oder die Arbeitsteilung kann *funktional* organisiert sein, indem bestimmte Gruppen oder Abteilungen für die Erledigung spezieller Aufgaben (Arbeiten) zuständig sind. So weisen beispielsweise die Gruppen der „Anonymen Alkoholiker" (mit überregionaler Selbsthilfegruppen-Organisation) so gut wie keine funktionale Arbeitsteilung auf, obwohl sie in allen größeren Orten der Bundesrepublik (und anderer Länder) vertreten sind. Demgegenüber ist die „Giessener Arbeitsgemeinschaft Selbsthilfegruppen e.V." eine örtlich konzentrierte Organisation aus verschiedenartig zusammengesetzten und mit unterschiedlichen Themen befaßten Gruppen; sie ist also als Arbeitsgemeinschaft funktional arbeitsteilig organisiert, wobei diese Arbeitsteilung nicht zentral inszeniert wurde, sondern ‚gewachsen' ist (vgl. *Moeller* 1978, S. 426, S. 431f).

c) Für die Häufigkeit und Dynamik der Kommunikation kann es von großer Bedeutung sein, ob die individuellen Mitglieder einer Selbsthilfegruppe oder aber die einzelnen Segmente einer Selbsthilfegruppen-Organisation *räumlich konzentriert oder dekonzentriert* sind. So zeigt beispielsweise eine Untersuchung über häusliche Krankenpflege (*Leitner/Pinding* 1978), daß Verwandte, die im gleichen Haushalt zusammenleben, sich im Krankheitsfalle mehr als doppelt so oft gegenseitig pflegen wie Verwandte, die in räumlich auseinanderliegenden Haushalten wohnen. Und lokale Initiativgruppen, deren Mitglieder sich wegen geringer sozial-räumlicher Distanz persönlich kennen, arbeiten auf andere Weise zusammen als Gruppen – die zwar am gleichen Problem (Thema), jedoch an auseinanderliegenden Orten ‚arbeiten' (vgl. allgemein *Franz* 1977, *Andritzky* 1978, *Breuer* 1979, *Rüdig* 1980, *Trojan* 1980).

d) Mit Bezug auf Selbsthilfe*gruppen* ist es wenig sinnvoll, von organisatorischer Zentralisierung zu sprechen. Demgegenüber lassen sich verbandlich organisierte Selbsthilfegruppen (Selbsthilfegruppen-*Organisationen*) sehr wohl hinsichtlich des Grades der Zusammenfassung von Entscheidungsbefugnissen bei einer einzigen Stelle (*zentralisiert*) sowie der Delegation von Kompetenzen auf eine Vielzahl von Stellen (*dezentralisiert*) unterscheiden (vgl. allgemein *Pankoke/Nokielski/Beine* 1975, *Trojan/Behrendt* 1980). Dabei geht Zentralisierung häufig mit vorwiegend *deduktiven* (von oben nach unten laufenden) Planungs- und Entscheidungsprozessen einher, während Dezentralisierung eher mit *induktiven* Verfahren der Planung und Entscheidungsfindung (‚Gegenstromverfahren') verbunden ist (*Pankoke* 1971). Die „Anonymen Alkoholiker" sind ein Beispiel für eine *dezentral* strukturierte, überregional tätige Selbsthilfegruppen-Organisation, deren „Deutsche AA-Kontaktstelle" lediglich vermittelnde und administrative Funktionen hat. Demgegenüber sind eine Reihe von Umweltschutz-Bürgerinitiativen, denen es neben anderen Zielen auch um Krankheitsvorbeugung geht, sowohl überregional tätig als auch mit einer *Zentrale* versehen, der die Koordination der Willensbildung sowie die Außendarstellung und -vertretung der Ziele und Interessen des Gruppen-Zusammenschlusses obliegen (vgl. *Kempf* 1978, *Rüdig* 1980, *Hegner* 1980a).

e) Die Frage nach dem Grad der *Demokratisierung* von gesundheitsbezogenen Entscheidungsprozessen läßt sich prinzipiell sowohl für Gruppen als auch für Organisationen stellen (vgl. allgemein *Naschold* 1969, *Mayntz* 1972, *Howard* 1972, *Vilmar* 1977). Dabei geht es allerdings um von Fall zu Fall verschiedenartige Grundlagen und Vorgehensweisen bei der Ausübung von Entscheidungsbefugnissen (*Trojan* 1980). Im Falle *informell organisierter* Protest-, Initiativ- oder Selbsthilfegruppen (z.B. lokale Umweltschutzinitiativen, Clubs Behinderter) spielen persönliche Kompetenzen (Durchsetzungs- oder Führungsfähigkeit, Dominanzstreben) sowie interaktiv vereinbarte Kompetenzverteilungen eine große Rolle. Im Falle von *überlokal und verbandlich organisierten* Bürgerinitiativen und Selbsthilfegruppen-Organisationen ist die eher partizipative oder eher hierarchische Verteilung von Mitwirkungs- und Entscheidungsbefugnissen teils durch Satzungen formal geregelt und teils durch gewohnheitsgemäßes Übereinkommen verfestigt.

f) Mit dem zuletzt Gesagten ist eine weitere Teildimension der sozialen Organisation von Hilfesystemen angesprochen: der Grad der *Formalisierung* von Verhaltensnormen oder -erwartungen (vgl. allgemein *Blau/Scott* 1962/63, *Luhmann* 1964). Der größte Teil der neueren Protest-, Initiativ- und Selbsthilfegruppen ist wahrscheinlich nur *in geringem Maße* formalisiert (vgl. allgemein *Kempf* 1978, *Rüdig* 1980); es gibt also keine oder nur wenige sozialen Regeln (Normen, Verhaltenserwartungen), die eine generell geltende, eindeutig fixierte und routinemäßig anwendbare Entscheidung darüber zulassen, welche Personen als Mitglieder aufgenommen werden und unter welchen Bedingungen die Mitgliedschaft beendet werden kann oder muß. Bei länger bestehenden, räumlich verstreuten und verbandlich organisierten Bürgerinitiativen oder Selbsthilfegruppen-Organisationen mit überregionaler Zielsetzung (z.B. BUNDESVERBAND BÜRGERINITIATIVEN UMWELTSCHUTZ e.V.; CONTERGANKINDER-HILFSWERK) kann der Grad der Formalisierung zunehmen; hier kann es durchaus sein, daß sowohl *Mitgliedschaftsregeln* als auch Vorschriften für das Verhalten der Mitglieder – weniger für dasjenige der Anhänger – *schriftlich* oder sogar in *rechtsverbindlicher* Form fixiert sind (vgl. allgemein *Mayer-Tasch* 1976, *Rammstedt* 1977, 1980).

Solche formalen Regelungen lassen sich hinsichtlich des Grades ihrer *Generalisiertheit*, also der Ablösung von zeitlichen, individuellen oder sozialen Besonderheiten, sowie bezüglich ihrer *Rigidität*, also der schematischen Starrheit der

Regelanwendung, unterscheiden. Eine besondere Form oder Ausprägung formaler Organisation liegt dort vor, wo Hilfesysteme (Hilfeinstanzen) bürokratisiert sind. Kennzeichen *bürokratischer Organisation* sind: die Ausdehnung des Prinzips der Schriftlichkeit auf eine Vielzahl von Regelungen und Kommunikationsprozessen; die formelle Einbindung von Entscheidungskompetenzen in einen – hierarchisch gegliederten – Instanzenzug; die Zuordnung der Organisationsmitglieder zu Laufbahnmustern, die auf Vorschriften über den Besitz formaler Ausbildungszertifikate und erreichter Dienstaltersstufen basieren (vgl. allgemein *Mayntz* 1963).

g) Mehrfach ist bei den vorangehenden Erläuterungen die *zeitliche Dauer* (der Grad der Dauerhaftigkeit) von gesundheitsbezogenen Sozialsystemen angesprochen worden. So etwa bei der Unterscheidung zwischen spontanen Ad-hoc-Gruppierungen und langlebigen verbandsähnlichen Organisationen (vgl. auch *Richter* 1976/1980, Kap. 11–13). Die wohl *längste* – aber keineswegs unbegrenzte – ‚Lebensdauer' im Bereich sozialer Systeme, in denen Gesundheitsdienste und -leistungen erbracht werden, haben die Familie, das Verwandtschaftssystem, die Wohn- oder Nachbarschaftsgemeinde und die religiös fundierte Gemeinde mit ihren gesellschaftlich verankerten Hilfeverpflichtungen (*Laum* 1960, *Luhmann* 1973, *Pratt* 1976, *Mitterauer* 1979). Oftmals sehr *kurzlebig* sind spontane Selbsthilfe-Zusammenschlüsse Behinderter und Kranker sowie Protest- und Initiativgruppen mit Bezug auf gesundheitsgefährdende Maßnahmen oder Bauvorhaben (vgl. *Kempf* 1978, *Moeller* 1978; *Rüdig* 1980). Bei der Beurteilung der Dauerhaftigkeit muß man mehrere Aspekte berücksichtigen: die *Dauer der Zugehörigkeit* von Mitgliedern und Anhängern; die *Dauer der Geltung* spezifischer Verhaltensnormen (z. B. Kommunikations- und Kontrollmuster); sowie die *Fristigkeit der Ausrichtung* auf bestimmte Zielsetzungen und Arbeitsfelder.

h) Mit den vorangehenden Dimensionen zur Charakterisierung gesundheitsbezogener Sozialsysteme werden ausschließlich Strukturmerkmale der sozialen Organisation von Gruppen, Verbänden usw. erfaßt. Dabei sind die Verhaltensdispositionen der Mitglieder und Anhänger weitgehend außer acht gelassen worden. Dieser Mangel läßt sich beseitigen, wenn man die *psychosozialen Belohnungs- und Anreizsysteme* in Gruppen oder Organisationen berücksichtigt (vgl. allgemein *Clark/Wilson* 1961, *Zald/Jacobs* 1978). Dabei geht es um die Frage, welche Anreize organisierte Sozialsysteme bieten, um Individuen als Mitglieder, Anhänger oder Klienten zu gewinnen und zu mehr oder weniger dauerhafter Kooperation zu motivieren. Ganz grob lassen sich materielle, psychosoziale und ideelle Anreizsysteme unterscheiden.

Zu den gesundheitsbezogenen Sozialsystemen, in denen primär *materielle* Anreize geboten werden, gehören sowohl die Krankenkassen (als Arbeitsorganisation und als Versichertengemeinschaft) als auch Interessengruppen Kranker oder Behinderter, die ihren Mitgliedern materielle Vorteile verschaffen wollen

(z. B. „Reichsbund", „VdK", „Schutzverband für Impfgeschädigte"). Im Unterschied hierzu bieten Sozialsysteme, die vorrangig mit *ideellen* Anreizen werben und motivieren, nur selten konkret faßbare und individuell konsumierbare Gegenleistungen für erwartetes und geleistetes Engagement. Dies gilt beispielsweise für die „Deutsche Gesellschaft für Soziale Psychiatrie (DGSP)"; sie bietet zwar vermittels ihrer Tagungen, Rundbriefe und Broschüren interessante Informationen für ihre Mitglieder an, sie wirbt und motiviert jedoch vor allem mit dem ideellen Ziel der Vermeidung psychischer Krankheiten und der Verbesserung psychiatrischer Einrichtungen. Ein primär *ideelles* Anreizsystem für beitragszahlende Mitglieder bietet auch die „Bundesvereinigung ‚Lebenshilfe für geistig Behinderte'"; sie bietet allerdings für diejenigen Mitglieder, die selbst einen geistig behinderten Angehörigen haben, auch *materiell* greifbare Vorteile (*Itzwerth* 1979). Beispiele für gesundheitsbezogene Sozialsysteme, die sowohl mit *materiell* greifbaren als auch mit *psychosozialen* Anreizen werben und motivieren, sind Clubs, Aktionsgruppen, Komitees oder Begegnungsstätten; hier bieten sich zum einen Kontaktmöglichkeiten (Geselligkeit und Erfahrungsaustausch) für Kranke, Behinderte, sozial Benachteiligte oder Alte, und zum anderen setzen professionell/berufliche oder/und freiwillige Helfer Zeit und Arbeitskraft ein, um Geld zu verdienen, um ‚wohltätigen Zwecken' (ideellen Zielen) zu dienen oder um befriedigende Sozialkontakte und Selbstbestätigungsmöglichkeiten zu finden (vgl. *Richter* 1976/1980, *Moeller* 1978, *Breuer* 1979).

Gesundheitsbezogene Hilfesysteme lassen sich unter Rückgriff auf ihr Anreizsystem nicht trennscharf gegeneinander angrenzen, weil zwar *ein* Anreizmechanismus dominieren mag, jedoch meist *mehrere* gleichzeitig und mit Bezug auf unterschiedliche Gruppen von Mitgliedern oder Anhängern wirksam sind. Die Identifizierung des jeweils dominierenden Typs von Anreizen kann Anhaltspunkte für die Bestimmung der voraussichtlichen Entwicklung des Teilnehmerkreises und der Organisationsform bieten (*Zald/Jacobs* 1978).

Damit beenden wir den *Katalog der Dimensionen zur Charakterisierung der Binnen-Organisation gesundheitsbezogener Sozialsysteme* (gemäß Schema C). Selbst bei Beschränkung auf nicht-professionelle Hilfesysteme und auf laienhaft organisierte Berufsgruppen oder -vereinigungen Professioneller ergibt sich eine sehr große Zahl möglicher Kombinationen von Merkmalsausprägungen, wenn man zusätzlich unterschiedliche Formen und Intensitätsgrade der Verberuflichung und der Professionalisierung berücksichtigt. Je nach thematischer Akzentsetzung sowie nach Tiefenschärfe und Reichweite des Erkenntnisinteresses lassen sich diese Merkmalskombinationen so bündeln, daß man zu einer relativ geringen Zahl von Gruppen- oder Organisationstypen gelangen kann (*Rothschild-Whitt* 1979). Auf diese Vereinfachung wird hier verzichtet. Denn es gibt bisher nur sehr wenige empirische Forschungen zu der Frage, welche Typen von Gruppen, Gruppierungen und Organisationen aufgrund welcher Merkmalsausprägungen zum einen besonders *positive* Auswirkungen auf die Erhaltung oder

Wiederherstellung der Gesundheit haben und zum anderen einen *dauerhaften* Beitrag zur Vermeidung, Bewältigung oder Verhütung einer Verschlimmerung von Krankheiten leisten werden. Nur eine differenzierte Analyse der vielfältigen Merkmalskonstellationen von Selbstorganisation – unter Einbeziehung unterschiedlicher Gesundheitsprobleme – kann Schutz gegen den Irrglauben bieten, nicht-professionelle Hilfe sei entweder ein Allheilmittel oder eine unbedeutende Randerscheinung.

4. Welche Formen des Umweltbezuges lassen sich bei nicht-professionellen Sozialsystemen im Gesundheitsbereich identifizieren?

Neben den Dimensionen der Binnenstruktur gesundheitsbezogener Sozialsysteme hat die Art des Umweltbezuges große Bedeutung nicht nur für die Typisierung von Gruppen und Organisationen, sondern auch für die Beurteilung ihrer Erfolgsaussichten und Zielsetzungen (vgl. allgemein *Zald/Ash* 1966, *Hasenfeld* 1972, *Spector/Kitsuse* 1973, *Zurcher/Curtis* 1973, *Inzerilli* 1979).

Versteht man Sozialsysteme als geordnete Geflechte aus Regeln und Regelhaftigkeiten individuellen Handelns, so lassen sich zwei Typen von *Umweltsektoren* unterscheiden: a) die Gruppen- und Organisations*mitglieder*, denen Anreize zur Aufnahme und Beibehaltung der Mitgliedschaft angeboten werden müssen; b) die *externen Adressaten* des Gruppen- bzw. Organisationshandelns (Anhänger, Klienten u. ä.), für die Anreize zur Unterstützung des jeweiligen Sozialsystems bereitzuhalten sind.

Die Analyse der Bezüge sozialer Handlungssysteme zu ihrer Umwelt, also beispielsweise zu individuellen Mitgliedern und Klienten, gibt Aufschluß über den Grad der Selbstzentriertheit oder Außenorientierung von Gruppen und Organisationen. Die Art der Inanspruchnahme von Anreizen (Vorteilen) durch Mitglieder, Anhänger und Klienten gibt Auskunft über das Ausmaß des Egoismus oder Altruismus der Handelnden.

Gesundheitsbezogene Sozialsysteme weisen im Hinblick auf die *Art ihrer Umweltbezüge* unterschiedliche Merkmalsausprägungen in drei Dimensionen (Tätigkeitsfeld; Adressaten; Nutznießer) auf (vgl. *Caplan/Killilea* 1976, *Gartner/Riessman* 1977 sowie die Beiträge von *Badura, Riedmüller* und *Trojan* in diesem Band):

1) Mit Bezug auf die *Gegenstandsbereiche* oder *Tätigkeitsfelder*, auf die die Aktivitäten des Sozialsystems – jenseits des allgemein-diffusen Bezugs auf Gesundheitsprobleme – gerichtet sind, trifft man folgende *Ansatzpunkte für die Tätigkeit* an:

– auf *Individuen* bezogene Bemühungen um Gesundheitserhaltung, Heilung von Krankheit usw. (Beispiele hierfür sind die örtlichen Gruppen der „Anonymen Alkoholiker“ oder die „Clubs“ für seelisch Kranke);

– auf bestimmte Gruppen oder *Kollektive* bezogene Aktivitäten (z.B. Aufklärung der Raucher und Trinker über die Gesundheitsgefahren des Zigaretten- und Alkoholkonsums; Maßnahmen der betrieblichen Gesundheitsvorsorge);

– auf die *gesellschaftlichen* Rahmenbedingungen und Ursachen von Krankheit bezogene Aktivitäten (Musterbeispiele sind die Initiativgruppen gegen umwelt- und gesundheitsbelastende Bauvorhaben sowie Aufklärungskampagnen der DGSP über die gesundheitlichen Folgen der Dominanz des Leistungsprinzips in der Schul- und Arbeitswelt).

2) Gesundheitsbezogene Sozialsysteme unterscheiden sich bezüglich der *Adressaten ihrer Aktivitäten*. Dabei geht es um zwei Fragen: Sind die sozial organisierten Aktivitäten primär auf die eigenen Mitglieder und Anhänger oder primär auf Dritte gerichtet? Wirken die organisierten Aktivitäten direkt oder indirekt auf die gesundheitliche Situation der Adressaten (Personen oder Gruppen) ein?

– Eine *direkte und auf die eigenen Mitglieder beschränkte* Ausrichtung des sozial organisierten Handelns liegt dort vor, wo – wie beispielsweise in einem Club ehemaliger Herzinfarktpatienten oder in einer Wohngemeinschaft psychisch Gestörter – die Aktivitäten nahezu ausschließlich auf die Mitglieder bezogen sind (z.B. in Form der gegenseitigen Hilfe). Hier kann man von *selbstzentrierten* Sozialsystemen sprechen (vgl. *Bond* u.a. 1979).

– Ebenfalls *selbstzentriert* sind solche Sozialsysteme, in denen die Aktivitäten Selbstbetroffener zwar nicht direkt auf Problembewältigung gerichtet sind, jedoch *auf dem Umweg über Dritte* (z.B. über Hinzuziehung professioneller Berater) zur Lösung der *eigenen* Probleme beitragen wollen. Dies gilt für alle Initiativ- und Protestgruppen, deren Mitglieder sich dadurch ‚helfen‘, daß sie Dritte (z.B. Behörden, Professionelle) zu einem Handeln oder Unterlassen bewegen; es gilt des weiteren für Interessenverbände wie den VdK, den „Reichsbund“ oder das „Conterganskinder-Hilfswerk“. Dabei wird nicht ausgeschlossen, daß sich die Mitglieder – vor allem auf örtlicher Ebene – auch unmittelbar selbst bzw. gegenseitig helfen.

– Eine – aus dem Blickwinkel der Bewältigung von Krankheit betrachtet – lediglich minimale Selbstzentriertheit des Handelns liegt dort vor, wo sich beispielsweise (ehrenamtliche) *freiwillige Helfer* zu einem Aktionskreis zusammentun, um Alkohol- und Suchtkranken bei der Lösung von ihrer Drogenabhängigkeit und bei der Bewältigung von Wohnungs- oder Arbeitsplatzproblemen behilflich zu sein. Hier handelt es sich um *direkte, fremdzentrierte* Laienhilfe durch Personen, die *nicht* selbst von dem zu bewältigenden Gesundheitsproblem betroffen sind.

– Ebenfalls *fremdzentriert*, aber *nicht direkt* auf die Problembetroffenen gerichtet, sind die Aktivitäten von Protest- oder Initiativgruppen, in denen *Nicht-*

betroffene gegenüber staatlichen Stellen, kommunalen Behörden oder Wohlfahrtsverbänden beispielsweise für die Beseitigung von Mißständen in Krankenanstalten oder für die Schaffung rehabilitativer Einrichtungen eintreten.

3) Eng verknüpft, aber nicht identisch mit der Frage der indirekten und direkten Selbst- oder Fremdzentriertheit des Handelns ist die Frage nach den *Nutznießern* der Aktivitäten gesundheitsbezogener Sozialsysteme („cui bono" i. S. v. *Blau/Scott* 1962/63). Damit ist zugleich das Problem der ‚*Selbstlosigkeit*' bzw. ‚*Selbstsüchtigkeit*' von Selbsthilfe und Selbstorganisation angesprochen (*Stanton* 1970).

– Nur im Falle der *individuellen Selbsthilfe* eines Kranken oder Behinderten gilt, daß der gesundheitsbezogen Handelnde gleichzeitig gesundheitsmäßiger Nutznießer dieses Handelns ist. Im Falle von *Selbsthilfegruppen*, in denen Krankheitsbetroffene sich *gegenseitig* (nach dem Prinzip der Reziprozität) helfen, gilt zwar auch, daß die gesundheitsbezogen Handelnden unmittelbare gesundheitsmäßige Nutznießer sind, aber der ‚Helfer von heute' wird vielleicht erst morgen zum unmittelbaren Nutznießer der Aktivitäten im Kontext des Sozialsystems (vgl. *Luhmann* 1973).

– Im Kontrast zu dem zuvor genannten Typ von Sozialsystemen stehen solche Gruppen und Organisationen, in denen Laien oder außerberuflich tätige Professionelle gesundheitsbezogene Hilfen erbringen, die der *Allgemeinheit* (dem Gemeinwohl) zugute kommen. Dies trifft beispielsweise für Bürgerinitiativen zu, die sich um die Aufklärung der (lokalen, regionalen) Bevölkerung über die gesundheitlichen Risiken eines Bauvorhabens bemühen. Es gilt beispielsweise auch für die freiwilligen Helfer des Roten Kreuzes, die sich an Feiertagen oder Wochenenden bereithalten, um bei Verkehrsunfällen oder Katastrophen helfend eingreifen zu können, sowie für die ehrenamtlichen Mitarbeiter der Telefonseelsorge.

– Zwischen den beiden Extremen a) einer Identität oder direkten Reziprozität zwischen Hilfe und Nutznießung sowie b) einer uneigennützig auf das gesundheitliche Allgemeinwohl zentrierten Aktivität liegen eine Vielzahl von Sozialsystemen, deren Angehörige (Mitglieder und Anhänger) sowohl zum *eigenen als auch zu fremdem Nutzen* gesundheitsbezogen tätig sind (vgl. *Stanton* 1970, *Weisbrod* 1977). Erinnert sei nur an Einrichtungen wie den „Reichsbund der Kriegsopfer, Behinderten, Sozialrentner und Hinterbliebenen", dessen Mitglieder und Anhänger sich teilweise sowohl für eine Verbesserung der *eigenen* Sozial- und Gesundheitssicherung als auch für eine bessere Versorgung der Behinderten *im allgemeinen* einsetzen. Erwähnt seien auch die „Clubs Behinderter und ihrer Freunde (CeBeeF)", in denen Behinderte aus dem Erfahrungsaustausch und geselligen Beisammensein sowie aus den bereitgestellten Hilfen Nutzen ziehen und in denen engagierte Nichtbehinderte sich daran erfreuen, Gutes zu tun, Dankbarkeit und Erfolge zu erleben oder Selbstbestätigung zu finden (*Klee* 1974).

Diese Hinweise auf *Aspekte des Umweltbezuges* sozialer Systeme gesundheitsbezogenen Handelns machen erneut deutlich, daß noch lange nicht jede ‚Selbsthilfe' oder ‚Selbstorganisation' eine positiv zu bewertende Alternative zu formal und professionell organisierter Fremdhilfe ist, auch wenn sie heute in den Massenmedien und im wissenschaftlichen Schrifttum der ‚Selbsthilfebewegung' zugeordnet wird (*Baecker* 1979). Neben laienhaftem Altruismus steht verbandlicher Egoismus und neben der wechselseitigen Unterstützung zwischen direkt Problembetroffenen steht der Ruf nach fremder Hilfe entweder für einen selbst oder für Dritte. Dabei kann nur eine genauere empirische Analyse zeigen, auf welche Weise bestimmte Formen der Binnenorganisation mit spezifischen Formen des Umweltbezuges verbunden sind.

Mit Bezug auf die gesundheitsfördernden Wirkungen unterschiedlicher Hilfesysteme muß es darauf ankommen, die jeweils *situationsadäquate Kombination* von Merkmalsausprägungen entweder durch soziale Innovationen zu schaffen oder aber durch Rückgriff auf bestehende Organisationsformen der Hilfe auszuwählen.

5. Wie lassen sich die Überlegungen zu Typen gesundheitsbezogener Hilfesysteme in einen weiteren sozialpolitischen Zusammenhang stellen?

Die Beispiele, die zur Illustration der Merkmalskombinationen auf den verschiedenen *Dimensionen* (Binnenstruktur: Organisationsform und Grad der Verberuflichung/Professionalisierung; Umweltbezug: Gegenstandsbereich, Selbst- oder Fremdgerichtetheit und Nutznießerschaft des Handelns) herangezogen wurden, haben deutlich gemacht: In der Wirklichkeit kommen *drei Grundformen* gesundheitsbezogener Sozialsysteme vor: 1) einfach organisierte, laienhafte, despezialisierte, räumlich beschränkte, spontane, dezentrale, partizipative und auf ideellen oder psychosozialen Anreizen beruhende Hilfesysteme; 2) formal organisierte, verberuflichte, professionalisierte, spezialisierte, zentralisierte, hierarchisierte, im Zeitablauf erstarrte, bürokratisierte und primär auf materiellen Anreizen beruhende Hilfesysteme; 3) unterschiedliche *Mischformen* zwischen Merkmalsausprägungen beider Extremtypen. Vieles deutet darauf hin, daß die Mischformen gegenüber den beiden Extremformen dominieren, weshalb die Typen der Mischung besondere Aufmerksamkeit verdienen.

Die Kombination von informell-spontan und formal-dauerhaft organisierter Hilfe, von laienhaftem und professionalisiertem Bemühen, von primärer Erwerbsarbeit und sekundärer Eigenarbeit wollen wir als das *Prinzip der sozialen Aktion* bezeichnen. Dies geschieht in teilweiser Anlehnung sowohl an die angelsächsischen Konzepte „*social action*“ und „community action“ (vgl. *Brokensha/Hodge* 1969) als auch an den Grundsatz der *solidarischen Aktion* in der Arbeiterbewegung des 19. Jahrhunderts (vgl. mit Bezug auf den Gesundheitsbereich *Labisch* 1976, 1979). Die nach dem Mischprinzip organisierten Hilfesysteme nennen wir *soziale Aktionen*. Dabei wird vorausgesetzt, daß informelle Organisation und laienhafte Erbringung von Dienstleistungen gleichberechtigt neben formal und professionell organisierten Prozessen der Hilfegewährung stehen (*Hegner/Schmidt* 1977, *Kaufmann/Schäfer* 1979, S. 38ff.).

Bei den bisherigen Überlegungen ist eine Dimension unerwähnt geblieben, die unter den Bedingungen des modernen Wohlfahrtsstaates und der Wohlfahrtsgesellschaft (*Robson* 1976) erheblichen Einfluß auf die Art der Verknüpfung zwischen den unterschiedlichen Komponenten gesundheitsbezogener Hilfesysteme ausübt: die teilweise Parallelität und teilweise Durchdringung *öffentlicher* (staatlicher, kommunaler), *freigemeinnütziger* (verbandlicher, gemeinwohlorientierter) und *privater* Elemente und Organisationsformen gesundheitsbezogenen Handelns (vgl. *Schema D*; siehe *Weisbrod* 1977, 1978, *Kaufmann/Schäfer* 1979, *Matzner* 1979, *Thiemeyer* 1979 sowie den Beitrag von *Thiemeyer* in diesem Band). Dabei geht es um zeitgemäße *Formen der Verknüpfung* von

- bedarfsdeckender Kollektiv- und Selbstversorgung *mit* erwerbswirtschaftlich-bedarfsdeckender Marktversorgung;
- privatbetrieblicher, verbandlicher oder staatlicher Organisation der Dienstleistungserbringung *mit* interaktiv-spontaner Selbstorganisation;
- individuellen Dispositionen (Fähigkeiten und Bereitschaften) zum passiven Versorgtwerden (durch Konsumgüterindustrie und Leistungsverwaltung) *mit* Dispositionen zur aktiven Selbsthilfe (aufgrund individueller oder solidarischer Initiativen).

Mit diesen Grundformen der ökonomischen Bedarfsdeckung, der sozialen Organisation von Hilfe und der individuellen Problembewältigung sowie ihrer vielfältigen Verknüpfungsmöglichkeiten werden die *gesamtgesellschaftlichen* Implikationen des Prinzips soziale Aktion angesprochen (*Hegner* 1979b). Dabei wäre es wirklichkeitsfremd, so zu tun, als könne man den Bereich der sozialen und gesundheitlichen Daseinsvorsorge – oder auch nur Teile desselben – in Richtung auf eine völlige ‚Befreiung‘ von formal und professionell organisierter Markt- und Kollektivversorgung umstrukturieren. Worauf es vielmehr ankommt, ist folgendes: ‚Nischen‘ aufzuspüren, in denen die Voraussetzungen dafür vorhanden sind, daß Kollektiv-, Markt- und Selbstversorgung sowie professionell-formal und laienhaft-informell organisierte Hilfesysteme zu einem neuartigen Gleichgewicht geführt werden können. Beurteilungskriterium bzw. Bewertungsmaßstab muß dabei die Frage sein, unter welchen Bedingungen und bei welchen Mischformen die Hilfesysteme den verschiedenartigen Gesundheitsproblemen in einer hochindustrialisierten Gesellschaft möglichst weitgehend

Schema D: Unterscheidung gesundheitsbezogener Akteure (Individuen, Sozialsysteme) mit Bezug auf ihre Position im Bereich zwischen öffentlich und privat finanzierter oder/und organisierter Hilfeerbringung

Dimensionen zur Klassifikation der Akteure gesundheitsbezogener Aktivitäten		Soziale und ökonomische Konstitution (Beschaffenheit) der Akteure		
		Individuen als Rollenträger	Einfach organisierte Sozialsysteme	Formal organisierte Sozialsysteme
von Aktivitäten; Privat (Markt- u. Selbstversorgung)	Im privaten Interesse und mit privaten Mitteln mit dem Ziel der Selbstversorgung (einschließlich der Versorgung Dritter gem. Reziprozitätsprinzip)	z. B. Hausfrau und Mutter bei der Pflege eines kranken Angehörigen; Nachbar bei Ausübung der Nachbarschaftshilfe	z. B. Wohngemeinschaft psychisch Kranker **ohne** öffentliche Unterstützung; Kranken- oder Hauspflegeverein auf örtlicher Ebene; Selbsthilfegruppe	z. B. Dachverband der privaten Hilfegemeinschaften für psychisch Kranke; überregionaler Dachverband von Selbsthilfegruppen
	Im privaten Interesse und mit privaten Mitteln mit dem Ziel der Gewinnerzielung durch Beteiligung an der Marktversorgung	z. B. niedergelassener Arzt; freiberuflicher Heilpraktiker; freiberufliche Krankenschwester	z. B. Praxis eines niedergelassenen Arztes mit Beschränkung auf mithelfende Familienangehörige	z. B. größere Privatklinik; erwerbswirtschaftliches pharmazeutisches Unternehmen; privates Pflegeheim
Versorgung)	Im öffentlichen Interesse und mit privaten Mitteln an der Markt- oder Kollektivversorgung mit oder ohne Gewinnabsichten beteiligt	z. B. niedergelassener Arzt mit bezahlter Nebentätigkeit im VäD oder mit ehrenamtlicher Mitwirkung beim Zivilschutz	z. B. Begegnungsstätte für psychisch Gestörte in der Trägerschaft eines Wohlfahrtsverbandes; „psychosoziale Arbeitsgemeinschaft“	z. B. Verbände der freien Wohlfahrtspflege; gemeinnützige eingetragene Vereine im Gesundheitsbereich

Modus der Finanzierung oder/und Erbringung rechtlicher Status der Akteure.					
Öffentlich-privat (Freigemeinnützige	Im öffentlichen Interesse und mit privaten und öffentlichen Mitteln unter öffentlicher Fachaufsicht an der Fremdversorgung mit oder ohne Gewinnabsichten beteiligt	z. B. Amtsarzt im öffentlichen Gesundheitswesen bei privater gutachtlicher Tätigkeit für Gerichte oder Krankenkassen; privater Fuhrunternehmer mit Aufgaben im kommunalen Behindertentransport	z. B. gemäß staatlichen Förderrichtlinien eingerichtete und mit geringem Grad an formaler Organisation betriebene Drogenberatungsstelle; Selbsthilfegruppe **mit** öffentlicher Unterstützung	z. B. gemäß staatlichen Förderrichtlinien betriebene zentralisierte „Sozialstation" in der Trägerschaft eines freien Wohlfahrtsverbandes
Öffentlich (Kollektivversorgung)	Öffentlich-rechtliche Wirtschaftssubjekte ohne eigene Rechtspersönlichkeit (Regie- und Eigenbetriebe)	z. B. Psychologe in einer kommunal getragenen Erziehungsberatungsstelle (Ein-Mann--Dienststelle)	z. B. „Treffpunkt" (Begegnungsstätte) für Süchtige in kommunaler Trägerschaft	z. B. Kommunale Krankenanstalten; Alters- und Pflegeheime in kommunaler Trägerschaft
	Öffentlich-rechtliche Wirtschaftssubjekte mit eigener Rechtspersönlichkeit (Anstalten, Körperschaften, Stiftungen)			z. B. Gesetzliche Krankenkassen; Landesversicherungsanstalten
	Öffentliche Wirtschaftssubjekte in privatrechtlichen Organisationsformen (GmbH., AG.) sowie gemischtwirtschaftliche Unternehmen			z. B. Medizinische Forschungseinrichtung als GmbH mit öffentlichen Gesellschaftern

angepaßt werden können. Genau diese Frage war auch schon Gegenstand der einleitenden Überlegungen zum vorliegenden Sammelband.

Literatur

Andritzky, W.: Freizeit – nutzen oder genießen? In: Bild d. Wissenschaft 14 (1977), H. 8, S. 74–83.

Andritzky, W.: Bürgerinitiativen. In: Bild d. Wissenschaft 15 (1978), H. 2, S. 84–94.

Badura, B.: Volksmedizin und Gesundheitsvorsorge. In: WSI-Mitteilungen, 1978, S. 542–548.

Badura, B./Gross, P.: Sozialpolitische Perspektiven. München 1976.

Baecker, G.: Entprofessionalisierung und Laisierung sozialer Dienste – richtungsweisende Perspektive oder konservativer Rückzug? In: WSI-Mitteilungen 1979, H. 10, S. 526–536.

Blau, P. M./Scott, W. R.: Formal Organizations: A comparative approach. London 1963 (amerikan. Orig. 1962).

BMJFG: Anzahl und Situation zu Hause lebender Pflegebedürftiger – Schriftenreihe des Bundesministers für Jugend, Familie und Gesundheit (Bd. 80). Stuttgart/Berlin/Kön/Mainz 1980.

Bond, G. R. et al.: Mended Hearts: A Self-Help Case Study. In: Social Policy 9 (1979), H. 4, S. 50–57.

Breeger, N.: Selbstorganisationsversuche Behinderter am Beispiel des Club 68. In: *Runde, P./Heinze, R. G.* (Hrg.): Chancengleichheit für Behinderte: Neuwied 1979, S. 237–254.

Breitkopf, H. u. a.: Laienpotential im Gesundheitswesen. Bielefeld 1980.

Breuer, R.: Selbstorganisierte Behindertenarbeit im Stadtteil. In: *Runde, P./Heinze R. G.* (Hrg.): Chancengleichheit für Behinderte. Neuwied 1979, S. 219–236.

Brokensha, D./Hodge, P.: Community development. San Francisco 1969.

Bullough, V. L./Bullough, B.: The care of the sick – The emergence of modern nursing. London 1979.

Caplan, G./Killilea, M. (Hrg.): Support systems and mutual help – Multidisciplinary explorations. New York/San Francisco/London 1976.

Clark, P. B./Wilson, J. Q.: Incentive systems. A theory of organizations. In: Administrative Science Quarterly 6 (1961/61), S. 129–166.

Daheim, H.-J.: Der Beruf in der modernen Gesellschaft. Köln/Berlin 1970 (zuerst 1967).

Dahme, H.-J. u. a.: Die Neuorganisation der ambulanten Sozial- und Gesundheitspflege. Bielefeld 1980.

Deppe, H.-U.: Medizinische Soziologie – Aspekte einer neuen Wissenschaft. Frankfurt/Main 1978.

Eberle, G./Geissler, U.: Personalentwicklung im Gesundheitswesen in Vergangenheit und Zukunft. Hrg. vom Wiss. Institut der Ortskrankenkassen, 2 Bde., Bonn 1978.

Engelhardt, K./Wirth, A./Kindermann, L.: Kranke im Krankenhaus. Stuttgart 1973

Ferber, Chr. v.: Gesundheit und Gesellschaft. Stuttgart u. a. 1971.

Ferber, Chr. v.: Das sozialtherapeutische Instrumentarium der Gesundheitshilfe. In: Die Ortskrankenkasse (1978) H. 7/8, S. 237ff.

Ferber, Chr. v./Ferber, L. v.: Der kranke Mensch in der Gesellschaft. Reinbek 1978.

Fichter, M.: Kollektive Selbsthilfe – Alternative Modelle in Selbstorganisation. In: *Sommer, G./Ernst, H.* (Hrg.): Gemeindepsychologie: Therapie und Prävention in der sozialen Umwelt. München 1977, S. 132–146.

Franz, P.: Solidarisches Handeln lokaler Initiativgruppen. In: Zeitschr. f. Soziologie 6 (1977), S. 334–346.

Freidson, E.: Profession of medicine. New York 1970.

Freidson, E.: Professions and the occupational principle. In: *Freidson, E.* (Hrg.): The professions and their prospects. Beverly Hills/London 1973, S. 19–38.

Freidson, E.: The development of administrative accountablity in health services. In: Am. Behavioral Scientist 19 (1976), S. 286–298.

Gartner, A./Riessman, F.: Self-help in the human services. San Francisco/London 1977.

Grunow, D./Hegner, F./Lempert, J.: Sozialstationen. Bielefeld 1979.

Hartmann, H.: Arbeit, Beruf, Profession. In: Soziale Welt 19 (1968) S. 193–226.

Hasenfeld, J.: People processing organizations. An exchange approach. In: Am. Sociological Rev. 37 (1972) S. 256–263.

Hegner, F.: Inwieweit sind Sozialstationen geeignet, die nicht-professionelle Erbringung sozialer Leistungen zu fördern? In: Zeitschr. f. Sozialreform 25 (1979a) H. 2, S. 65–73.

Hegner, F.: Bürgernähe, Sozialbürgerrolle und soziale Aktion. Praxisbezogene Orientierungspunkte für notwendige Änderungen im System der sozialen Sicherung. Bielefeld 1979b.

Hegner, F.: Historisch-gesellschaftliche Entstehungsbedingungen und politisch-soziale Funktionen von Bürgerinitiativen in der Bundesrepublik (1978). In: *Rammstedt, O.* (Red.): Bürgerinitiativen in der Gesellschaft. Villingen 1980a, S. 11–118.

Hegner, F.: Fremdarbeit und Eigenarbeit in der ambulanten Sozial- und Gesundheitspflege: Sozialstationen als Versuch einer Kombination professioneller und nicht-professioneller Hilfen für Kranke, Altersschwache und Behinderte. In: WZB-IIM-Paper 80-6, Berlin 1980b.

Hegner, F./Schmidt, E.: Aspekte und Probleme einer Gesellschaftspolitik für Behinderte und psychisch Gestörte in der BRD. In: *Ferber, Chr. v./Kaufmann, F.X.* (Hrg.): Soziologie und Sozialpolitik (Sonderheft 19/1977 der KZfSS) Opladen 1977, S. 524–568.

Hesse, H.A.: Berufe im Wandel. Stuttgart 1968.

Horwitz, A.: Social networks and pathways to psychiatric treatment. In: Social Forces 56 (1977) S. 86–105.

Howard, L.C.: Decentralization and citizen participation in health services. In: Public Adm. Rev. 32 (1972) S. 701–717.

Illich, I.: Fortschrittsmythen. Schöpferische Arbeitslosigkeit, Energie und Gerechtigkeit, Wider die Verschulung. Reinbek 1978.

Inzerilli, G.: The organization – client relationship as an aspect of interorganizational analysis. In: Human Relation 12 (1979) S. 419–437.

Itzwerth, R.: Von der Selbsthilfegruppe zur Dienstleistungsorganisation. In: *Runde, P./Heinze, R.G.* (Hrg.): Chancengleichheit für Behinderte. Neuwied 1979, S. 255–263.

Itzwerth, R./Winkelvoss, H.: Selbsthilfegruppen im Gesundheitswesen. Forum Nr. 14, Mai 1980.

Kaufmann, F.X./Schäfer, P.: Das Problem bürgernaher Sozialpolitik. In: *Kaufmann, F.X.* (Hrg.): Bürgernahe Sozialpolitik. Frankfurt/Main/New York 1979.

Kempf, U.: Bürgerinitiativen – der empirische Befund. In: *Guggenberger, B./Kempf, U.* (Hrg.): Bürgerinitiativen und repräsentatives System. Opladen 1978, S. 358–374.

Klee, E.: Behinderten-Report I. Frankfurt/Main 1974.

Krömer, W.: Laiengruppen als integrale Bestandteile psychiatrischer Versorgung. In: Theorie und Praxis der sozialen Arbeit 28 (1977) S. 147–150.

Kronenfeld, J. J.: Self care as a panacea for the ills of the health care system: an assessment. In: Social Science and Medicine, Vol. 13A (1979) S. 263–267. G.B.

Labisch, A.: Die gesundheitspolitischen Vorstellungen der deutschen Sozialdemokratie von ihrer Gründung bis zur Parteispaltung. In: Archiv für Sozialgeschichte 16 (1976) S. 325–370.

Labisch, A.: Der Arbeiter-Samariter-Bund 1888–1933. In: *Ritter, G. A.* (Hrg.): Arbeiterkultur. Meisenheim/Königstein 1979, S. 145–167.

Langlie, J. K.: Social networks, health beliefs, and preventive health behavior. In: Journal of Health and Social Behavior 18 (1977) S. 244–260.

Laum, B.: Schenkende Wirtschaft. Nichtmarktmäßiger Güterverkehr und seine soziale Funktion. Frankfurt/Main 1960.

Leitner, K./Pinding, M.: Repräsentativumfrage zur häuslichen pflegerischen Versorgung. Berlin 1978.

Lueth, P.: Kritische Medizin. Zur Theorie-Praxis-Problematik der Medizin und der Gesundheitssysteme. Reinbek 1972.

Luhmann, N.: Funktionen und Folgen formaler Organisation. Berlin 1964.

Luhmann, N.: Formen des Helfens im Wandel gesellschaftlicher Bedingungen. In: *Otto, H. U./Schneider, S.* (Hrg.): Gesellschaftliche Perspektiven der Sozialarbeit, Bd. 2, Neuwied/Berlin 1973, S. 21–45.

Matzner, E.: Zur Entwicklung des autonomen Sektors. In: WZB-Discussion Papers, Berlin 1979.

Mayer-Tasch, P. C.: Die Bürgerinitiativbewegung. Der aktive Bürger als rechts- und politikwissenschaftliches Problem. Reinbek 1976.

Mayntz, R.: Soziologie der Organisation. Reinbek 1963.

Mayntz, R.: Funktionen an der Beteiligung bei öffentlicher Planung. In: Demokratie und Verwaltung. Berlin 1972, S. 341–353.

Mitterauer, M.: Grundtypen alteuropäischer Sozialformen. Stuttgart-Bad Cannstatt 1979.

Moeller, M. L.: Selbsthilfegruppen. In: Psychologie heute, Juli 1976, S. 41 ff.

Moeller, M. L.: Zur Bildung von Selbsthilfegruppen. Ein Erfahrungsbericht für Teilnehmer und Experten. In: Psychiatrische Praxis 4 (1977) S. 197–212.

Moeller, M. L.: Selbsthilfegruppen. Reinbek 1978.

Naschold, F.: Organisation und Demokratie: Untersuchung zum Demokratiepotential in komplexen Organisationen. Stuttgart 1969.

Pankoke, E.: Kommunale Beteiligung als Problem der Verwaltungsorganisation. In: Die Verwaltung 4 (1971) S. 395–422.

Pankoke, E./Nokielski, H./Beine, Th.: Neue Formen gesellschaftlicher Steuerung. Göttingen 1975.

Pilisuk, M./Froland, C.: Kinship, social networks, social support and health. In: Social Science and Medicine 12b (1978) S. 273–280.

Pratt, L.: Family Structure and Effective Health Behavior. The Energized Family. Boston 1976, S. VII–IX, 1–8, 77–82, 178–190.

Rammstedt, O.: Soziale Bewegung – Modell und Forschungsperspektiven. In: *Matthöfer, H.* (Hrg.): Argumente in der Energiediskussion, Bd. 3: Bürgerbeteiligung und Bürgerinitiativen. Villingen 1977, S. 447–475.

Rammstedt, O.: Die Bürgerinitiativbewegung unter Ideologiesierungszwang. In: *Hauff, V.* (Hrg.): Argumente in der Energiediskussion. Villingen 1980, S. 481–532.

Richter, H. E.: Flüchten oder Standhalten. Reinbek 1976 (Neuausgabe 1980).

Ridder, P.: Zwischen Bürokratie und menschlicher Hilfe. Das Krankenhaus. In: Mensch, Medizin, Gesellschaft 3 (1978) S. 145–153.

Robson, W. A.: Welfare state and welfare society. Illusion and reality. London 1976.

Rohde, J. J.: Soziologie des Krankenhauses. Stuttgart 1962 (2. Aufl. 1974).

Rothschild-Whitt, J.: The collectivist organization: an alternative to rational-bureaucratic models. In: American Sociological Rev. 44 (1979) S. 509–527.

Rüdig, W.: Bürgerinitiativen im Umweltschutz. In: *Rammstedt, O.* (Red.): Bürgerinitiativen in der Gesellschaft. Villingen 1980, S. 119–183.

Schenda, R.: Das Verhalten der Patienten im Schnittpunkt professionalisierter und naiver Gesundheitsvorsorge. In: *Blohmke, M. v.* u. a. (Hrg.): Handbuch der Sozialmedizin Bd. III, Stuttgart 1976, S. 31–45.

Sozialarbeit im Gesundheitswesen: Untersuchungsergebnisse und Erkenntnisse zur Lage der Sozialarbeit im Gesundheitswesen aus der Sicht von Studenten, Sozialarbeitern und deren Vorgesetzten. Frankfurt/M. 1975.

Spector, M./Kitsuse, J. I.: Social problems – a reformulation. In: Social Problems 21 (1973) S. 145–159.

Stanton, E.: Clients come last. Volunteers and welfare organizations. Beverly Hills/Calif. 1970.

Thiemeyer, Th.: Privatwirtschaft und Gemeinwirtschaft. Aufgaben und Grenzen der staatlichen und freigemeinnützigen Betriebe in der Marktwirtschaft. In: *Neumann, L. F.* (Hrg.): Sozialforschung und soziale Demokratie (Festschrift für Otto Blume zum 60. Geb.) Bonn 1979.

Trojan, A.: Demokratisierung des Gesundheitswesens durch Mitwirkung Betroffener – Zu institutionalisierten und selbstorganisierten Formen der Interessenvertretung von Patienten. Forum Nr. 14, 1980.

Trojan, A./Behrendt, J. U.: Lokale Bewegungen. Modelle gemeindebezogener Gesundheitsselbsthilfe in der BRD. In: Österr. Zeitschr. für Politikwissenschaft 9 (1980) S. 93–109.

Vilmar, F.: Elemente einer integralen Theorie der Partizipation. In: *Matthöfer, H.* (Hrg.): Argumente in der Energiediskussion, Bd. 3: Bürgerbeteiligung und Bürgerinitiativen. Villingen 1977, S. 294–315.

Weisbrod, B. A.: Toward a theory of the voluntary nonprofit sector in a three-sector economy. In: *Weisbrod, B. A.* (Hrg.): The voluntary nonprofit sector. Lexington/Mass/Toronto 1977, S. 51–76.

Weisbrod, B. A.: The forgotten economic sector: private but nonprofit. In: Challenge 1978 (Sept./Oct.) S. 32–36.

Williamson, J. D./Danaher, K.: Self-care in health. London 1978.

Zald, M. N./Ash, R.: Social movement organizations: growth, decay, and change. In: Social Forces 44 (1966) S. 327–341.

Zald, M. N./Jacobs, D.: Compliance/incentive classification of organizations. Underlying dimensions. In: Administration & Society 9 (1978), S. 403–424.

Zetterberg, H. L.: Theorie, Forschung und Praxis in der Soziologie. In: *König, R.* (Hrg.): Handbuch der empirischen Sozialforschung. Stuttgart 1967, S. 65–100.

Zurcher, L. A./Curtis, R. L.: A comparative analysis of propositions describing social movement organizations. In: The Sociological Quart. 14 (1973) S. 175–188.

Register

www.ingramcontent.com/pod-product-compliance
Lightning Source LLC
LaVergne TN
LVHW042236300926
849161LV00003B/373
* 9 7 8 3 4 8 6 5 0 6 4 1 9 *